眼で見る 小児のリハビリテーション

改訂第3版

神奈川県総合リハビリテーションセンター小児科部長
栗原まな 著

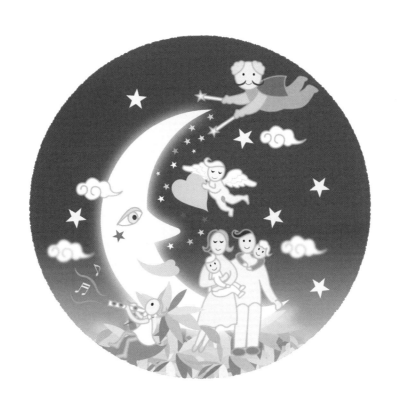

診断と治療社

改訂第3版の序

　2004年に本書の初版を発行してから10年が経過する．その間2007年には第2版への改訂を行い，高次脳機能障害の項目などを書き加えた．2013年，米国精神医学会の精神疾患の診断分類が19年ぶりに改訂となり，2014年6月にはその和訳が発行されるに至り，今回本書を大幅に改訂することとした．この機会に発達障害の分野だけでなく，筆者らが長年力を入れて取り組んできた後天性脳損傷の分野にも筆を加えた．

　筆者が神奈川県総合リハビリテーションセンターで小児のリハビリテーションを行うようになって26年が経過しようとしている．当初は手探りではじめた後天性脳損傷のリハビリテーションであったが，2001年に開始された国の高次脳機能障害支援モデル事業をきっかけとして，当センター内で後天性脳損傷に対する取り組みが本格化し，チームミーティングを繰り返しながら「小児後天性脳損傷のリハビリテーションプログラム」を作っていくことができた．本書にはその成果を盛り込んである．

　わが国における小児のリハビリテーションは，依然として脳性麻痺を中心とした生まれつきの障害に対するリハビリテーションが主である．生まれつきの障害をもつ小児の数は，後天性の障害をもつ小児の数よりずっと多いのは確かであるが，脳症や脳外傷などの後遺症をもってしまった小児が全国各地で困っているのも事実である．そういった小児が未だ当院を次々と訪れているのであるが，後天性脳損傷のリハビリテーションが地元で受けられるようになって欲しいというのが心からの願いである．

2014年11月

栗原 まな

改訂第 2 版の序

　『眼で見る小児のリハビリテーション 第 1 版』を出版させていただいてから 3 年近くが経過した．第 1 版の出版後も，私どもの病院にはいろいろな障害をもった子どもたちが次々と訪れ，リハビリテーションを行っているのだが，この 3 年の間に，いくつかの項目を書き加えたいと思うようになった．

　障害をもった子どもたちのリハビリテーションを進めていくとき，本人や家族が目標としてあげることは，「歩けること」「口から食べられること」「話ができること」などである．そこで，改訂版には「摂食・嚥下障害」についての記載を加えた．この分野のリハビリテーションは私どもが得意とするところのひとつである．

　私どもは，脳炎・脳症，脳外傷などによる後天性脳損傷のリハビリテーションに力を入れているが，そういった子どもたちのリハビリテーションを行う際の大きな問題となっているのが「高次脳機能障害」である．高次脳機能障害は「眼に見えにくい障害」で，一見わかりにくいのであるが，社会生活を送るうえでさまざまな問題を引き起こしてしまうのである．高次脳機能障害の評価は成人でもむずかしいが，小児ではよりむずかしく，また具体的に支援していくのも容易ではない．私どもが行っている高次脳機能障害に対するリハビリテーションについても書き加えた．

　障害をもった子どもとその家族に関わる多くの方々に，本書を読んでいただけると嬉しい．

2007 年 3 月

栗原 まな

初版の序

　私は小さい頃から医師になる希望をもっており，医師になりたての頃から障害児医療をめざしていたので，卒後1年間一般小児科の研修をした後，小児発達学の第一人者であられる東京慈恵会医科大学の前川喜平先生のもとで研修を開始した．一般小児科学と同時に乳児健診の仕方，発達障害児の診療についての基礎を教えていただいた2年間であった．その後，東京都立北療育園に移り，故甘楽重信先生に障害児医療の基礎から応用まで教えていただいた．障害児の診療のみでなく，学会発表や論文の書き方について特訓をしていただいた4年間であった．

　北療育園の勤務を開始する時期に前後して，2歳違いの2人の息子達の育児が開始となった．そのときに記録した写真を本書の「小児の成長と発達」の章に載せさせていただいた．それからの10年余りは，仕事との両立に迷いながら育児を続けてきたが，注意欠陥／多動性障害の傾向があった長男が音楽の道に進むと目標を定めてから人生を着実に歩んでいるのをみることができたとき，また大学生になった次男が「お母さんのような医者になりたい」ということばを残して地方大学での1人生活をはじめたときに，今までの迷いがふっきれたのであった．小児科医にとって子育ては貴重な体験であった．

　北療育園の後には，神奈川県立こども医療センター神経内科の岩本弘子先生のところで2年間勉強させていただいた．重症心身障害児施設や県立ひばりが丘学園（知的障害児施設）での経験はその後の診療に役立った．

　その後夫の英国留学に伴い，2年間ロンドンで生活した．育児の傍ら，ロンドン大学のHummersmith病院でDubowitz先生に，Wolfson CenterでHolt先生に教えていただくと同時に，英国各地の障害児医療の現場を訪れた．この時の経験も貴重であった．

　帰国後，東京慈恵会医科大学熊谷公明先生のお誘いにより，神奈川県総合リハビリテーションセンター小児科に勤務させていただくことになった．熊谷先生と御一緒させていただいた12年間に学ばせていただいた沢山のこと，熊谷先生が退官された後の3年間に自ら学んだいくらかのことをまとめたのが本書である．

本書は，リハビリテーションを専門とする医師を対象として書いた本ではなく，リハビリテーションの素人である小児科医，看護師，保健師，教師などを対象としている．小児の発達を促していく側面から，リハビリテーション専門医でもある小児科医が書いた本で，小児科学とリハビリテーション医学の中間的な視点をもっている．

　はじめの部分にリハビリテーション医学の基礎的なことと，小児の成長・発達について記載した．後半はリハビリテーションを実際にどのように行っているかを記載した．リハビリテーションスタッフの役割を紹介した後に，疾患別にリハビリテーションの内容を紹介してあるが，普段それ程は眼にすることがないと思われるリハビリテーションの実地の様子を，少しでも身近に感じられるようにと思い，写真を多く載せた．紹介してある疾患は当センターで多く扱っている疾患であるため，すべての疾患を系統的に網羅しているわけではない．脳外傷，脳血管障害，急性脳炎・脳症といった後天性脳損傷は，総合リハビリテーションセンターとしての機能を最大に発揮できるため，私達が最も力を入れて取り組んでいる疾患である．家族への支援，社会復帰（復学）を含め，後天性の障害に対するリハビリテーションに重点が置かれている．

　本書が障害をもった小児の診療や機能改善の役に立つことができると幸いである．

　前川喜平先生，熊谷公明先生をはじめとする私の恩師の先生方，当センター小児科に勤務された多くの先生方，リハビリテーション部長大橋正洋先生，リハビリテーション各部のスタッフの方々，東京慈恵会医科大学小児科衞藤義勝先生，そして夫をはじめとした私の大切な家族に心からの感謝を表したい．

2004年1月

栗原 まな

Contents

- 改訂第 3 版の序 —————————————————————————————— iii
- 改訂第 2 版の序 —————————————————————————————— iv
- 初版の序 ————————————————————————————————— v

① 小児リハビリテーションの実際 ·· 1
- ❶ リハビリテーションとは　1
- ❷ チームアプローチの有効性　2
- ❸ 小児のリハビリテーションの特徴　2
- ❹ リハビリテーションの分野に特有な考え方　3

② 小児の成長と発達 ·· 16
- ❶ 成長　16
- ❷ 発達　16
- ❸ 反射の発達　16

③ 発達検査・知能検査・言語検査 ·· 24
- ❶ 発達検査　24
- ❷ 知能検査　24
- ❸ 言語検査　26
- ❹ S-M 社会生活能力検査　27

④ 乳幼児健康診査 ·· 28
- ❶ 小児の発達　28
- ❷ 乳幼児健診の概要　28
- ❸ 乳幼児健診の評価項目　28
- ❹ 乳幼児経過検診の実際　29
- ❺ 症例提示　30

⑤ リハビリテーションスタッフの役割 ·· 35
- ❶ 理学療法士の役割　35
- ❷ 作業療法士の役割　36
- ❸ 言語聴覚士の役割　39
- ❹ 臨床心理士の役割　41
- ❺ 医療ソーシャルワーカーの役割　42
- ❻ リハビリテーション工学士の役割　43
- ❼ 教師の役割　44
- ❽ 看護士の役割　44
- ❾ 職能指導員の役割　45
- ❿ 体育指導員の役割　47

6 疾患別リハビリテーションの実際 ———————————————————— 48

1. 言語障害 ——————————————————————————————— 48
- ❶ 言語障害の主な分類　*48*
- ❷ リハビリテーションの概要　*49*
- ❸ リハビリテーションにおける問題点とその対応　*50*
- ❹ 症例提示　*50*

2. 摂食・嚥下障害 ——————————————————————————— 52
- ❶ 摂食・嚥下障害の診断　*52*
- ❷ 小児の摂食・嚥下障害に対するリハビリテーション　*52*
- ❸ 経口摂取が困難な場合　*53*
- ❹ 症例提示　*53*

3. 脳性麻痺 ——————————————————————————————— 56
- ❶ 原因と発生頻度　*56*
- ❷ 分類　*56*
- ❸ 診断　*56*
- ❹ リハビリテーションの概要　*56*
- ❺ リハビリテーションにおける問題点とその対応　*58*
- ❻ 症例提示　*58*

4. 知的能力障害（知的発達症）————————————————————— 64
- ❶ 原因と発生頻度　*64*
- ❷ 診断　*64*
- ❸ リハビリテーションの概要　*64*
- ❹ リハビリテーションにおける問題点とその対応　*65*
- ❺ 症例提示　*65*

5. 自閉スペクトラム症／自閉症スペクトラム障害 ————————————— 67
- ❶ 原因と発生頻度　*67*
- ❷ 診断　*67*
- ❸ リハビリテーションの概要　*68*
- ❹ リハビリテーションにおける問題点とその対応　*69*
- ❺ 強度行動障害　*71*

6. 注意欠如・多動症／注意欠如・多動性障害 ———————————————— 73
- ❶ 原因と発生頻度　*74*
- ❷ 診断　*74*
- ❸ リハビリテーションの概要　*74*
- ❹ リハビリテーションにおける問題点とその対応　*74*
- ❺ 症例提示　*74*

7. てんかん —————————————————————————————— 76
- ❶ 原因　*76*
- ❷ 分類　*76*
- ❸ 診断　*77*
- ❹ リハビリテーションの概要　*77*

　　　　❺ 包括的分類（八木・大沼）　78
　　　　❻ リハビリテーションスタッフの関わり　79
　　　　❼ リハビリテーションにおける問題点とその対応　80
　　　　❽ 症例提示　80

　8．脳血管障害 ―――――――――――――――――――――――――― 82
　　　　❶ 原因と発生頻度　82
　　　　❷ 分類　82
　　　　❸ 当院で入院リハビリテーションを行った症例の概要　82
　　　　❹ リハビリテーションの概要　82
　　　　❺ リハビリテーションにおける問題点とその対応　82
　　　　❻ 症例提示　84

　9．急性脳炎・脳症 ―――――――――――――――――――――――― 90
　　　　❶ 原因　90
　　　　❷ 当院で入院リハビリテーションを行った症例の概要　90
　　　　❸ リハビリテーションの概要　90
　　　　❹ 合併症としてのてんかん　91
　　　　❺ リハビリテーションにおける問題点とその対応　91
　　　　❻ 症例提示　91

10．脳外傷 ――――――――――――――――――――――――――― 101
　　　　❶ 原因と発生頻度　101
　　　　❷ 分類　101
　　　　❸ 当院で入院リハビリテーションを行った症例の概要　101
　　　　❹ リハビリテーションの概要　102
　　　　❺ リハビリテーションにおける問題点とその対応　103
　　　　❻ 症例提示　103

11．脳腫瘍 ――――――――――――――――――――――――――― 111
　　　　❶ 分類と発生頻度　111
　　　　❷ 臨床症状　111
　　　　❸ 検査所見　111
　　　　❹ リハビリテーションの概要　111
　　　　❺ リハビリテーションにおける問題点とその対応　111
　　　　❻ 症例提示　112

12．水頭症 ――――――――――――――――――――――――――― 116
　　　　❶ 原因　116
　　　　❷ 分類　116
　　　　❸ 臨床症状　116
　　　　❹ リハビリテーションの概要　116
　　　　❺ リハビリテーションにおける問題点とその対応　116
　　　　❻ 症例提示　116

13．二分脊椎 ―――――――――――――――――――――――――― 119
　　　　❶ 原因と発生頻度　119

- ❷ 分類　*119*
- ❸ 臨床症状　*119*
- ❹ リハビリテーションの概要　*119*
- ❺ リハビリテーションにおける問題点とその対応　*121*
- ❻ 症例提示　*122*

14. 脊髄損傷 ――― *126*
- ❶ 原因と発生頻度　*126*
- ❷ 分類　*126*
- ❸ 予防　*126*
- ❹ 急性期の治療　*126*
- ❺ リハビリテーションの概要　*126*
- ❻ リハビリテーションにおける問題点とその対応　*127*
- ❼ 症例提示　*127*

15. ギランバレー症候群 ――― *131*
- ❶ 原因と発生頻度　*131*
- ❷ 臨床症状　*131*
- ❸ 検査所見　*131*
- ❹ 診断基準　*131*
- ❺ 急性期の治療　*131*
- ❻ リハビリテーションの概要　*131*
- ❼ リハビリテーションにおける問題点とその対応　*132*
- ❽ 症例提示　*132*

16. 筋疾患 ――― *137*
- ❶ 分類　*137*
- ❷ 臨床症状　*137*
- ❸ 検査結果　*137*
- ❹ 治療　*137*
- ❺ リハビリテーションの概要　*137*
- ❻ リハビリテーションにおける問題点とその対応　*138*
- ❼ 先天性ミオパチー　*138*
- ❽ 筋ジストロフィー　*140*

17. 神経皮膚症候群 ――― *147*
- ❶ 原因　*147*
- ❷ 分類と発生頻度　*147*
- ❸ 代表的疾患　*147*
- ❹ リハビリテーションの概要　*147*
- ❺ リハビリテーションにおける問題点とその対応　*147*
- ❻ 症例提示　*148*

18. 変性疾患 ――― *150*
- ❶ 分類　*150*
- ❷ リハビリテーションの概要　*150*
- ❸ リハビリテーションにおける問題点とその対応　*151*

19. 高次脳機能障害 — 155
- ④ 症例提示　151
- ❶ 原因　155
- ❷ 臨床症状　155
- ❸ 小児の高次脳機能障害の特徴　155
- ❹ 検査所見　155
- ❺ リハビリテーションの概要　156
- ❻ リハビリテーションにおける問題点とその対応　156
- ❼ 症例提示　156

20. 重症心身障害 — 160
- ❶ 重症心身障害とは　160
- ❷ 原因と発生頻度　160
- ❸ 合併症　160
- ❹ リハビリテーションの概要　160
- ❺ リハビリテーションにおける問題点とその対応　163
- ❻ 症例提示　164

⑦ 社会復帰（復学）への支援 — 168
- ❶ 対象の状況　168
- ❷ 復学先　168
- ❸ 復学後の問題　168
- ❹ 復学に対する支援状況　169
- ❺ 順調に復学するための条件　170
- ❻ 症例提示　171

⑧ 障害の受容 — 175
- ❶ 家族へのアンケートを通して　175
- ❷ 家族会の活動の紹介　176
- ❸ 障害を受容していくための支援　176

⑨ 地域リハビリテーション — 178
- ❶ 神奈川県総合リハビリテーションセンターの位置づけ　178
- ❷ 対象疾患　178
- ❸ 病院における療育支援　178
- ❹ 福祉施設における支援　179

⑩ 福祉機器 — 182
- ❶ 福祉機器とは　182
- ❷ 福祉機器の役割　182
- ❸ 福祉機器の種類　182
- ❹ 社会環境の整備　186

● 索引 — 191

1 小児リハビリテーションの実際

1 リハビリテーションとは

リハビリテーション（rehabilitation）の語は，機能回復訓練あるいは社会復帰という意味で用いられている．語源となったラテン語の rehabilitare という語は，re-「再び」と，habilis「の状態にする」という語が合わさったものであり，habilis は「人間として望ましい」という意味をもっている．したがって，リハビリテーションの語は，「獲得されていた機能の回復」という意味をもつのである．

小児においては，まだ獲得されていない機能を獲得する「ハビリテーション」と，獲得されていた機能へ回復する「リハビリテーション」の2つの面があるが，一般には両方を合わせて「リハビリテーション」と呼ばれており，本書でも両方を合わせてリハビリテーションと表現する．

小児のリハビリテーションを行うにあたっては，正常な成長と発達に沿ったかたちでリハビリテーションを行うことが原則である．

リハビリテーションの対象となる障害は，
①機能障害（impairment）
②能力障害（disability）
③社会的不利（handicap）
の3相に大別されている（図1）．

機能障害は，障害を生物学的レベルでとらえた障害で，心身の形態や機能の損傷をいう．例えば，片麻痺や大腿切断などである．

能力障害は，障害を人間個人のレベルでとらえた障害で，心身の形態や機能の損傷のために生じる行動能力の欠如や制限をいう．例えば，歩いてトイレに行けないとか衣服の着替えができないなどである．

社会的不利は，社会的な存在としての人間のレベルでとらえた障害であり，実際の社会生活のなかでどれだけの不利をもつかということである．例えば，歩行がやっと可能な障害児がエレベータのない3階に住んでいると外出がしにくいが，1階に住んでいると外出しやすいことなどである．

リハビリテーションを行うにあたっては，疾患の診断を行うのと同時に，機能障害・能力障害・社会的不利の3相において評価がなされる．次いで，治療方針やリハビリテーションプログラムが決定され，それに基づいてリハビリテーションが行われていく．この考え方は「障害」が障害をもつ人にとって不利をもたらすというマイナスの考え方をもっているのであるが，概念としてはわかりやすいものである．

しかし近年，障害をマイナスとみるのではなく，プラスとして考えていこうとする「国際生活機能分類（International Classification of Functioning, Disability and Health: ICF）」が作成された（図2）．障害をもつ人のなかで障害が全体に占める部分は一部であり，残りの多くは健常な機能・能力で占められている．そういった考え方から，障害をもつ人を「障害」というマイナスの視点でとらえるのではなく，生活機能というプラスの視点でとらえるのが ICF の基本的な考え方である．

ICF に示される「生活機能」とは，人間が生きることの3つの主な階層である「心身機能・身体構造」「活動」「参加」のすべてを含んでおり，「障害」を包括的に示す「能力障害（disability）」に対応した包括的な用語である．

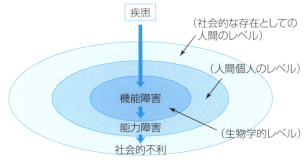

図1 リハビリテーションの対象となる障害

2 チームアプローチの有効性

リハビリテーションには多くの職種が関わり，チームアプローチが行われることが多い(図3)．各専門スタッフの役割については後に詳しく述べる(5章参照)．小児のリハビリテーションにおいて，中心となり統制をはかっていくのは，小児科医が適切である．なぜならば，小児のリハビリテーションにおいては，発達を含めた小児の全体像の把握が大切であり，ライフサイクルを視野に入れたうえで，医療面はもちろんのこと，教育・地域生活・家族のケアまで広く考えていく必要があるからである．

機能障害に応じた代表的な専門スタッフの関わりを簡単に示す(表1)．

3 小児のリハビリテーションの特徴

小児のリハビリテーションの対象となる疾患は，脳性麻痺・精神運動発達遅滞などのいわゆる「発達障害」が多く，成人での脳血管障害や頭部外傷などの疾患とは異なった分布を示している．しかし小児におい

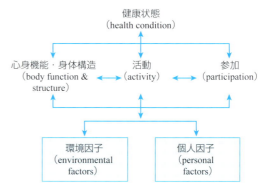

図2 ICFの生活機能・障害構造モデル(WHO 2001)

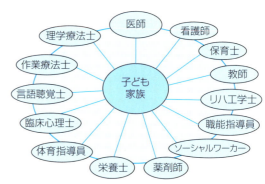

図3 リハビリテーションにおけるチームアプローチ

表1 機能障害に応じた専門スタッフの関わり

機能障害		リハビリテーションの内容						ソーシャルワーカー
身体障害	精神障害	医師	理学療法士	作業療法士	言語聴覚士	臨床心理士	教師	
運動障害 寝たきり ↓ 座位 ↓ 伝い歩き ↓ 歩行	嚥下障害 ↓	知能障害 重度 ↓ 中等度 ↓ 認知障害 ↓ 軽度 ↓ 正常	・血液・尿検査 ・頭部画像検査 ・脳波検査 ・合併症の治療 てんかん 水頭症 硬膜下血腫 シャント管理 ・栄養管理 経管栄養 ・排痰吸引指導 ・筋緊張緩和薬などの投与 ・装具作製の処方	・関節可動域訓練 ・排痰訓練 ・寝返り訓練 ・車椅子作製への支援 ・立位訓練 ・外傷予防頭部保護帽作製への支援 ・歩行訓練	・姿勢保持訓練 ・食事動作訓練 ・感覚訓練 ・食事・更衣・排泄動作訓練 ・日常生活動作自立訓練	・摂食・嚥下訓練 ・コミュニケーション態度の獲得訓練 ・コミュニケーションの成立訓練 ・失語症の訓練 ・言語評価	刺激への反応向上 障害受容への支援 刺激への理解の向上 認知訓練 ・心理評価	・学習 ・復学への調整	・情報提供 ・在宅への環境調整

ても，脳炎・脳症，頭部外傷などによる後天性障害は数は少ないながらも存在し，リハビリテーションが必要となる．

小児のリハビリテーションを行うにあたっては，成長や発達のことを十分考慮に入れる必要があり，そのためには小児科医の関わりが欠かせない．また家族の協力を得なければリハビリテーションは進まず，家族の協力が大切である．

小児においては，医師や専門スタッフによるアプローチだけがリハビリテーションとなるのではなく，小児の日常生活の支援そのものがリハビリテーションにつながっていることが多い．食事の食べさせ方，適度な運動，遊びなどを通して，能力が引き出されていくことが多い．したがって専門的アプローチと並行して，日常生活面の支援にも力を入れていく必要がある．

小児の脳には可塑性があることから，成人では期待できないほどの回復を示す例が多いが，それとは逆に発達途上の脳全体への悪影響が生じることもある．

現在のわが国において，発達障害に対するリハビリテーションプログラムはある程度まとまってきており，各地域におけるリハビリテーションシステムは充実してきているが，後天性障害に対するリハビリテーションは未だ試行錯誤の段階である．急性期からのリハビリテーションの開始，家族の心理面への支援体制などを含み，リハビリテーションプログラムを作っていかなければならない．

いずれの障害においても，小児と家族が障害を受け入れていくのには，専門スタッフの助けや時間が必要であるが，同じような障害の小児をもった家族との交わりは大きな助けになる．

社会復帰の面では，就学・復学について検討することが大切で，そのためには地域との連携が必要である．

さらに，成人になった後のフォロー体制についても考えなくてはならない．

表2 日常生活動作（ADL）の分類
- a．移動動作
- b．食事動作
- c．整容動作
- d．更衣動作
- e．トイレ動作
- f．入浴動作

4 リハビリテーションの分野に特有な考え方

1. 日常生活動作（activities of daily living: ADL）

ADLはリハビリテーションの分野に特有な考え方で，独立して生活するために行う基本的な身体的動作群のことをいう．

1) ADLの分類（表2）

ADLは表2に示すような6項目に分類される．それぞれの項目の具体的な内容には，次のようなものがある．

- a．移動動作：寝返り，起座，座位保持，起立，立位保持，歩行，階段昇降，車椅子移乗，車椅子駆動．
- b．食事動作：摂食（スプーン・箸を持つ，食事をすくう，口に運ぶ，食べる），食器の把持（カップ・椀で飲む，皿の固定，椀を持って食べる）．
- c．整容動作：洗う（手・顔），歯みがき（歯ブラシを持つ，歯をみがく，口をゆすぐ，歯ブラシを洗う），整髪，爪切り．
- d．更衣動作：ズボン・スカートの着脱，上衣の着脱，ボタン・ファスナーの着脱．
- e．トイレ動作：ズボン・パンツを下げる，便器に座る，後始末をする，ズボン・パンツを上げる．
- f．入浴動作：脱衣，洗い場での移動，浴槽への出入り，身体を洗う，着衣．

2) ADLの評価方法（表3）

ADLの分類の各項目ごとに，健常者と，量的・質的に比較して評価される．

ADLの評価はリハビリテーションの効果を判定するのに役に立つ．

3）ADL 改善のための福祉用具

a．歩行補助具
　杖（図4）
　歩行器（図5）
　車椅子（手動・手押し・電動）（図6）

b．自助具（5章 p37～39 参照）
　食事用
　整容用
　更衣用
　排泄用

c．コミュニケーション機器（5章 p39～41 参照）

2. 徒手筋力テスト（manual muscle test：MMT）

筋力測定は，疾患の診断に役立つのみでなく，リハビリテーションプログラムを作成するのに欠かすことができない．MMT は，特別な器具を必要とせず，いつでもどこでも行うことのできる方法である（図7）．

リハビリテーションの場面で日常的に用いられることが多い筋力の記載法を示す（表4）．

表3　日常生活動作（ADL）の評価方法
　a．完全自立
　b．部分自立
　c．部分介助
　d．全介助

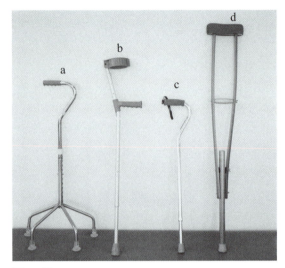

図4　杖
a）四脚杖，b）ロフストランドクラッチ，c）T字型杖，d）松葉杖

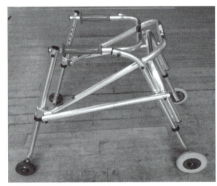
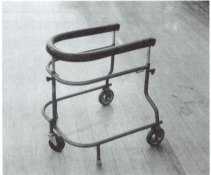
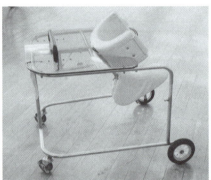

図5　歩行器

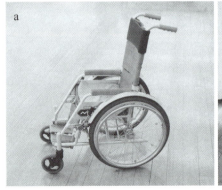
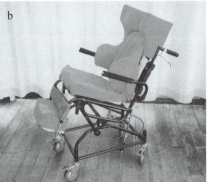
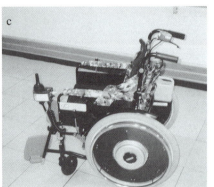

図6　車椅子
a）手動，b）手押し，c）電動

3. 関節可動域(range of motion : ROM)

身体の各関節の動かせる範囲を関節可動域と呼び，解剖学的基本肢位を0度とする．ROM評価法の一部を示す(表5, 6)．

4. 評価法

1) FIM(図8)

ADLの評価法にはいろいろなものがあるが，最近は米国で開発された「機能的自立度評価法(functional independence measure: FIM)」が普及しつつある．FIMの評価項目と評価基準を示す．ADLとして評価される範囲は，一般にはセルフケア・排泄・移乗・移動の運動項目であるが，広い意味ではコミュニケーション・社会的認知の認知項目も含まれる．これらのADL18項目を，7段階の評価基準で判定し，合計した点数をFIMスコアと呼ぶ．自立度はFIMスコア18(全介助)～126(完全自立)の範囲内で表される．また評価項目をレーダーチャート式に表すと，どの項目で自立度が低いのかがわかりやすい(図9)．

2) WeeFIM(表7)

FIMは成人を対象として作られた評価法であるため，小児を評価するにはいくつかの難点があった．6か月～7歳の小児を対象としてFIMを改編したものが「こどものための機能的自立度評価法(WeeFIM)」である．表7のアンダーラインを引いた部分に修正が加えてある．

5. クリニカルパス(表8)

クリニカルパスは，経営効率の向上と入院期間の短縮による医療資源の有効利用を目的として作られたものであり，医療の質と効率を確保し，ケアチームが協働するためのツールとして用いられている．クリニカルパスは急性期医療に適しているが，最近ではリハビリテーションの分野でも用いられてきている．クリニカルパスの導入により，インフォームドコンセントの充実・チーム医療の充実・業務の改善・平均在院日数の短縮・教育面の充実・医療資源の有効活用などが得られている．当院小児科で用いている後天性障害に対するクリニカルパスを示す．

参考文献

- 栗原まな：小児リハビリテーション医学．医歯薬出版，2010
- 千野直一(監訳)：FIM 医学的リハビリテーションのための統一データセット利用の手引き 第3版．慶應義塾大学医学部リハビリテーション科，1991
- 里宇明元：小児における能力低下の評価—WeeFIMとPEDI—．リハ医学 41：532, 2004
- 世界保健機関：ICF 国際生活機能分類：国際障害分類改訂版．障害者福祉研究会(編)，中央法規出版，2002

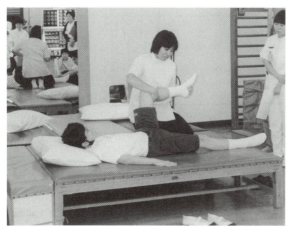

図7　徒手筋力テスト(MMT)

表4　筋力の記載法

正常	Normal	(N)	5:	強い抵抗を加えても，なお重力に打ち勝って全可動域を完全に動く．
優	Good	(G)	4:	いくらかの抵抗を加えても，なお重力に打ち勝って全可動域を完全に動く．
良	Fair	(F)	3:	抵抗を与えなければ，重力に打ち勝って全可動域を完全に動く．
可	Poor	(P)	2:	重力を除けば全可動域を完全に動く．
不可	Trace	(T)	1:	関節は動かないが，筋膜，腱の視診，触診によって筋の収縮は軽度に認められる．
ゼロ	Zero	(Z)	0:	筋の収縮は全く認められない．

より強いか，より弱い抵抗を加えることにより，プラスかマイナスの評価を加えることができる．
例) 正常の筋に加える強さよりやや弱い抵抗を加える場合：(N−)と記載する．

表5 関節可動域

部位名	運動方向	参考可動域角度	基本軸	移動軸	測定肢位および注意点	参考図
上肢測定						
肩甲帯 shoulder girdle	屈曲 flexion	20	両側の肩峰を結ぶ線	頭頂と肩峰を結ぶ線		
	伸展 extension	20				
	挙上 elevation	20	両側の肩峰を結ぶ線	肩峰と胸骨上縁を結ぶ線	背面から測定する．	
	引き下げ（下制） depression	10				
肩 shoulder （肩甲帯の動きを含む）	屈曲（前方挙上） flexion（forward elevation）	180	肩峰を通る床への垂直線（立位または座位）	上腕骨	前腕は中間位とする．体幹が動かないように固定する．脊柱が前後屈しないように注意する．	
	伸展（後方挙上） extension（backward elevation）	50				
	外転（側方挙上） abduction（lateral elevation）	180	肩峰を通る床への垂直線（立位または座位）	上腕骨	体幹の側屈が起こらないように90°以上になったら前腕を回外することを原則とする． ⇒［その他の検査法］参照	
	内転 adduction	0				
	外旋 external rotation	60	肘を通る前額面への垂直線	尺骨	上腕を体幹に接して，肘関節を前方90°に屈曲した肢位で行う．前腕は中間位とする． ⇒［その他の検査法］参照	
	内旋 internal rotation	80				
	水平屈曲（水平内転） horizontal flexion（horizontal adduction）	135	肩峰を通る矢状面への垂直線	上腕骨	肩関節を90°外転位とする．	
	水平伸展（水平外転） horizontal extension（horizontal abduction）	90				
肘 elbow	屈曲 flexion	145	上腕骨	橈骨	前腕は回外位とする．	
	伸展 extension	5				

前腕 forearm	回内 pronation	90	床への垂直線	手指を伸展した手掌面	肩の回旋が入らないように肘を90°に屈曲する.	
	回外 supination	90				
手 wrist	屈曲(掌屈) flexion (palmar-flexion)	90	橈骨	第2中手骨	前腕は中間位とする.	
	伸展(背屈) extention (dorsiflexion)	70				
	橈屈 radial deviation	25	前腕の中央線	第3中手骨	前腕を回内位で行う.	
	尺屈 ulnar deviation	55				
手指測定						
母指 thumb	橈側外転 radial abduction	60	示指 (橈骨の延長上)	母指	運動は手掌面とする. 以下の手指の運動は, 原則として手指の背側に角度計を当てる.	
	尺側内転 ulnar adduction	0				
	掌側外転 palmar abduction	90			運動は手掌面に直角な面とする.	
	掌側内転 palmar adduction	0				
	屈曲(MCP) flexion	60	第1中手骨	第1基節骨		
	伸展(MCP) extension	10				
	屈曲(IP) flexion	80	第1基節骨	第1末節骨		
	伸展(IP) extension	10				

指 fingers	屈曲（MCP）flexion	90	第2～5中手骨	第2～5基節骨	⇒［その他の検査法］参照	
	伸展（MCP）extension	45				
	屈曲（PIP）flexion	100	第2～5基節骨	第2～5中節骨		
	伸展（PIP）extension	0				
	屈曲（DIP）flexion	80	第2～5中節骨	第2～5末節骨	DIPは10°の過伸展をとりうる．	
	伸展（DIP）extension	0				
	外転 abduction		第3中手骨延長線	第2,4,5指軸	中指の運動は橈側外転，尺側外転とする．⇒［その他の検査法］参照	
	内転 adduction					

下肢測定

股 hip	屈曲 flexion	125	体幹と平行な線	大腿骨（大転子と大腿骨外顆の中心を結ぶ線）	骨盤と脊柱を十分に固定する．屈曲は背臥位，膝屈曲位で行う．伸展は腹臥位，膝伸展位で行う．	
	伸展 extension	15				
	外転 abduction	45	両側の上前腸骨棘を結ぶ線への垂直線	大腿中央線（上前腸骨棘より膝蓋骨中心を結ぶ線）	背臥位で骨盤を固定する．下肢は外旋しないようにする．内転の場合は，反対側の下肢を屈曲挙上してその下を通して内転させる．	
	内転 adduction	20				
	外旋 external rotation	45	膝蓋骨より下ろした垂直線	下腿中央線（膝蓋骨中心より足関節内外果中央を結ぶ線）	背臥位で，股関節と膝関節を90°屈曲位にして行う．骨盤の代償を少なくする．	
	内旋 internal rotation	45				

部位	運動	角度	基本軸	移動軸	備考	
膝 knee	屈曲 flexion	130	大腿骨	腓骨（腓骨頭と外果を結ぶ線）	屈曲は股関節を屈曲位で行う．	
	伸展 extension	0				
足 ankle	屈曲（底屈） flexion plantar flexion	45	腓骨への垂直線	第5中足骨	膝関節を屈曲位で行う．	
	伸展（背屈） extension dorsiflexion	20				
足部 foot	外がえし eversion	20	下腿軸への垂直線	足底面	膝関節を屈曲位で行う．	
	内がえし inversion	30				
	外転 abduction	10	第1，第2中足骨の間の中央線	同左	足底で足の外縁または内縁で行うこともある．	
	内転 adduction	20				
母指(趾) great toe	屈曲（MTP） flexion	35	第1中足骨	第1基節骨		
	伸展（MTP） extension	60				
	屈曲（IP） flexion	60	第1基節骨	第1末節骨		
	伸展（IP） extension	0				
足指 toes	屈曲（MTP） flexion	35	第2〜5中足骨	第2〜5基節骨		
	伸展（MTP） extension	40				

足指 toes	屈曲(PIP) flexion		35	第2〜5基節骨	第2〜5中節骨	
	伸展(PIP) extension		0			
	屈曲(DIP) flexion		50	第2〜5中節骨	第2〜5末節骨	
	伸展(DIP) extension		0			

体幹測定

頚部 cervical spines	屈曲(前屈) flexion		60	肩峰を通る床への垂直線	外耳孔と頭頂を結ぶ線	頭部体幹の側面で行う．原則として腰掛け座位とする．
	伸展(後屈) extension		50			
	回旋 rotation	左回旋	60	両側の肩峰を結ぶ線への垂直線	鼻梁と後頭結節を結ぶ線	腰かけ座位で行う．
		右回旋	60			
	側屈 lateral bending	左側屈	50	第7頚椎棘突起と第1仙椎の棘突起を結ぶ線	頭頂と第7頚椎棘突起を結ぶ線	体幹の背面で行う．腰かけ座位とする．
		右側屈	50			
胸腰部 thoracic and lumbar spines	屈曲(前屈) flexion		45	仙骨後面	第1胸椎棘突起と第5腰椎棘突起を結ぶ線	体幹側面より行う．立位，腰かけ座位または側臥位で行う．股関節の運動が入らないように行う． ⇒［その他の検査法］参照
	伸展(後屈) extension		30			
	回旋 rotation	左回旋	40	両側の後上腸骨棘を結ぶ線	両側の肩峰を結ぶ線	座位で骨盤を固定して行う．
		右回旋	40			

部位	運動方向		参考可動域角度	基本軸	移動軸	測定肢位および注意点	参考図
胸腰部 thoracic and lumbar spines	側屈 lateral bending	左側屈	50	ヤコビー(Jacoby)線の中点に立てた垂直線	第1胸椎棘突起と第5腰椎棘突起を結ぶ線	体幹の背面で行う．腰かけ座位または立位で行う．	
		右側屈	50				
					その他の検査法		
肩 shoulder （肩甲骨の動きを含む）	外旋 external rotation		90	肘を通る前額面への垂直線	尺骨	前腕は中間位とする．肩関節は90°外転し，かつ肘関節は90°屈曲した肢位で行う．	
	内旋 internal rotation		70				
	内転 adduction		75	肩峰を通る床への垂直線	上腕骨	20°または45°肩関節屈曲位で行う．立位で行う．	
母指 thumb	対立 opposition					母指先端と小指基部（または先端）との距離(cm)で表示する．	
指 fingers	外転 abduction			第3中手骨延長線	第2,4,5指軸	中指先端と第2,4,5指先端との距離(cm)で表示する．	
	内転 adduction						
	屈曲 flexion					指尖と近位手掌皮線(proximal palmar crease)または遠位手掌皮線(distal palmar crease)との距離(cm)で表示する．	
胸腰部 thoracic and lumbar spines	屈曲 flexion					最大屈曲は，指先と床との間の距離(cm)で表示する．	
顎関節 temporo-mandibular joint						開口位で上顎の正中線で上歯と下歯の先端との間の距離(cm)で表示する． 左右偏位(lateral deviation)は上顎の正中線を軸として下歯列の動きの距離を左右ともcmで表示する． 参考値は上下第1切歯列対向縁線間の距離5.0cm，左右偏位は1.0cmである．	

〔日本リハビリテーション医学会・日本整形外科学会：関節可動域表示並びに測定法．リハ医学 **32**：207-212, 1995．日整会誌 **69**：240-250, 1995〕

表6　関節可動域参考値一覧表

関節可動域は，人種，性別，年齢などによる個人差も大きい．また，検査肢位などにより変化があるので，ここに参考値の一覧表を付した．

部位各および運動方向	注1	注2	注3	注4	注5
肩					
屈曲	130	150	170	180	173
伸展	80	40	30	60	72
外転	180	150	170	180	184
内転	45	30		75	0
内旋	90	40	60	80	
肩外転90°				70	81
外旋	40	90	80	60	103
肩外転90°				90	
肘					
屈曲	150	150	135	150	146
伸展	0	0	0	0	4
前腕					
回内	50	80	75	80	87
回外	90	80	75	80	57
手					
伸展	90	60	65	70	80
屈曲		70	70	80	86
尺屈	30	30	40	30	
橈屈	15	20	20	20	
母指					
外転（橈側）	50		55	70	
屈曲					
CM					15
MCP	50	60	50	50	
IP	10		20	20	
指					
屈曲		90	90	90	
PIP		100	100	100	
IP	10		20	20	
DIP	90	70	70	90	
伸展					
MCP	45			45	
PIP				0	
DIP				0	

部位各および運動方向	注1	注2	注3	注4	注5
股					
屈曲	120	100	110	120	132
伸展	20	30	30	30	15
外転	55	40	50	45	46
内転	45	20	30	30	23
内旋				45	38
外旋				45	46
膝					
屈曲	145	120	135	135	154
伸展	10			10	0
足					
伸展（背屈）	15	20	15	20	26
屈曲（底屈）	50	40	50	50	57
母指（趾）					
屈曲					
MTP		30	35	45	
IP		30		90	
伸展					
MTP		50	70	70	
IP		0		0	
足指					
屈曲					
MTP					
PIP					
DIP					
頸部					
屈曲		30		45	
伸展		30		45	
側屈		40		45	
回旋		30		60	
胸腰部					
屈曲		90	80		
伸展		30		20-30	
側屈		20		35	
回旋		30		45	

注：1. A System of Joint Measurements, Clark WA, Mayo Clinic, 1920.
　　2. The Committee on the Medical Rating of Physical Impairment, Journal of American Medical Association, 1958.
　　3. The Committee of the California Medical Association and Industrial Accident Commission of the State of California, 1960.
　　4. The Committee on Joint Motion, American Academy of Orthopaedic Surgeons, 1965.
　　5. 渡辺英夫，他：健康日本人における四肢関節可動域について．年齢による変化．日整会誌 **53**：275-291，1979．
　　なお，5の渡辺らによる日本人の可動域は，10歳以上80歳未満の平均値をとったものである．
〔日本リハビリテーション医学会・日本整形外科学会：関節可動域表示ならびに測定法．リハ医学 **32**：207-212，1995，日整会誌 **69**：240-250，1995〕

1 小児リハビリテーションの実際

```
レベル
  介助者なし
    7  完全自立（時間，安全性含めて）
    6  修正自立（補助具使用）
  介助者あり
    部分介助
      5  監視
      4  最小介助（患者自身で75％以上）
      3  中等度介助（50％以上）
    完全介助
      2  最大介助（25％以上）
      1  全介助（25％未満）
```

	入院時	退院時	フォローアップ時
セルフケア			
A．食事（箸スプーンなど）			
B．整容			
C．清拭			
D．更衣（上半身）			
E．更衣（下半身）			
F．トイレ動作			
排泄コントロール			
G．排尿コントロール			
H．排便コントロール			
移乗			
I．ベッド，椅子，車椅子			
J．トイレ			
K．浴槽，シャワー（浴槽／シャワー）			
移動			
L．歩行，車椅子（歩行／車椅子）			
M．階段			
コミュニケーション			
N．理解（聴覚／視覚）			
O．表出（音声／非音声）			
社会的認知			
P．社会的交流			
Q．問題解決			
R．記憶			
合計			

注意：空欄は残さないこと．リスクのために検査不能の場合はレベル1とする．

図8 機能的自立度評価法（functional independence measure：FIM）

Copyright 1990 Research Foundation of the State University of New York
〔千野直一（監訳）：FIM 医学的リハビリテーションのための統一データセット利用の手引き 第3版，慶応義塾大学医学部リハビリテーション科，1991 より引用〕

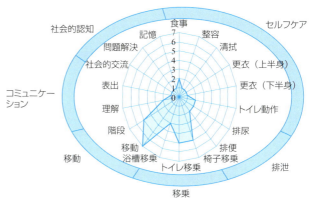

図9 FIM：レーダーチャート式表示（栗原作成）

表7 こどものための機能的自立度評価法（WeeFIM）

評価項目	内容
セルフケア	1．食事 2．整容 3．清拭 4．更衣（上半身） 5．更衣（下半身） 6．トイレ動作
排泄	7．排尿コントロール 8．排便コントロール
移乗	9．椅子／車椅子移乗 10．トイレ移乗 11．浴槽移乗
移動	12．移動（歩行／車椅子／這い這い） 13．階段
コミュニケーション	14．理解（日常会話の理解／複数の指示の理解） 15．表出（基本的要求／考えの表現：音声的・非音声的）
社会的認知	16．社会的交流（遊びへの参加／きまりの理解） 17．問題解決（日常生活上での問題解決） 18．記憶（ゲームやおもちゃの遊び方／歌の記憶／氏名・年齢・イナイイナイバーのまね）

下線を引いた部分は，FIM を子どもの評価に適するように修正してある．
〔里宇明元：小児における能力低下の評価—WeeFIM と PEDI—．リハ医学 41：532，2004 より引用〕

(次頁とあわせて参照)

表8 後天性脳損傷児のためのクリニカルパス
(　　　　)殿(学童・3か月入院)

		入院前診察時	入院前診察時〜入院当日	入院当日〜入院3日目
全体の流れ		□事前情報収集	□事前調整	□入院時評価期間 □担当者決定 □児・家族と顔合わせ
	ミーティング			
医師 主治医 (　)	処方箋	□入院予約 □情報提供書→調整科へ		□リハ処方 □病棟リスク管理指示 □他科依頼
	検査・評価		□前医より情報資料収集	□血液・尿検査
	面談・指導			□入院治療計画 □学籍移動手続き
ソーシャルワーカー 担当 (　)		□情報収集 □病院案内 □福祉医療 　制度・社会資源の説明	□情報報告	□情報報告書配布
看護師 担当 (　)		□入院前面接 □病棟案内	□担当者決定 □家族付添検討 □FIM評価	□師長・担当者面接 □病棟オリエンテーション □入院時看護計画 □病棟環境確認 □訓練誘導 □検査介助
保育士 担当 (　)				□治療・訓練・院内学級以外の時間 　・遊びを通しての学習
院内学級教師 担任 (　)		□事前情報収集	□本校への連絡	□ソーシャルワーカーより資料 □保護者面談 □前籍校との連絡 □調整科への連絡
調整科 担当 (　)				□リハスケジュール調整 　(退院まで随時) □院内学級入級連絡
理学療法士 担当 (　)				□担当者あいさつ □身体機能評価 □移動手段の確保とチェック
作業療法士 担当 (　)				□担当者あいさつ □機能評価 □ADL評価 □介護状況聴取 □家族指導
言語聴覚士 担当 (　)				□担当者あいさつ
臨床心理士 担当 (　)				□担当者あいさつ
体育指導員 担当 (　)				□担当者あいさつ
薬剤師 (　)				□担当者あいさつ □内服法・内容確認
栄養士 (　)				□担当者あいさつ □栄養スクリーニング

(高次脳機能障害支援モデル事業 — 平成14年度事業報告書—. 高次脳機能障害支援モデル事業検討会議発行, 2003より引用, 栗原一部改変)

入院4日目〜入院7日目	入院8日目〜入院1か月	入院1か月〜	入院2か月〜退院
□初期情報交換期間 □問題点の整理 □アプローチの統一 □初回スタッフミーティング	□評価・訓練期間 □アプローチの統一	□評価・訓練期間 □アプローチの統一 1か月：初期評価会議	□退院準備期間 □アプローチの統一 3か月：終期評価会議
□脳波・頭部画像検査	□評価資料作成	□外泊訓練 □評価資料作成	□評価資料作成 □復学先決定 □試験登校 □診療情報提供書作成
	□医療検査結果説明	□リハ総合実施計画 □評価結果説明	□リハ総合実施計画 □評価結果説明 □復学先との調整・訪問 □退院療養計画
□院内学級と情報交換 □前籍校と情報交換	□復学調整 □身障手帳説明 □補装具説明 □福祉機器説明 □社会資源説明	□学校訪問 □家庭訪問 □補装具選択 □福祉機器選択	□評価資料作成 □在宅調整（福祉事務所） □学校引き継ぎ
□外泊のオリエンテーション □看護計画・修正 □検査介助	□FIM 評価 □外泊時情報収集 □看護計画修正 □評価資料作成	□看護計画修正 □評価資料作成	□評価資料作成 □退院指導 □FIM 評価 □学校訪問 □訪問資料作成 □看護サマリー作成
・母親への保育支援・院内学級との連絡調整・授業や行事への参入・レクリエーション		□評価会議出席	□評価会議出席
□転入学関係書類提出 □入級連絡票 □奨励費関係 □重複認定記録	□個別教育計画の作成 □評価資料作成	□前籍校との連携 □就学先との教育相談 □市教委・就学先との調整 □評価資料作成	□評価資料作成 □試験登校 □前籍校との連携 □個別教育計画の評価 □転学に向けて書類作成
	□会議日程確認・調整	□会議日程確認・調整	□退院予定日連絡
□家屋情報収集 □学校情報収集 □家族指導	□家族指導 □評価資料作成	□家屋環境調整 □復学調整 □装具作製 □車椅子作製 □家族指導	□評価資料作成 □家族指導（含ホームプログラム）
□家屋情報収集 □学校関連情報収集 □家族指導	□学習関連動作評価 □家族指導（含外泊指導） □評価資料作成	□家庭訪問 □学校訪問と調整 □家族指導 　（含家屋改造）	□評価資料作成 □ADL 物品の選定 □最終評価 □家族指導
□簡易言語機能評価 □摂食機能評価	□言語評価・訓練 □摂食機能評価・訓練 □評価資料作成	□言語評価・訓練 □摂食機能評価・訓練 □評価資料作成 □家族指導	□評価資料作成 □言語評価・訓練 □摂食機能評価・訓練 □復学情報提供資料作成 □家族指導
□心理検査導入 □環境適応状況観察	□心理検査実施 □個別訓練検討 □グループ訓練検討 □家庭生活情報収集 □評価資料作成	□評価資料作成 □心理検査実施 □個別訓練導入 □グループ訓練導入 □家庭支援検討	□評価資料作成 □個別訓練実施 □グループ訓練実施 □家庭支援検討 □復学支援
□面接（情報収集） □社会性の評価 □身体機能評価 □訓練形態検討	□社会性の評価 □訓練形態の検討 □身体機能評価 □復学先の情報収集 □評価資料作成	□社会性の評価 □訓練形態の検討 □身体機能評価	□評価資料作成 □社会性の評価 □復学先へ情報提供 □ホーム・プログラムの作成指導
□内服法・内容修正		□服薬指導	□在宅での内服法確認
□栄養アセスメント	□栄養ケアプランの作成・実施 □モニタリング □評価○栄養状態○疾病状態○ ADL		

2 小児の成長と発達

　成長とは身体的な発育を表す概念であり，身長，体重，頭囲，胸囲，座高などが指標となる．発達とは機能が形成されていく過程を表す概念で，通常，運動発達と精神発達に分けて論じられるが，両者を厳密に分けて考えることは，特に乳児期においては難しい．

　小児の成長と発達に異常がある場合は，少しでも早く発見し，対応することが大切である．

1 成　長

　厚生労働省が公表している乳幼児身体発育調査と文部科学省学校保健統計調査による小児の身体計測値を示す（図1～6）．

　成長曲線からみて3パーセンタイル未満または97パーセンタイル以上の例は，成長に偏りの疑いがあると判断し，経過をみることが必要である．低出生体重児においては公表された発育値をそのまま当てはめることはできない．

2 発　達

　小児の発達の概要を図7～15，表1，2に示す．

3 反射の発達

　新生児期にみられた脊髄・脳幹レベルの原始反射は乳児期早期に消失しはじめ，次いで中脳レベルの立ち直り反射が出現する．さらに神経が発達するにつれて皮質レベルの平衡反応が出現してくる（表3，図16）．これらの反射を観察することにより，神経発達の成熟度を判定することができる．

　代表的な反射・反応を図に示す（図17～24）．

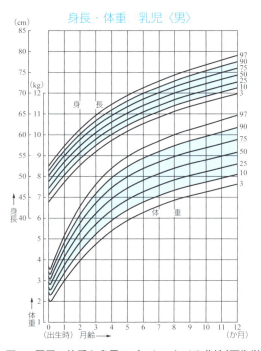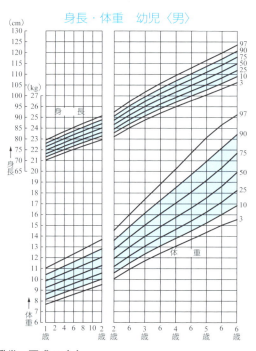

図1　男子の体重と身長のパーセンタイル曲線（厚生労働省，平成22年）

（厚生労働省：平成22年乳幼児身体発育調査報告書．2011年　http://www.mhlw.go.jp/file/04-Houdouhappyou-11901000-Koyoukintoujidoukateikyoku-Soumuka/zentai.pdf より引用）

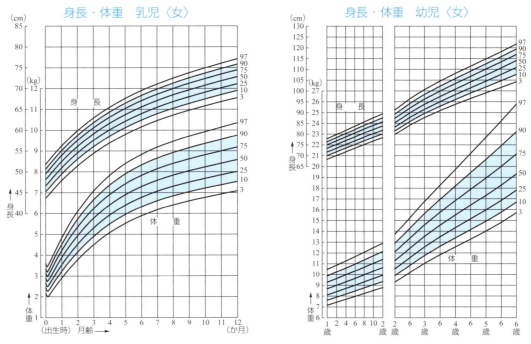

図2　女子の体重と身長のパーセンタイル曲線（厚生労働省，平成22年）

（厚生労働省：平成22年乳幼児身体発育調査報告書．2011年　http://www.mhlw.go.jp/file/04-Houdouhappyou-11901000-Koyoukintoujidoukateikyoku-Soumuka/zentai.pdf より引用）

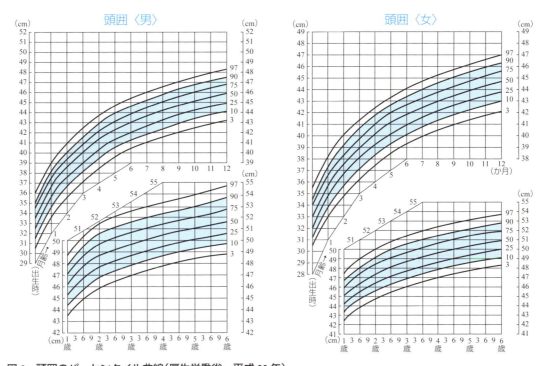

図3　頭囲のパーセンタイル曲線（厚生労働省，平成22年）

（厚生労働省：平成22年乳幼児身体発育調査報告書．2011年　http://www.mhlw.go.jp/file/04-Houdouhappyou-11901000-Koyoukintoujidoukateikyoku-Soumuka/zentai.pdf より引用）

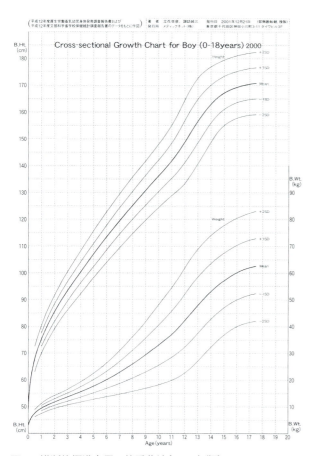
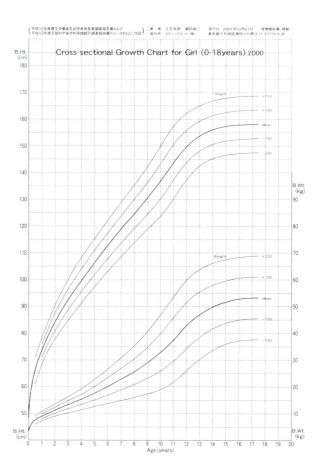

図4　横断的標準身長・体重曲線（2000年版）

〔諏訪誠三，他：2000年度版標準身長体重曲線（平成12年度厚生労働省乳幼児身体発育調査報告・平成12年度文部科学省学校保健統計調査報告書のデータをもとに作図）より引用〕

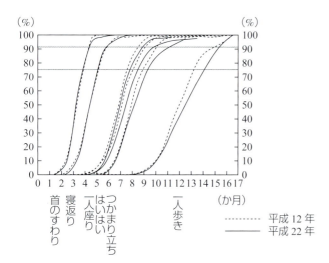

図5　一般調査による乳幼児の運動機能通過率

（厚生労働省：平成22年乳幼児身体発育調査の概況について，2011年 http://www.mhlw.go.jp/file/04-Houdouhappyou-11901000-Koyoukintoujidoukateikyoku-Soumuka/zu10-1.pdf より引用）

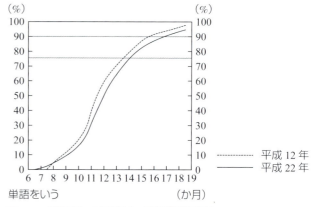

図6　一般調査による乳児の言語機能通過率

（厚生労働省：平成22年乳幼児身体発育調査の概況について，2011年 http://www.mhlw.go.jp/file/04-Houdouhappyou-11901000-Koyoukintoujidoukateikyoku-Soumuka/zu10-1.pdf より引用）

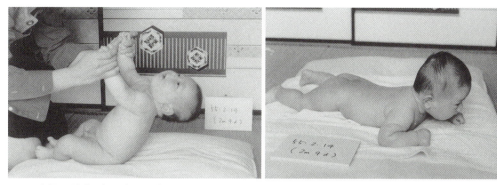

図7　小児の発達の概要（2か月）
1. 腹臥位で頸を少しあげる，2. 声を出す，3. 音に反応する，4. 顔をみつめる，5. 追視する．

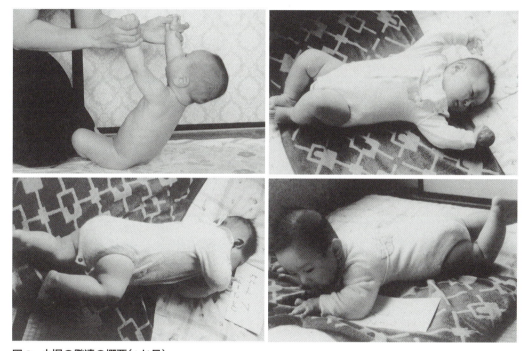

図8　小児の発達の概要（4か月）
1. 頸は完全にすわる，2. 半分まで寝返る，3. 手に触れた物をつかむ，4. 腹臥位で頸を45〜90度あげる．

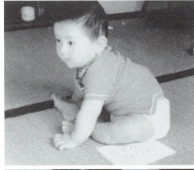
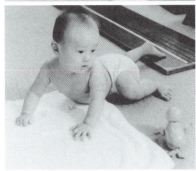
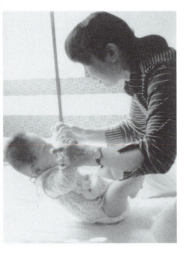
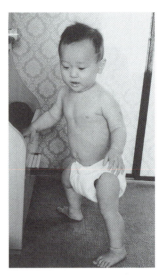

図9 小児の発達の概要(6か月)
1. 背を丸くして手で支えて座る. 2. 腹臥位で両手を伸ばして顔をあげ,両手で体重が支えられる. 3. 両手を持って引き起こすと,自分から頸を前屈して起きあがろうとする. 4. 腹臥位から仰臥位へ寝返る.

図10 小児の発達の概要(9か月)
1. つかまり立ちする. 2. 腹這いでうしろに進む. 3. 指で小さいものをつまむ. 4. 一人遊びができる. 5. 両手で遊べる.

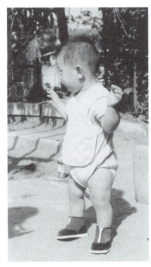
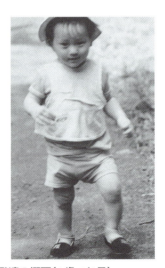

図11 小児の発達の概要(1歳)
1. 伝い歩きする. 2. 数秒間,一人立ちする. 3. バイバイ,コンニチワなどの身振りをする. 4. おいで,ちょうだいなどの簡単なことばがわかる. 5. 相手になって遊んであげると喜ぶ.

図12 小児の発達の概要(1歳6か月)
1. めったに転ばないで歩く. 2. 手を引くと階段を登る. 3. ぎこちなく走る. 4. 積み木を2個積める. 5. 意味のあることばがいくつかある. 6. 自分でコップから飲める.

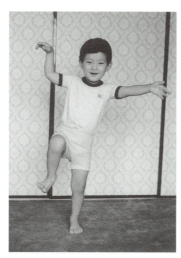

図13　小児の発達の概要(3歳)

1. 手を使わずに一人で階段を登れる，2. 片足立ちができる，3. クレヨンなどで丸を書く，4. 自分の名前がいえる．

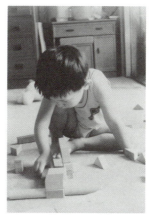

図14　小児の発達の概要(2歳)

1. 走る，2. スプーンを使って自分で食べる，3. 積み木で塔のようなものを作ったり，横に並べて電車にみたてたりする，4. テレビや大人の身振りをまねる，5. 2語文がある．

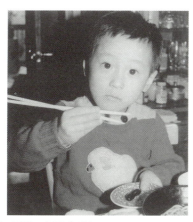

図15　小児の発達の概要(4歳)

1. 階段を2，3段の高さから飛びおりる，2. 片足ケンケンができる，3. 自分で経験したことを話せる，4. はさみを上手に使える，5. 衣服の着脱ができる，6. 友達とごっこ遊びをする．

表1　小児の発達の概要(5歳)

1. でんぐりがえしをする．
2. 思い出して絵を描く．
3. 色(赤・青・緑・黄)がわかる．
4. はっきりした発音で話せる．
5. 大便を一人でする．

表2　小児の発達の概要(6歳)

1. 片足で5〜10秒立てる．
2. 四角の形をまねて書ける．
3. 自分の「前後」「左右」が大体わかる．
4. ある程度のがまんができる．
5. 約束やルールを守れる．

参考文献

- 前川喜平, 他：写真でみる乳幼児健診の神経学的チェック法 改訂 8 版, 南山堂, 2012
- 大関武彦, 他（編）：小児の成長と発達, 小児科学 第 3 版, 医学書院, p 5-48, 2008

表3 反射の発達

中枢神経の成熟レベル	該当レベルでみられる反射・反応
脊髄	手掌把握反射 足底把握反射 交叉伸展反射 逃避反射
脊髄−橋	対称性緊張性頸反射 非対称性緊張性頸反射 モロー反射
中脳 （立ち直り反射）	neck righting reflex body righting reflex 迷路性立ち直り反射 視性立ち直り反射 ランドウ反射 パラシュート反射
大脳皮質 （平衡反応）	傾斜反応 跳びはね反応

（前川喜平：改訂小児の神経と発達の診かた. 新興医学出版社, 2000 より引用, 栗原改変）

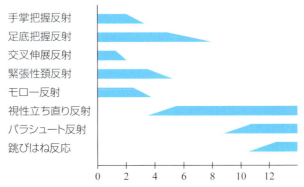

図16 反射の発達（出現と消失時期）

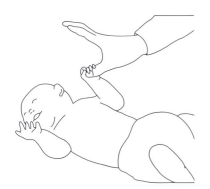

図17 手掌把握反射

検者の指で小児の手掌を圧迫すると, 検者の手を握る反射.

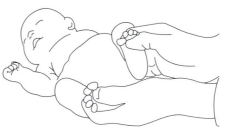

図18 足底把握反射

小児の母趾球を検者の母指で圧迫すると, 全趾が屈曲する反射.

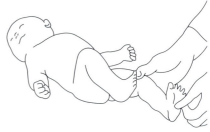

図19 交叉伸展反射

検者の片手で小児の膝を伸展させ, 他方の手で同側の足底をこすると, 反対側の下肢が刺激を与えている手を払いのけるように伸展・交叉する反射.

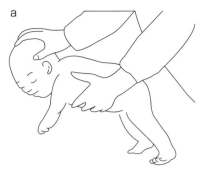

図 20　緊張性頸反射

a）対称性緊張性頸反射：腹位水平抱きにした小児の頭を受動的に前屈すると上肢が屈曲し，背屈すると上肢が伸展する反射．

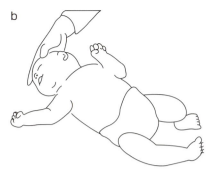

b）非対称性緊張性頸反射：仰臥位にした小児の顔を他動的に一方へ回すと，顔の向いている側の上下肢が伸展し，反対側の上下肢が屈曲する反射．

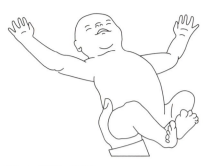

図 21　モロー反射

小児を頭と体幹を支えて空中に抱き，手に乗せた頭を 10cm 位手の平に落下させると，上肢を伸展・外転し手を開大する反射．

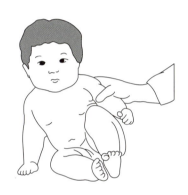

図 22　視性立ち直り反射

開眼している小児を前後左右に体を傾けたとき，頭部が垂直に立ち直る反射．

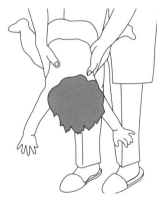

図 23　パラシュート反射

抱き上げた小児の体を支えて，前方に落下させると，両手を伸ばして，手を開いて体を支えようとする反射．

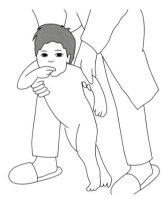

図 24　跳びはね反応

立位の小児を前後左右に倒すと，左右の場合は反対側の下肢が，前後の場合はどちらかの下肢が，一歩踏みだす反応．

3 発達検査・知能検査・言語検査

小児のリハビリテーションを行っていく際によく用いられる検査を紹介する.

1 発達検査

1. 遠城寺式乳幼児分析的発達検査法

0〜4歳8か月相当の発達の小児を対象としている. 運動(移動・手の運動), 社会性(基本的習慣・対人関係), 言語(発語・言語理解)の3領域を短時間に評価することができる. 発達年齢, 発達指数, 発達輪郭表が得られる(図1).

2. 新版K式発達検査

0〜14歳相当の発達の小児を対象としている. 姿勢・運動, 認知・適応, 言語・社会の3領域ごとの発達年齢, 発達指数と, 全領域の発達年齢, 発達指数が評価できる.

3. 乳幼児精神発達質問紙

0〜12か月, 1〜3歳, 3〜7歳の3種類の質問紙がある. 運動, 探索・操作, 社会, 食事・排泄・生活習慣, 理解・言語の5つの領域について家族へ質問して検査する(図2).

4. DENVER II デンバー発達判定法

0〜6歳相当の発達の小児を対象としている. 粗大運動, 微細運動・適応, 個人・社会, 言語の4領域からなる(図3).

2 知能検査

1. 田中ビネー知能検査V

2歳から成人まで用いられる. 年齢別に知的発達水準を設定して知能発達を検査する.

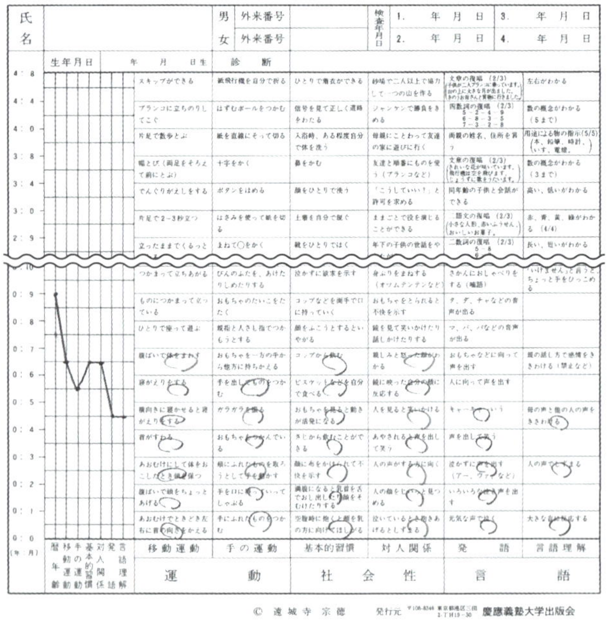

図1 遠城寺式乳幼児分析的発達検査表
(遠城寺宗徳:遠城寺式乳幼児分析的発達検査表. 慶應義塾大学出版会)

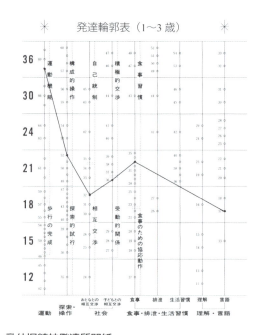

図2 乳幼児精神発達質問紙
(津守 真, 他:乳幼児精神発達質問紙. 大日本図書)

2. WPPSI（Wechsler Preschool and Primary Scale of Intelligence）知能検査

3歳10か月〜7歳1か月相当の小児を対象としている．動作性と言語性に分けて検査し，知能の内容を分析する．

3. WISC-IV（Wechsler Intelligence Scale for Children-IV）知能検査

5歳0か月〜16歳11か月相当の小児を対象としている．全体的な認知機能を表す全IQと，4つの指標得点（言語理解指標・知覚推理指標・ワーキングメモリー指標・処理速度指標）を算出する（図4）．

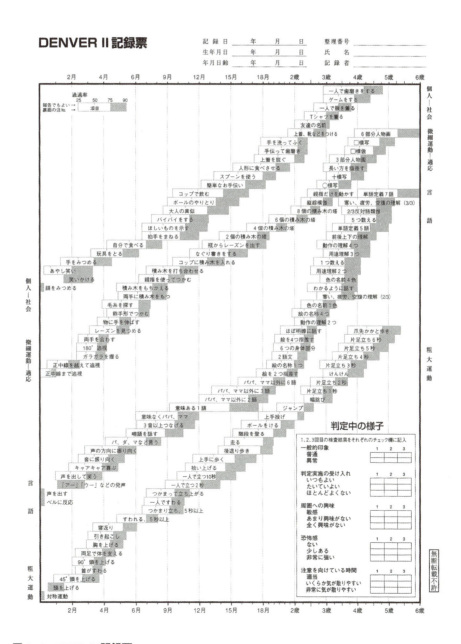

図3　DENVER II 記録票

（ⓒ日本小児保健協会，2003　ⓒWK Frankenburg, JB Dodds, 1969, 1989, 1990　ⓒWK Frankenburg, 1978）

4. K-ABC II

2歳6か月〜18歳11か月を対象としている．認知処理能力だけでなく，基礎的学力を測定でき，検査結果を教育的働きかけに結びつけて活用できる．下位検査項目を表1に示す．

5. DN-CAS認知評価システム

新しい心理検査で，12の下位検査による標準実施，あるいは8つの下位検査による簡易実施に基づき，4つの認知機能尺度（プランニング・注意・同時処理・継次処理）を算出する．学習障害・注意欠如・多動症・自閉スペクトラム症の小児の認知的偏りをとらえるために有利な検査である（表2）．

3 言語検査

1. S-S法：言語発達遅滞検査（国立身体障害者リハビリテーションセンター式）

0〜6歳相当の発達の小児を対象としている．意味・統語・音韻・コミュニケーション・基礎的学習能力を検査し，結果を働きかけと関連づけようとする検査法である．

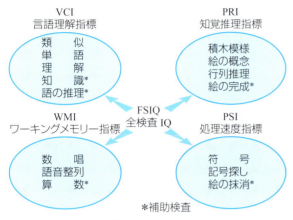

図4　WISC-IVの合成得点と構成

WISC-IVでは全体的な認知能力を表す全検査IQ（FSIQ）と，4つの指標得点を算出する．全検査IQは補助検査を除いた10検査の評価点合計から算出する．
（日本版WISC-IV刊行委員会：WISC-IV知能検査　実施・採点マニュアル．日本文化科学社，2010）

表1　K-ABC IIの下位検査項目

認知尺度	維持尺度	1つ1つ順々に分析しながら処理する能力．短期記憶能力を測る．
	同時尺度	まずは全体としてとらえ，そのなかで関係づけしていく能力．全体を部分に分解する能力，空間認知能力を測る．
	学習尺度	新しい知識を獲得する能力．検索能力や長期記憶力を測る．
	計画尺度	物事の計画をたてる能力．予測能力やパターン推理力を測る．
習得尺度	語い尺度	言語による単語の理解や表現力．
	読み尺度	文学による言葉や文章の読み取り能力．
	書き尺度	文学による言葉や文章の表現能力．
	算数尺度	計算力や推理能力．

表2　4つの認知機能領域（PASS）

	Planning プランニング	提示された情報に対して，効果的な解決方法を決定したり，選択したり，使用したりする認知プロセス． ●数の対探し　●文字の変換　●系列つなぎ
DN-CAS	Attention 注意	提示された情報に対して，不要なものには注意を向けず，必要なものに注意を向ける認知プロセス． ●表出の制御　●数字探し　●形と名前
	Simultaneous 同時処理	提示された複数の情報をまとまりにして統合する認知活動． ●図形の推理　●関係の理解　●図形の記憶
	Successive 継次処理	提示された複数の情報を系列順序として統合する認知活動． ●単語の記憶　●文の記憶　●単語の速さ／統語の理解

（日本文化科学社「個人式心理検査カタログ2014年度用」，p7より許可を得て転載）

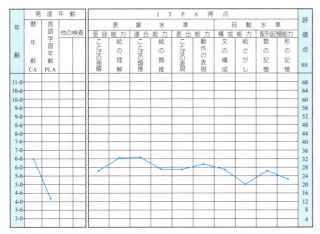

図5 ITPA 言語学習能力診断検査

2. PVT（Picture Vocabulary Test）-R：絵画語い発達検査

3歳0か月〜12歳3か月相当の発達の小児を対象としている．言語の理解力のなかでも特に基本的な「語いの理解力」の発達度を短時間に測定する．4コマの絵のなかから，検査者のいう単語に最もふさわしい絵を選択させる．

3. 構音検査

小児においては，「新版構音検査」が用いられる．会話の観察，単語検査，音節検査，音検査，文章検査，構音類似運動検査に分かれている．

4. ITPA（Illinois Test of Psychlinguistic Abilities）言語学習能力診断検査

3〜8歳11か月相当の発達の小児を対象としている．小児の知的発達の個人内の差をコミュニケーションの面から検査する（図5）．

5. 標準失語症検査

18歳以上の年齢を対象としているが，漢字と呼称の一部を除けば小学校高学年から検査は可能である（図6）．

4 S-M 社会生活能力検査

生後6か月相当以上の発達を示す小児を対象として

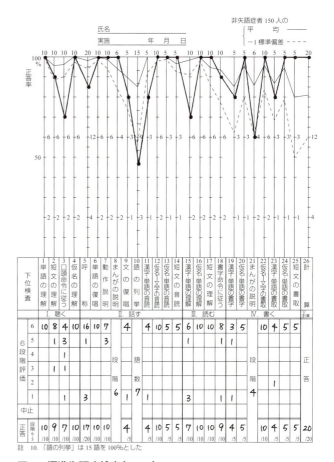

図6 標準失語症検査（SLTA）

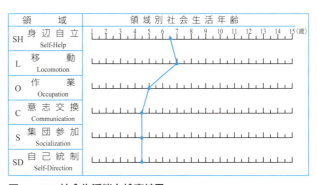

図7 S-M 社会生活能力検査結果

〔旭出学園教育研究所（著）：新版 S-M 社会生活能力検査．三木安正（監），日本文化科学社，1980〕

おり，発達段階に応じた社会生活能力を評価する検査法である（図7）．

4 乳幼児健康診査

1 小児の発達

乳幼児健康診査(健診)で，疾病や障害を早期に発見するためには，正常な小児の発達を知っていなければならない．正常な小児の年齢別チェックポイントについては2章を参照．

2 乳幼児健診の概要

乳幼児健診は，乳幼児の健康状態を調べ，疾病や障害を早期発見し，治療・療育につなげていく目的で行われる．母子保健法によって定められている乳児健診・1歳6か月健診・3歳健診は定期健診とも呼ばれ，医師・歯科医師・保健師・栄養士・心理判定員などによって実施されている．

健診は保健センターや市町村で集団的に行う場合・医療機関委託で行う場合・一般診療の一部として行う場合がある．集団健診は，3〜4か月・1歳6か月・3歳に行われ，個別には1か月・6〜7か月・9〜10か月・1歳・2歳・4歳・5歳などに行われる．

3 乳幼児健診の評価項目

乳幼児健診での評価項目を示す．身体計測による評価，運動発達の評価，精神発達の評価，疾病の有無，養育環境の評価を行う(表1)．

ハイリスク要因をもつ「ハイリスク児」においては注意深く健診する必要がある．ハイリスク要因は，医学的ハイリスク要因，家庭環境に関するハイリスク要因，社会環境に関するハイリスク要因に分けられ，なかでも医学的ハイリスク要因を有する場合には，特に注意深い観察が必要となる(表2)．医学的ハイリスク要因としては，母体疾患に関するもの，妊娠・分娩に関するもの，新生児に関するものがある(表3〜5)．

集団健診が行われている3〜4か月・1歳・1歳6か月・3歳・5歳の母子健康手帳に記載されているチェック項目を示す(表6〜10)．

表1 健診での評価項目

身体計測による評価
　①各計測値による評価
　　(身長，体重，胸囲，頭囲)
　②各計測値間の比による評価
　　(Rohrer指数，Kaup指数)

運動発達の評価
　粗大運動・微細運動

精神発達の評価

疾病の有無

養育環境の評価

表2 ハイリスク要因

1. 医学的ハイリスク要因
　・母体疾患に関するもの
　・妊娠・分娩に関するもの
　・新生児に関するもの
2. 家庭環境に関するハイリスク要因
　・経済性・家族構成・育児性
3. 社会環境に関するハイリスク要因
　・衛生環境・環境汚染

表3 母体疾患に関するハイリスク要因

1. 糖尿病
2. 甲状腺機能異常症
3. 自己免疫疾患
4. 心疾患
5. 腎疾患
6. 妊娠中の母体感染症
　(トキソプラズマ，風疹，B型肝炎など)

表4 妊娠・分娩に関するハイリスク要因

1. 妊娠中毒症
2. 胎盤の異常(前置胎盤，常位胎盤早期剥離)
3. 羊水異常(過多，過少，混濁)
4. 分娩異常(帝王切開，鉗子分娩，吸引分娩)
5. 多胎

表5 新生児に関するハイリスク要因

1. 早産児
2. 低出生体重児
3. 子宮内発育遅滞児
4. 巨大児
5. 分娩外傷
6. 出生時仮死
7. 呼吸障害
8. 多発奇形

表6　3～4か月頃

1. 首がすわったのはいつですか．
2. あやすとよく笑いますか．
3. 目つきや目の動きがおかしいのではないかと気になりますか．
4. みえない方向から声をかけてみると，そちらのほうをみようとしますか．
5. 外気浴をしていますか．
6. 子育てについて気軽に相談できる人はいますか．
7. 子育てについて不安や困難を感じることはありますか．

表7　1歳の頃

1. 伝い歩きをしたのはいつですか．
2. バイバイ，コンニチハなどの身振りをしますか．
3. 音楽に合わせて，からだを楽しそうに動かしますか．
4. 大人のいう簡単なことば（おいで，ちょうだいなど）がわかりますか．
5. 部屋の離れたところにあるおもちゃを指さすと，その方向をみますか．
6. 一緒に遊ぶと喜びますか．
7. どんな遊びが好きですか．
8. 1日3回の食事のリズムがつきましたか．
9. 歯みがきの練習をはじめていますか．
10. 子育てについて気軽に相談できる人はいますか．
11. 子育てについて不安や困難を感じることはありますか．

表8　1歳6か月の頃

1. 一人歩きをしたのはいつですか．
2. ママ，ブーブーなど意味のあることばをいくつか話しますか．
3. 自分でコップを持って水を飲みますか．
4. 哺乳ビンを使っていますか．
5. 食事や間食（おやつ）の時間はだいたい決まっていますか．
6. 歯の仕上げみがきをしてあげていますか．
7. 極端にまぶしがったり，目の動きがおかしいのではないかと気になったりしますか．
8. うしろから名前を呼んだとき，振り向きますか．
9. どんな遊びが好きですか．
10. 歯にフッ化物（フッ素）の塗布やフッ素入り歯磨きの使用をしていますか．
11. 子育てについて気軽に相談できる人はいますか．
12. 子育てについて不安や困難を感じることはありますか．

表9　3歳の頃

1. 手を使わずに一人で階段を登れますか．
2. クレヨンなどで丸（円）を書きますか．
3. 衣服の着脱を一人でしたがりますか．
4. 自分の名前がいえますか．
5. 歯みがきや手洗いをしていますか．
6. 歯の仕上げみがきをしてあげていますか．
7. いつも指しゃぶりをしていますか．
8. よくかんで食べる習慣はありますか．
9. 斜視はありますか．
10. 物をみるとき目を細めたり，極端に近づけてみたりしますか．
11. 耳の聞こえが悪いのではないかと気になりますか．
12. かみ合わせや歯並びで気になることがありますか．
13. 歯にフッ化物（フッ素）の塗布やフッ素入り歯磨きの使用をしていますか．
14. ままごと，ヒーローごっこなど，ごっこ遊びができますか．
15. 遊び友だちがいますか．
16. 子育てについて気軽に相談できる人はいますか．
17. 子育てについて不安や困難を感じることはありますか．

表10　5歳の頃

1. でんぐり返しができますか．
2. 思い出して絵を描くことができますか．
3. 色（赤，黄，緑，青）がわかりますか．
4. はっきりした発音で話ができますか．
5. うんちを一人でしますか．
6. 幼稚園，保育所などの集団生活になじみ，楽しく過ごしていますか．
7. 動物や花をかわいがったり，他人を思いやる気持ちをもったりしているようですか．
8. 家族と一緒に食事を食べていますか．
9. 歯の仕上げみがきをしてあげていますか．
10. いつも指しゃぶりをしていますか．
11. お話を読んであげるとその内容がわかるようになりましたか．
12. 子育てについて気軽に相談できる人はいますか．
13. 子育てについて不安や困難を感じることはありますか．

〔表6～10　厚生労働省：母子健康手帳（省令様式第三号）より引用〕

4　乳幼児経過検診の実際

　神奈川県の県央地区にある某保健センターにおいて筆者らが行っている乳幼児経過検診（一般の健診などから，「異常・異常の疑い」で紹介されてくる乳幼児の二次検診）の状況を紹介する．

　平成10年1年間に紹介された79例の状況である．

　経過検診への紹介元（把握動機）は，一般の健診が7割を占めており，なかでも1歳6か月健診と3歳6か月健診が多い．次いで家族からの育児相談が多い．（図1）

　紹介時の主訴は，発達の遅れ，低身長，ことばの遅れなどであった（図2）．

　これら79例に対する処遇は，異常がなく1回の受診のみで終了となった例が10例，経過観察となった例が57例，要医療として医療機関へ紹介した例が12例であった（図3）．

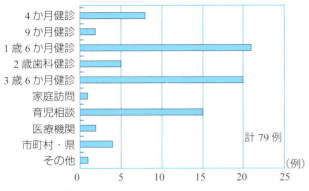

図1　把握動機

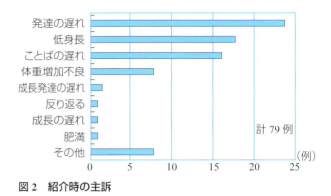

図2　紹介時の主訴

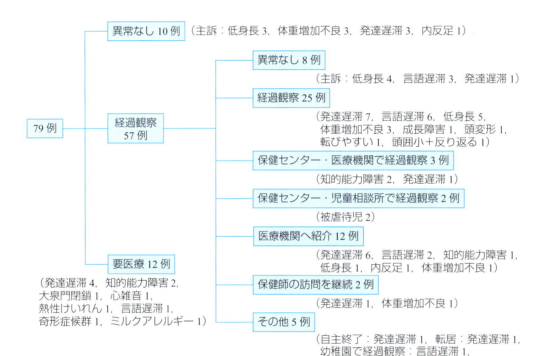

図3　処遇

5　症例提示

▶症例1：8か月男児◀

〈4か月健診から経過観察となり，その後当院を紹介された例〉

診断名：被虐待児症候群

主訴：頸定不良

家族歴：父26歳・経済観念なし，母26歳・実父より暴力を受けて育った．母は前夫に暴力をふるわれて離婚した．本児の妊娠は在胎6か月頃になって気がつき，現在の夫と入籍した．

病歴：在胎39週2,980gで正常に出生した．4か月健診で頸定不良を指摘され経過観察されていたが，6か月になっても頸定がみられないため当院を紹介された．

当院入院時所見(6か月時)：身長66cm(−0.7標準偏差)，体重6,230g(−2.1標準偏差)，頭囲45cm(＋1.3標準偏差)，胸囲41.5cm(−1.3標準偏差)，大泉門は3cm×3cm開大し，やや緊張していた．バイタルサインに異常は認めなかった．頸定は不良で，表情は乏

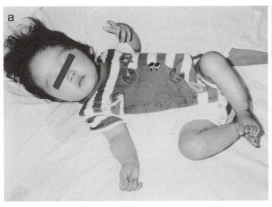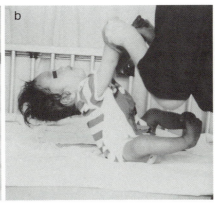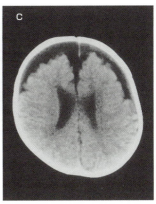

図4 被虐待児例
【症例1（6か月時）】
a, b）頚定は不良で表情は乏しかった．c）頭部CT：両側の硬膜下およびくも膜下に血性の貯留液を認めた．

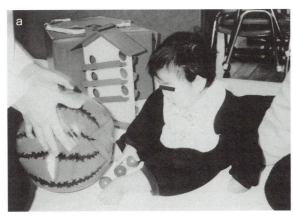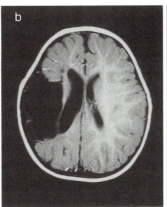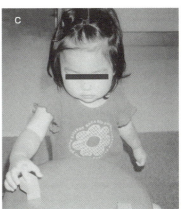

図5 脳性麻痺例
【症例2】
a）10か月時：左側に痙性麻痺が認められた．b）頭部MRI T₁強調画像：右中大脳動脈領域に巨大な孔脳症が認められた．c）4歳時．

しかった（図4-a, b）．
入院時検査所見：頭部CTで両側の硬膜下およびくも膜下に血性の貯留液を認めた（図4-c）．
入院後の経過：開頭による血腫洗浄術を行い，硬膜下腔の狭小化が得られた．その後，母親が虐待をしていたことが判明し，8か月の時点で乳児院へ転院した．

▶ **症例2：7歳女児** ◀
〈9か月健診から当院へ紹介された例〉
診断名：脳性麻痺（左片麻痺），てんかん
主訴：左手を使わない．
病歴：妊娠中問題なく，在胎39週2,982gで出生した．頚定4か月，寝返り5か月，人見知り6か月，座位7か月で可能となったが，左手をほとんど使わないため，9か月健診から当院を紹介された．
当院初診時所見（10か月時）：左側に痙性麻痺が認められ，左下肢は内反尖足位をとりやすかった．知的発達面に遅れはなかった（図5-a）．
検査所見：頭部CT，MRIでは右の側頭〜頭頂葉の脳実質に巨大な欠損が認められ，胎生期の右中大脳動脈閉塞による孔脳症と診断した（図5-b）．
その後の経過：理学療法士による歩行訓練と作業療法士による左上肢の機能訓練を継続した．1歳11か月よりてんかん発作（左上下肢の片側けいれん，時に二次性全般化発作の重積状態となった）がみられ，カルバマゼピン（テグレトール®）を服用している．5歳時に左アキレス腱延長術を受けた．

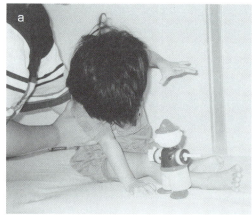
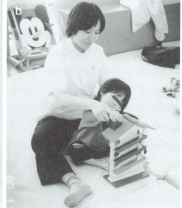
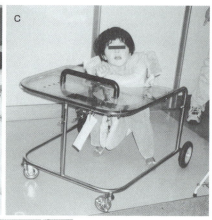
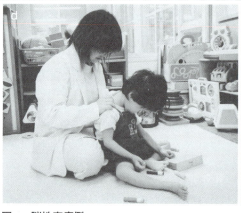
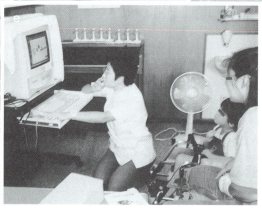

図6 脳性麻痺例

【症例3】
a）2歳6か月時：典型的なアテトーゼが認められる．b）理学療法士による頚・体幹のコントロール訓練．c）3歳6か月時：歩行器を用いての移動訓練．d）作業療法士による頚・体幹のコントロール訓練および上肢動作訓練．e）4歳時：言語聴覚士による代替コミュニケーションの導入．

症例3：4歳女児
〈1歳健診から某院へ紹介された例〉
診断名：脳性麻痺(アテトーゼ型四肢麻痺)
主訴：発達の遅れ(座れない，這わない，つかまり立ちができない)．
病歴：妊娠中問題なく，在胎38週3,174gで正常に出生した．2か月より追視がみられ，4か月で頚定がみられ，7か月で寝返りをはじめた．しかし，座れず，這わず，つかまり立ちができないため，1歳健診から某院を紹介された．某院で経過観察されていたが，上記主訴にて，1歳6か月時に当院を紹介された．
当院初診時所見(1歳6か月時)：身長79cm(-0.2標準偏差)，体重(-1.3標準偏差)，頭囲(-0.5標準偏差)，胸囲(-0.6標準偏差)，全身の筋緊張低下が著明で，支えがないと座っていられなかった．人見知りが激しく病院では泣いていることが多かった．
検査所見：頭部CT，MRI，脳波に異常を認めなかった．
その後の経過：原因不明の発達遅滞として外来で理学療法・作業療法を行っていたが，2歳前頃から典型的なアテトーゼがみられるようになり，アテトーゼ型脳性麻痺と診断した(図6-a)．理学療法では頚・体幹のコントロールを得る訓練と歩行器を使用しての移動訓練，作業療法では頚・体幹のコントロールを得る訓練，上肢の随意性を高める訓練を行った．言語療法では代替コミュニケーションの導入を試みている(図6-b～e)．

症例4：3歳女児
〈1歳6か月健診から当院へ紹介された例〉
診断名：筋強直性ジストロフィー

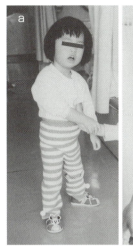
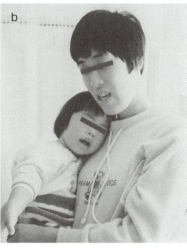
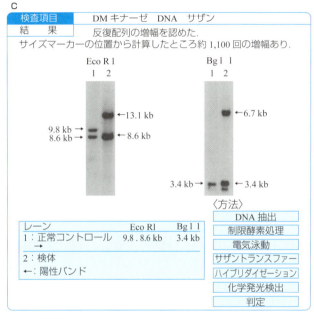

図7 筋強直性ジストロフィー例
【症例4】
a）立位像，b）母親も筋強直性ジストロフィーである．c）DMキナーゼDNAサザンハイブリダイゼーション法により診断が確定した．

主訴：歩かない，ことばが出ない．
家族歴：母親も筋強直性ジストロフィー（本児初診時に疑い，検査で確定した）．
病歴：妊娠・出産に異常を認めなかった．在胎39週2,900gで出生した．哺乳力が弱いため日齢20まで退院できなかった．その後発達の遅れが認められ，つかまり立ちは1歳3か月で可能となったが，歩けず，意味のあることばが出ないため，1歳6か月健診から当院を紹介された．

当院初診時所見（1歳7か月時）：身長76cm（－1.6標準偏差），体重8.7kg（－1.3標準偏差），細長く表情の少ない顔貌で，口唇は逆V字型で開き気味，四肢体幹の軽度の筋力低下を認めた（図7-a，b）．つかまり立ちが可能であった．意味のあることばはなかったが，自分の名前やバイバイなどの簡単な日常会話の理解はできた．
検査結果：AST，ALT，LD，CKは正常の上限で，その他の血液・尿一般検査は正常であった．頭部CT，MRI，脳波，下腿横断面CTは正常であった．DMキナーゼDNAサザンハイブリダイゼーション法により，CTG反復の増幅が認められ，筋強直性ジストロフィーと診断された（図7-c）．
その後の経過：理学療法では歩行訓練を行い，2歳過ぎには歩行が可能となった．地域での通園療育を週2回継続しているが，3歳現在意味のあることばは2〜3個にすぎない．

▶症例5：4歳男児◀
〈3歳健診から当院へ紹介された例〉
診断名：精神運動発達遅滞
主訴：ことばの遅れ
病歴：妊娠・出産に問題はなかった．歩きはじめは1歳で，1歳半頃までは特別気になることはなかった．1歳6か月健診でも特に問題は指摘されなかったが，2歳過ぎてもことばがつながらないため，母親は気にしていた．3歳健診でことばの遅れを指摘され，当院を紹介された．
当院初診時所見（3歳6か月時）：体格は中等で，理学的に特記すべきことはなかった．日常生活動作は自立していたが，不器用で箸は使えず，有意語は沢山あったが，二語文は話さなかった．
検査結果：頭部CT・脳波は正常であった．遠城寺式乳幼児分析的発達検査では，生活習慣は2歳後半，微細運動と対人面は2歳前半，粗大運動と言語面は2歳前相当の発達であった（図8）．田中ビネー検査は施行不能であった．
その後の経過：地域の通園療育を開始し，ことばを含めた発達面の伸びを認めている．

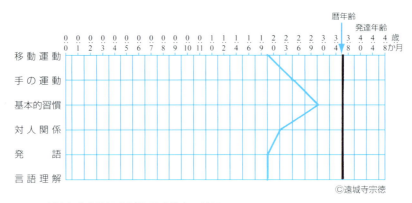

図8　遠城寺式乳幼児分析的発達検査の結果
【症例5（3歳6か月時）】

参考文献

- 福岡地区小児科医会乳幼児保健委員会（編）：乳幼児健診マニュアル 第4版．医学書院，2011
- 洲鎌盛一：乳幼児の発達障害診療マニュアル－健診の診かた・発達の促しかた．医学書院，2013

5 リハビリテーションスタッフの役割

リハビリテーションを行うにあたっては，チームアプローチが有効である（図1）．次にそれぞれのスタッフの役割について述べてみたい．

1 理学療法士の役割

理学療法士は，運動の障害に対して治療や矯正を行う．

その内容としては，1. 関節可動域訓練，2. 筋力の強化，3. 筋の耐久力の増強，4. 運動の協応性の改善，5. 呼吸訓練，6. 日常生活動作（activities of daily living：ADL）訓練などがある．

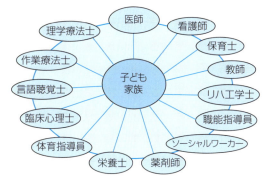

図1 リハビリテーションにおけるチームアプローチ

1. 関節可動域訓練（図2）

患者が自分で関節運動を行えないときには，関節は拘縮を起こしてしまう．これを予防するために行う訓練が関節可動域訓練である．各関節に固有な運動を他動的に行う．

2. 筋力の強化

徒手筋力テストの結果に基づき，他動運動・自動介助運動・自動運動・抵抗運動の方法によって訓練を行う．

徒手筋力テスト（1章 p5，表4参照）の結果が0（zero）であれば，他動運動を行い，患者の運動に対する感覚を高める．徒手筋力テストの結果が1（trace）か2（poor）であれば，患者に自発的な筋収縮を起こさせながら関節運動が起こるように補助することにより筋力を強化する（自動介助運動）．筋力3（fair）であれば，適切な肢位・姿勢で抗重力位の運動を行って筋力強化を行う（自動運動）．徒手筋力テストの結果が4（good）または5（normal）であれば，抵抗を加えた筋力強化を行う（抵抗運動）．

3. 筋の耐久力の増強

上記2.「筋力の強化」で行う場合より抵抗を少なく

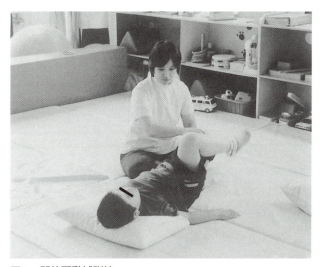

図2 関節可動域訓練

し，回数を多くすることにより，筋の耐久力を増強する．

4. 運動の協応性の改善（図3）

障害に応じたプログラムに基づき，正しい運動パターンを繰り返し覚え込ませていく．訓練の原則は，中枢側から末梢側へとコントロールしていくこと・基本的動作の習得は小児の正常な運動発達の順序に従うことである．

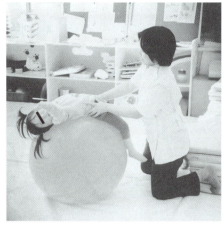
図3　バランス能力を向上させる訓練

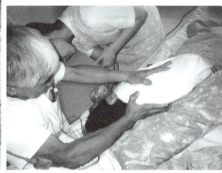
図4　呼吸・排痰訓練

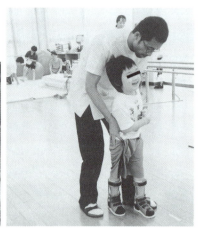
図5　歩行訓練

5．呼吸訓練（図4）

全身のリラクゼーション・腹式呼吸・気道分泌物の除去・運動療法・呼吸筋訓練などに分けられる．気道分泌物の除去においては，気管支拡張薬や去痰薬の吸入・叩打・バイブレーションが併用されることが多い．

6．日常生活動作（ADL）訓練（図5〜9）

ADLの詳細については1章p3〜5を参照．

ADLの訓練は，患者が自立していくための最も基本的な訓練である．ADLの各項目について，いつから，誰がはじめるかを検討する．一般に肢位・姿勢・下肢に関係した訓練は理学療法士が，上肢に関連した訓練は作業療法士が行うことが多い．

福祉機器の導入も積極的に行われる．

2　作業療法士の役割

作業療法とは，遊びやレクリエーションまで含めた様々な作業に対する評価や機能訓練のことである．

作業療法の内容には，1．機能的作業療法，2．ADL訓練，3．職業前評価・訓練，4．心理的作業療法などがある．

1．機能的作業療法（図10〜14）

関節可動域訓練，筋力強化，持久力強化，協応性の獲得などがある．理学療法と異なる点は，ゲーム・遊戯・工芸などの「作業」を取り入れ，患者に興味をも

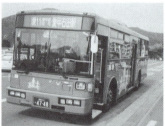

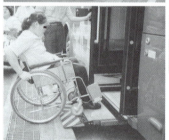

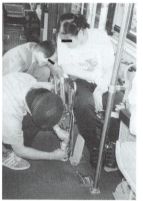

図6　車椅子で公共交通機関を利用する訓練

たせながら行うことであり，関節可動域訓練・筋力強化などの訓練が同時に行われていることが多い．

2．日常生活動作（ADL）訓練（図15〜19）

ADL（1章p3〜5参照）の動作そのものを繰り返し行って訓練すると同時に，必要な筋力の強化や，適切な自助具の作製を行う．自助具には様々なものがあるが，いずれも個々の患者の必要性に合わせることが大切である．

3．就学前・職業前評価と訓練（図20，21）

身体的能力・精神的能力からみて就学するためや職

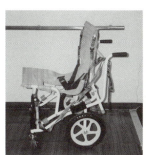
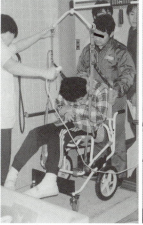
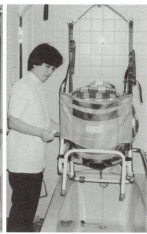
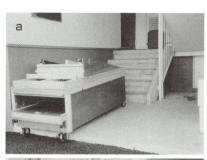

図7　入浴のための福祉機器の導入

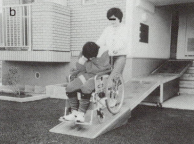
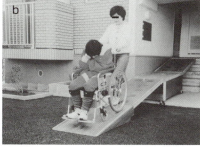

図9　自宅の階段での工夫
a）折りたたんで階段のわきにしまえる，b）階段を昇降する，c）車を昇降する．

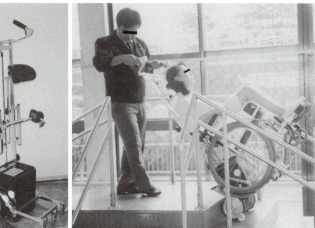

図8　市販の階段昇降機

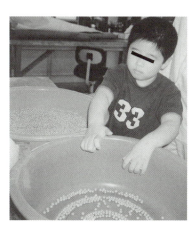
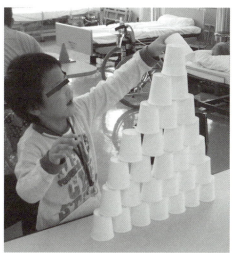
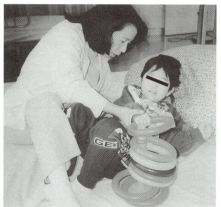

図10　感覚刺激を与えることによる機能的作業療法

図11　機能的作業療法①
崩れないように紙コップを積み上げていく．

図12　機能的作業療法②
輪投げの輪を棒の上まで持っていき手を離す．

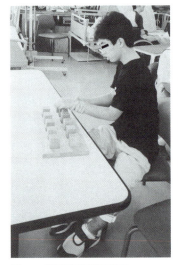
図13　機能的作業療法③
麻痺側の上肢で型はめをする.

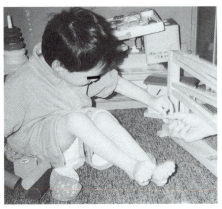
図14　機能的作業療法④
指先でビー玉をつまんで前にある玩具の溝に転がす.

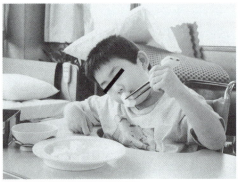
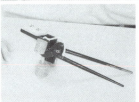
図15　食事動作訓練

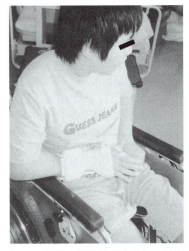
図16　日常生活動作向上のために作製された装具

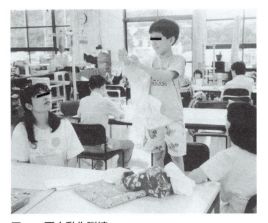
図17　更衣動作訓練
復学に備え給食のエプロンの着脱を練習する.

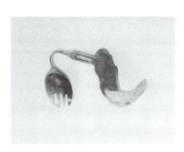
図18　脳性麻痺児のために作られたスプーン

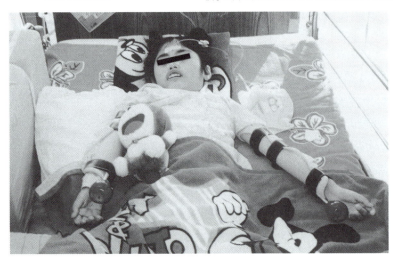
図19　経鼻－胃チューブを抜かないために作られた肘あて装具

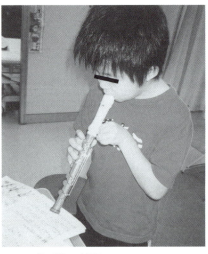
図20　片手笛の練習

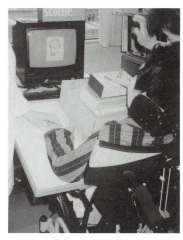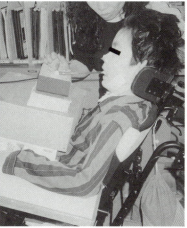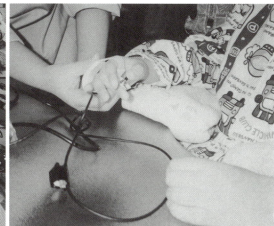

図21 ワープロ使用に向けてのスイッチの検討

業につくための評価と訓練をする．職能指導員が行う本格的な職業前評価・訓練，すなわち「実務につかせての評価，知能・適正・身体検査などを含めた総合的見地から患者の社会復帰・職業復帰をはかる訓練」への橋渡し的な評価・訓練を作業療法で行う．

4. 心理的作業療法

作業療法を通して，悲嘆・否認・不安などの心理的葛藤を軽減し，障害の受容に努める．時にはグループ療法も行う．

3 言語聴覚士の役割

言語療法は大きく2つの領域に分けられる．1つは言語障害に対する療法，1つは摂食・嚥下障害に対する療法である．

1. 言語障害に対する療法

言語障害には次のようなものがある．
1）言語発達遅滞
2）聴覚障害による発語障害
3）発語器官の障害
4）中枢性運動障害
5）失語症

障害の原因により言語療法の内容は異なるので，言語障害の正確な診断が大切である．言語障害が認められた場合には，できるだけ早期からリハビリテーションが開始されるべきである．

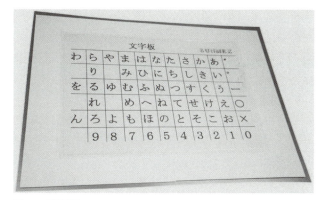

図22 文字板

1）言語発達遅滞

言語発達は，小児の身体的・精神的発達（視聴覚異常・知的能力障害など）や社会的・物理的環境条件（家庭環境・経済面など）の多くのものと関連をもっており，言語遅滞に関連した要因が何かをまず把握する必要がある．そして，その要因に応じた対応を行っていく．基本的には，家族が小児と接触する時間を増やし，一緒に遊んだり話しかけたりする機会を増やし，日常生活のなかでことばの理解を促すことにより自然な形でことばが増えてくることを目指していく．

2）聴覚障害による発語障害

聴覚障害は早期に診断をして少しでも早く療育に結びつけることが，小児の言語能力の発達に欠かせない．難聴のリスクがある小児（難聴の家族歴・血族結婚・子宮内感染症・周生期の異常など）では厳重な観察が必要である．難聴が疑われる場合には早急に専門

機関へ紹介する．

3）発語器官の障害

下顎・口唇・舌などの運動を鏡でみせながら練習させる．鼻咽腔を閉鎖する練習，急速に息を吸う練習，ゆっくり息を吐く練習をすることにより，随意的な発声，持続的な発声，音の高低・強弱などを学ばせていく．口を大きく開け，ゆっくり1語ずつ話す練習をする．

4）中枢性運動障害

この群の言語障害は，呼吸筋のコントロールが悪いため発声障害を生じる場合，口腔・舌のコントロールが悪いため麻痺的であったり不随意的な構音になってしまう場合，プロソディ（韻律：アクセント・イントネーション・リズムなど）を明瞭にできない場合などがある．知的能力障害や発語器官の障害などを伴っていることが多いので，小児を全体的にとらえて，他の面の発達も同時に促していく必要がある．

5）失語症

各種の評価を行うことにより失語症の分類を明らかにし，治療法を決定する．失語症のリハビリテーションの詳細については省略する．

2. コミュニケーション障害への対応（図22～25）

音声言語によるコミュニケーションが難しい場合には，ジェスチャー・文字・手話・その他のコミュニケーション機器などによる対応が検討される．それを「拡大・代替コミュニケーション（augmentative and alternative communication：AAC）」と呼び，絵カード・文字板・コミュニケーションボード・トーキングエイド・音声出力式コミュニケーションエイド（voice output communication aid：VOCA）などがある．

3. 摂食・嚥下障害に対する療法（図26）

言語聴覚士だけではなく，理学療法士，作業療法士，栄養士などとのチームで訓練が行われることが多い．

1）準備期

舌・口腔周囲・口腔内の過敏性の軽減，頸部の関節可動域の拡大，筋力増強などの訓練をする．上記「発語器官の障害」に記載した訓練を行う．

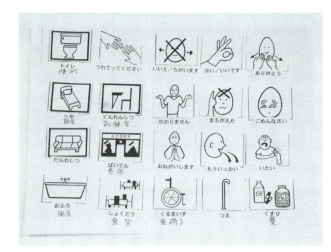

図23　コミュニケーションボード

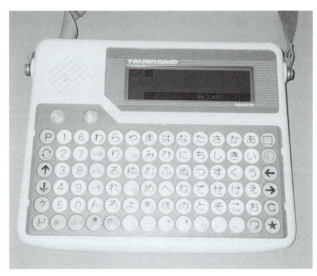

図24　トーキングエイド

2）咽頭期

咽頭反射を誘発しやすくする訓練，頸部の関節可動域を拡大する訓練，声門・鼻咽頭を閉鎖する訓練，嚥下の訓練の順に進めていく．

3）嚥下造影検査の併用

必要に応じて，嚥下造影検査を行うと，誤嚥の有無についての情報が得られ，摂食・嚥下訓練の助けになる．誤嚥してもむせることのない silent aspiration の把握にも役に立つ．

4）体位の設定

理学療法士・作業療法士と一緒に検討することが多い．

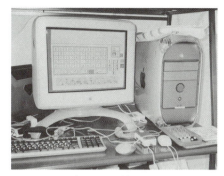

図25　コンピュータを使用してのコミュニケーション

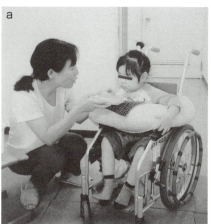
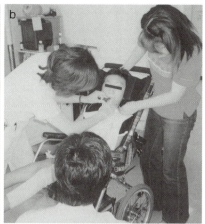
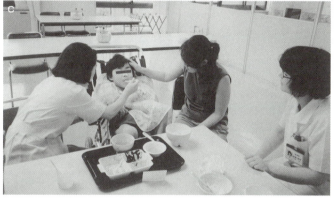

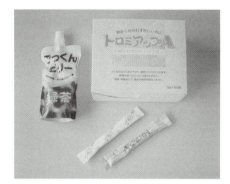

図27　パック入りのとろみのついた液剤と，水分にとろみをつける粉剤

図26　摂食・嚥下訓練
a）食物の模型を使用して，食物への興味を引き出す．b）舌・口腔周囲・口腔内をマッサージして，過敏性を軽減する．c）実際の食事を用いての摂食訓練．

5）食物形態の設定

水分は誤嚥しやすいため，はじめはトロミをつけた流動状の食形態から開始することが多い．水分にとろみをつける粉剤（トロミアップ®など）やパック入りのとろみのついた液剤（ごっくんゼリー®など）も市販されている（図27）．

食形態は小児の摂食機能に応じて随時変更していく．

4　臨床心理士の役割

臨床心理士の役割は多岐にわたり，実際には臨機応変な対応が行われているが，主に1．心理評価，2．心理療法的な関わり，3．心理面からの支援の3つが大きな役割である．

1．心理評価

発達検査・知能検査・性格検査などにより小児の状態を把握することはリハビリテーションを行うために重要である（図28）．発達検査・知能検査の概略については，3章に記載した（3章 p24〜27参照）．

▶症例1：6歳5か月女児◀

診断名：脳膿瘍後遺症

- 田中ビネー知能検査　知的年齢5歳4か月　知能指数83
- WISC-III知能検査　言語性知能指数82，動作性知能指数65，全知能指数71（図29）

2．心理療法的な関わり

前述の評価に基づいて臨床心理士が小児と関わりをもっていく．環境を設定し，発達を促していくための

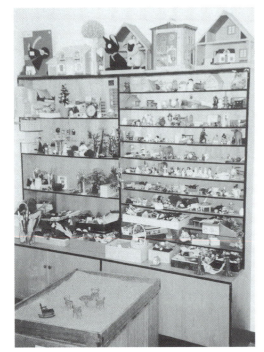

図28 臨床心理士が評価・訓練に用いる道具

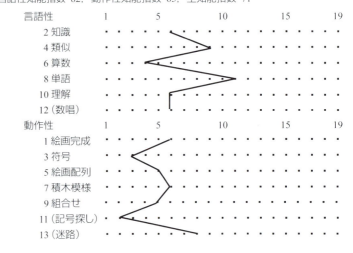

図29 WISC-Ⅲ知能検査の結果
6歳5か月，女児：脳膿瘍後遺症

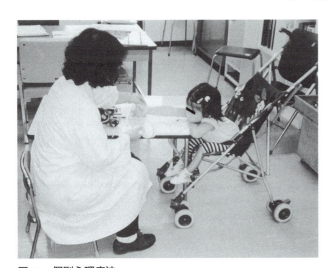

図30 個別心理療法

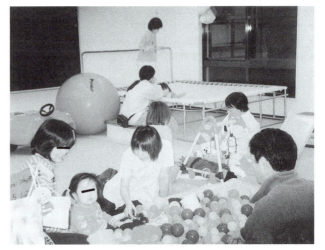

図31 集団心理療法

プログラムを作成し，心理療法を行っていく．個別プログラムと集団プログラムがある（図30，31）．

3. 心理面からの支援

障害をもっていたり問題を生じている小児とその家族に対して，専門的知識に基づく支援を行う．特に家族が小児の障害を受容する過程において臨床心理士の役割は大切である．

5 医療ソーシャルワーカーの役割

医療ソーシャルワーカーは医療・保健の分野で働くソーシャルワーカーで，利用者の社会生活上の問題に対する相談や支援を行う（図32）．

①利用者からの相談を受けることにより，社会生活上の問題点を早期に把握し，問題の解決方法や支援計画を作成する．

5 リハビリテーションスタッフの役割

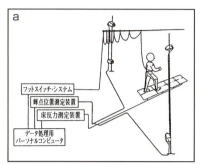

図32 ソーシャルワーカーの役割

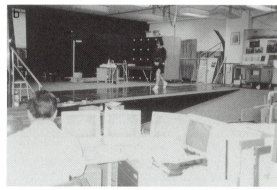

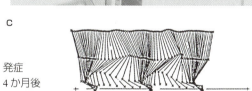

発症
4か月後

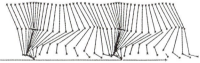

発症
1年4か月後

図33 歩行分析

a) 歩行分析システム：2本のポールの各々に2台のカメラが取り付けられており，上下から三角測量することで関節位置を三次元的に計測する．天井のケーブルはフットスイッチのためである．b) 歩行計測の様子．c) スティック図 (40msec 間隔でスティックを表示)：時間の経過とともに歩幅が広がり，上下の揺れが軽減している．
(栗原まな，他：低セレン血症を伴った非福山型先天性筋ジストロフィーの姉・弟例．脳と発達 32：351, 2000 より引用)

- 初期面接：家族へのオリエンテーション
- 家族の社会的面の能力を評価する．
- 問題点への対応方法を検討する．
- 家族へ情報を提供する．
- 家族への支援を継続する．

② リハビリテーションチームの一員として，チームと患者家族との間を調整する役割を受けもつ．

③ リハビリテーションの進行に合わせて，所属する機関の内部・外部機関との間にたって，ネットワークを形作る働きをする．患者家族・所属機関・地域の関連機関との連携や調整を受けもち，様々な社会的情報を提供する．

- 使える社会資源のアドバイス（車椅子，住宅改造，身体障害者手帳申請など）
- 最終ゴールの設定と受け入れ先（就園・就学）の調整
- 福祉サービスの紹介
- 家族の問題への調整

6 リハビリテーション工学士の役割

リハビリテーション工学は，疾患の結果として生じる障害に対して，工学技術を用いることによって支援することを目的としており，テクニカルエイドやシステムの開発と，障害の分析・評価を工学的に進めることを課題としている．

リハビリテーション工学は，機械工学，電子工学，電気工学などの従来の工学に加え，それぞれの障害に合わせた独自の工学技術を必要としている．

リハビリテーション工学士は，リハビリテーションチームの一員として，住宅改造の相談や生活支援機器（移乗・移動機器，姿勢保持装置，コミュニケーション機器など）を提供する．

いく（図36）．

7 教師の役割

　義務教育年齢の小児に対しては，どのような障害をもっていても教育を保障しなければいけない．入院中の小児に対しては，院内学級での教育や訪問教育が行われ，在宅生活を送っている小児に対しては，通学（通常学級・特別支援学級・特別支援学校）による教育や訪問教育が行われる．

　教師の役割は，①学習能力の評価，②学習の実践，③前向きな生活を目指しての精神面への配慮，④規則正しい生活リズムの形成，⑤社会性の形成があり，さらに入院中の小児が退院するにあたっては，⑥就学・復学への調整を行う．

　様々な障害をもった小児においては，学校・家庭・医療機関・教育委員会の連携が大切で，小児の障害に合わせた教育への検討が欠かせない．

　リハビリテーションを集中的に行っている状況で，院内学級の教師は，小児の疾患・障害を理解したうえで，小児の特性を把握し，能力を引き出し，伸ばしていく教育を行う．個別の教育計画を立て，小児が安心して学習に取り組めるようにする．このことは小児が自分の障害と向き合うとともに，検査・治療・訓練に積極的に取り組み，早く退院しようとする意欲を引き出す．また退院後も先方の学校との情報交換を継続していくことが大切である（図37, 38）．

8 看護師の役割

　従来から行われてきた医療に関わる看護だけではなく，障害をもった小児を総合的にとらえ，社会参加させていく看護をリハビリテーション看護という．

　小児の成長・発達をふまえ，障害の早期発見と治療への支援，障害児をもった家族への心理面への支援，さらには教育面への支援など関わるところは多い．

　急性期には医療が中心となるため，従来からの看護が主体となる．

　慢性期にはいった段階では，まず入院したことによる小児の情緒的問題を最小限に予防する．次の段階では情緒的に安心して入院生活を過ごせることを目標とする．そして小児が入院や病気の体験を人生に生かし

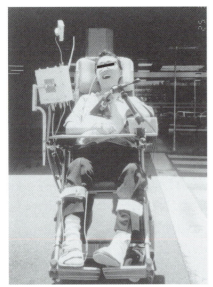
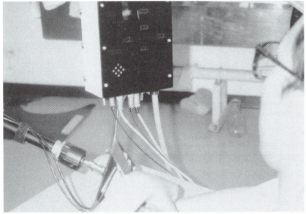

図34　電動車椅子用インターフェース
視線で移動方向を示し，左手でスイッチを押すと車椅子が駆動できる．

　麻疹脳炎後遺症例（12歳0か月時発症）における歩行分析を図33に示す．

　脳動静脈奇形破裂後遺症例（14歳時発症）に対して開発された電動車椅子用インターフェースを示す．この機器は作業療法士とともに開発され，視線で移動方向を示し，左手でスイッチを押すと作動する構造になっている（図34）．

　歩行支援ロボット（HAL）は，装着者の"脳から筋肉への生体電位信号"を読み取り，それに応じて下肢を補助し，装着者自身の脚での歩行や立ち座りのトレーニングを補助する（図35）．

　車椅子にかかる座圧をコンピュータで計測しながら調整を行い，体に負荷のかからない車椅子を作製して

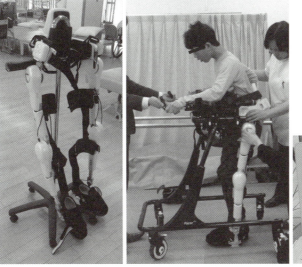

図 35　歩行支援ロボット（HAL）

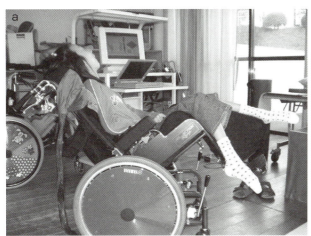

図 36　工学的計測を行いながら作製する車椅子
a）工学的計測，b）車椅子座圧

ていけるような形に導いていく．

　長期にわたって入院が必要な小児の場合には，保育や教育への配慮が欠かせないが，保育士や教師がいない場合でも，遊びや学習の場を確保するように努めなくてはならない．リハビリテーションを行うにあたって，看護師はチームのスタッフの1人として連携をとりつつ積極的な看護を行っていく．

　看護師は小児と家族の生活に接する時間が長く，小児や家族の不安・疑問などに直接触れることが多い．小児が心理的に安定するためには家族，特に母親の安定が欠かせないが，看護師はそのための大きな役割を担っている．

　また退院後の生活，将来の社会生活に至るまで看護を継続していくことが理想である．

9　職能指導員の役割

　当院には，職能科という科があり，職業的な社会復帰に向けた支援を行っている．小学生以下の小児が利用することはないが，中学生・高校生が利用することはある．職業能力評価，職業訓練，職業カウンセリングなどを行う．訓練の内容には，コンピュータ操作，彫金，園芸，手芸などがある．

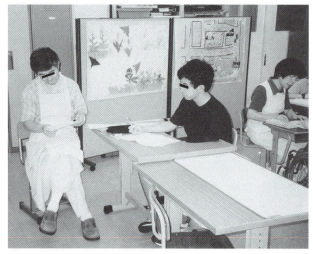

図37　教師の役割①
個別の学習.

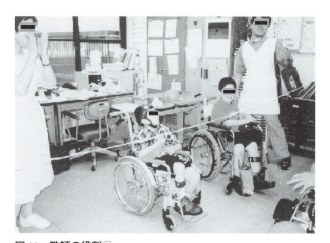

図38　教師の役割②
集団でゲームを混じえた学習.

▶ 症例2：18歳男子 ◀

診断名：脳外傷後遺症
障害名：左片麻痺, てんかん
病歴：10歳時交通事故により脳外傷（急性硬膜下血腫）を受け, 左片麻痺を残した. 受傷後2か月の時点でリハビリテーションを目的に当院へ転院し, 以後経過観察中である. 知能指数は正常下限で, 歩行も獲得できている. てんかん発作はバルプロ酸の服用でコントロールされている.

　県立高校を卒業した後の進路を考えるために, 職能評価を行った.

表　作業テストの結果

テスト名		設定	値	実績	%
カウンター打	右	1分	300回	268回	89%
	左	1分	260回	139回	53%
リベット差し込み	右	2分	48本	43本	90%
	左	2分	42本	本	%
ダボネジしめ		2分	26個	14個	54%
ボールペン組立		5本	75秒	108秒	69%
テーブルタップ組立		2個	140秒	119秒	118%
転（写読み）		100字	240秒		
四則計算					
ボールペン組立		30分	150本		

※普通＝100％以上　劣る＝100％以下　極劣る＝50％以下
　実用値比

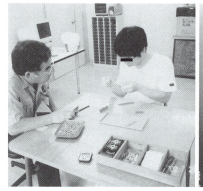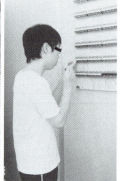

図39　作業テストを行っている様子
作業能力に合わせて就学先を決めていく.

職能評価の結果：
- **作業テスト**（表, 図39）

　患手は左だが腕の大まかな動きは可能, 手指の動きは遅く力が入らないためリベットなどの細かいものをつまんだり差し込んだりすることは困難で, 補助手としての使用となる. 作業指示の理解は早く, 一般的な作業であれば問題はない.

- **職業適性検査の結果**（同年代の平均を100として評価する）.

　知的84, 言語96, 数理107, 書記90, 空間102, 形態59, 共応64であり, 能力開発校受験可能な能力である.

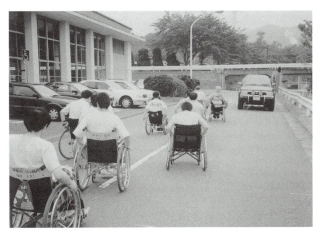

図40　体育療法①

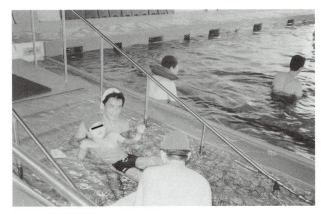

図41　体育療法②

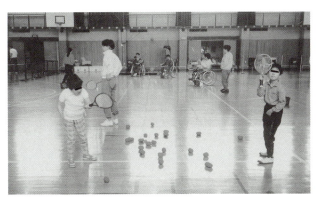

図42　体育療法③

・パソコン操作

　ワード基本操作にてパソコン操作能力を検査した．文字入力は遅いが，実用の可能性は高い．新しい操作の習得は反復練習で可能と思われる．

・まとめ

　進路は，能力開発校，大学進学などが考えられるが，大学は学力面で困難を伴うと思われる．能力開発校の見学を勧めたい．

10　体育指導員の役割

　体育療法を通して，健康の維持・向上，危険に対する安全の確保・防衛能力を養い，楽しみながら日常生活のなかに運動を取り入れていくことが目的である．

　体育プログラムは実際の生活に生かされていくことが大切で，プログラムの内容を理解して集中する能力をつけたり，体力を向上させたり，敏捷性をつけることを行う．また集団のなかで，協調性や規律を守ることを学んでいく．

　体育評価としては，身体機能の評価(体格，姿勢，握力，背筋力など)，遊び技能の評価(ボールの扱い方，球を打ち返す能力など)，基礎運動能力の評価(走る，投げる，跳ぶ，持久力など)，基礎運動要素の評価(柔軟性，敏捷性など)を行う．

　体育評価に基づき，体育訓練が行われる．個別訓練も行われるが，同じ程度の能力の集団で行う訓練が効果的である．

　プログラムの種目は，スポーツプログラムとして卓球・バドミントン・ボールを使った運動・リズム運動・フィットネスなどがあり，レクリエーションプログラムとして風船バレー・グランドゴルフなどがある．

　プログラムの効果として，身体機能・運動能力・体力・持久力・覚醒レベル・気力・集中力・持続力・空間認知能力・社会適応力の改善，自己実現の体験，生活の質(QOL)の向上などが得られる(図40〜42)．

疾患別リハビリテーションの実際

1. 言語障害

　話し手の伝えたいことが，話しことばとして聞き手に理解されるための過程として，デネス(Denes)らは「ことばの鎖」を述べている(図1)．この鎖のどこかに問題があれば，言語発達・話しことばによるコミュニケーションが難しくなるのである．

　言語障害には，様々な原因があるが，それらの原因が複雑にからみあっていることが多い．

1 言語障害の主な分類

　小児における言語障害の種類と好発年齢を図2に示す．

1. 言語発達の異常

　知的能力障害や自閉スペクトラム症による言語障害は，言語発達の異常の大部分を占めている．言語の理解・表出やコミュニケーション態度に問題があり，ことばの鎖の(1)と(5)言語学的段階の障害である．

　知的能力障害における言語障害は，あること(事象や物)を別のもの(ことば，動作，図形や文字などの記号)に替えて表す，抽象的な作業能力の発達に問題があるために生じる．

　自閉スペクトラム症における言語障害は，社会的相互関係の障害によりコミュニケーション態度に問題があることが主であるが，自閉スペクトラム症では知的能力障害を伴うことも多いため予後は必ずしもよくはない．

2. 失語症

　脳血管障害や脳外傷などによる言語中枢の障害で，言語(音声・文字)の理解・表出に問題があり，ことばの鎖の(1)と(5)言語学的段階の障害である．

3. 発声発語器官の構音障害

　脳性麻痺による運動障害や，口蓋裂・球麻痺など発

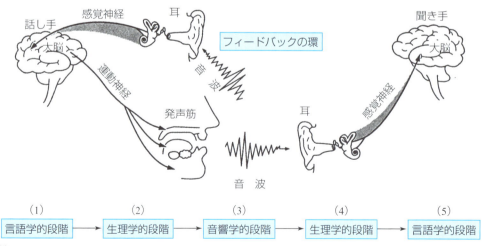

図1　ことばの鎖
話し手の伝えたいことが，話しことばとして，聞き手に理解されるまでのいろいろな現象
〔Denes PB, et al: 神山五郎, 他(訳), 話しことばの科学. 東京大学出版会, p4, 1966より引用〕

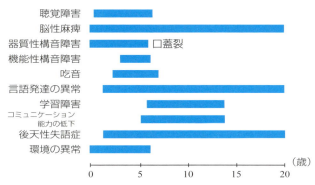

図2 小児における言語障害の種類と好発年齢
〔日本音声言語医学会,言語障害検査法検討委員会,機能的構音障害検査法小委員会：構音検査法〈試案1〉.音声言語医学 22：209-217, 1981 より引用,一部改変〕

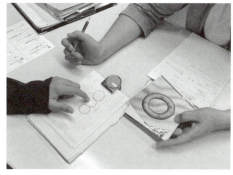

図3 失語症に対する言語聴覚訓練
「うきわ」の絵カードをみて,紙にかかれた「○○○」に「う」「き」「わ」の語を入れ,単語を作っている.

声発語器官の構造・筋・神経の障害による発声・構音・リズムに問題があるために生じる.ことばの鎖の(2)生理学段階(出力系)の障害である.

4. 聴覚障害

先天性または後天性の聴覚の障害で,言語発達障害や発声障害を生じるもので,ことばの鎖の(4)生理学段階(入力系)の障害である.

2 リハビリテーションの概要

「ことばの遅れ」を主訴に小児科や療育機関を訪れる小児は多いが,言語障害のリハビリテーションは,上に記した分類・原因や年齢により方法が異なるので,まずはじめに正確な診断が必要である.

知的能力障害に伴う言語発達の異常においては,認知面に配慮して言語を獲得する訓練が行われる.小児の発達レベルに合わせることが大切である.

自閉スペクトラム症における言語発達の異常に対しては,コミュニケーション面に配慮した言語を獲得する訓練が行われるが,小児の側に努力と変化を要求するのではなく,周囲が小児の障害に合わせていく考え方が取り入れられてきている.

失語症に対しては,タイプを見極めたうえで言語聴覚訓練が行われる(図3).

発声発語器官に問題がある構音障害に対しては,外科的治療および音声訓練が行われる.必要に応じて,サイン・シンボル・文字・コミュニケーションエイド

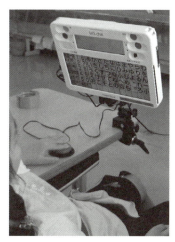

図4 コミュニケーション機器の使用
運動性構音障害があり発声できないため,コミュニケーション機器を用いている.

を用い,拡大・代替コミュニケーション(augmentative and alternative communication aid：AAC)を導入していく(図4,図5,5章 p39〜41 参照).

聴覚障害に対しては,新生児聴覚スクリーニングとして聴性脳幹反応(auditory brain-stem response：ABR),耳音響放射(otoacoustic emissions：OAE)が行われ,聴覚障害の早期発見・治療が行われるようになった.補聴器装用あるいは人工内耳手術により保有聴力を活用しつつ聴能訓練を行い,口形を読む口話訓練,発語訓練,手話への導入を行う.

3 リハビリテーションにおける問題点とその対応

「ことばの遅れ」を主訴として小児科や療育機関を訪れる小児は多いが，その分類や原因を正確に把握するのは必ずしも容易ではなく，いくつかの原因が重なっていることも少なくない．診断に迷ったときには一度専門機関での診察を勧めたい．ことばの発達を促すには早期からのアプローチが大切であるため，経過観察のみに時間をとられないよう注意する必要がある．

一般に言語障害のリハビリテーションには長い時間を要することが多い．言語訓練は療育機関などで専門的な訓練をすることだけが大切なのではなく，家庭・幼稚園・保育園・学校などと連携をとって日常生活のなかで継続していくことが大切である．

4 症例提示

▶ 症例：6歳5か月男児 ◀

主訴：ことばの遅れ

病歴：満期 2,650g で正常に出生．運動面は正常に発達したが，1歳6か月健診でことばの遅れを指摘され，市の通園療育を勧められ4歳まで週2回通った．4歳からは幼稚園に通うようになったが，有意語は出現してこなかった．5歳10か月時に当科を受診した．

所見：体格は中等で，日常的なことばは大体理解していた．意志表示は発声や指さしで示したが，わかりにくかった．コミュニケーション態度に大きな問題は認めなかった．

検査結果（5歳10か月時）：頭部CT・脳波に異常を認めなかった．

心理評価：

① 乳幼児精神発達質問紙検査：運動4歳0か月相当，探索・操作4歳6か月相当，社会5歳0か月相当，生活習慣4歳0か月相当，言語1歳9か月相当である．

② WISC-III 検査での下位評価点（平均10）：絵画完成1，積木模様4，組合せ6，記号さがし1，迷路1で，組合せが5歳2か月相当，その他は下限（5歳2か月相当）を大きく下まわっていた．視空間認知・構成などの能力は4〜5歳以上の能力が認められる

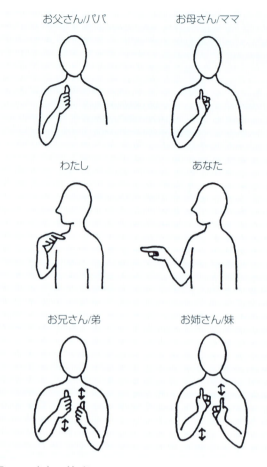

図5　マカトンサイン

〔改訂日本版マカトン・サイン核語彙，松田祥子（編），日本マカトン協会，2003より引用〕

が，運動模倣・聴覚的把持などは検査を行うこと自体が困難で，視空間認知・構成などの能力との差が大きい．運動の難しさは麻痺によるものではなく，生活のなかではできることでも，指示・模倣ではできないことから観念失行的な症状と思われる．

言語評価：

① 随意運動発達検査（運動模倣課題）：手の随意運動：「人指し指を立てる」（2〜3歳相当）のみ可能．顔面・口腔の随意運動：すべての項目で不可能（2歳相当以下）．躯幹・上下肢の随意運動：すべての項目で不可能（2歳6か月相当以下）．発語に関わる顔面・口腔の随意運動のみならず，すべての身体運動において不器用さが顕著である．検査時にはできないが，自然場面ではできる運動が少しあることから，失行的要素があると思われる．

②S-S法言語発達検査：10種図形弁別（2歳6か月〜3歳5か月相当）は通過．語彙（基本的な名詞・動詞，大小，色）の理解（2歳〜2歳5か月相当）は通過．2語連鎖理解（2歳〜2歳5か月相当）は通過．3語連鎖理解（2歳6か月〜3歳5か月相当）は一部不通過．コミュニケーション態度に問題は認めない．

③PVT-R絵画語い検査：4歳5か月相当である．

④その他：平仮名はほとんど理解しており，自分の名などを指さしできる．数概念は3〜4までわかっていると思われる．意図的に呼気を口腔内から外にもってくることができない．ローソクは鼻で吹く．自発的にいくつかの手指を伸展・屈曲してパターンを複数個作ることができるが，模倣では第2指を伸展させるパターンしかできない．

⑤まとめ：基本的語彙の理解に問題はないが，聴覚的把持の持続時間が短いため文の理解に問題がある．発語はなく，その遅れには随意運動の難しさが関わっていると思われる．随意運動の難しさについては本人も自覚しており，拒否的姿勢が強い．

今後の方針：発語を促していくことは困難であると思われる．運動課題に関しては拒否が強く，随意運動も難しいため，マカトン法などの手の動きを要するものは適応が低く，代替コミュニケーションの導入には工夫が必要である．仮名文字は読めるが，聴覚的把持力の低下があるため，仮名を系列的に配列するのは難しい．字を書くのも難しい．したがって拡大・代替コミュニケーション（AAC）機器の導入を進めていきたい．

その後の経過：言語訓練の内容は以下の3項目として，週1回ずつ継続している．

①コミュニケーション手段の確保として，仮名文字の学習・シンボルや写真などを使った方法を導入する．

②数や位置などの概念を学習させる．

③聴覚的把持力を向上させる．

その後，小学校は地域の特別支援学級に入学した．

言語訓練を約1年間継続した時点で，仮名文字の獲得ができ，50音表を用いたコミュニケーションが可能となってきている．トーキングエイドを併用している．さらに音声出力式コミュニケーションエイド（voice output communication aid：VOCA）の使用に向けての訓練を継続中である．

参考文献

- 平野哲雄, 他（編）：言語聴覚療法 臨床マニュアル 改訂第3版. 協同医書, 2014
- 石田宏代, 他：言語聴覚士のための言語発達障害学. 医歯薬出版, 2009
- Denes PB, et al：神山五郎, 他（訳），話しことばの科学. 東京大学出版会, p4, 1996

2. 摂食・嚥下障害

正常な摂食・嚥下の分類を表に示す．第1期～第5期を「摂食」と呼び，第3期～第5期を「嚥下」と呼ぶ．

1 摂食・嚥下障害の診断

①実際の食事場面を観察して診断する．
②唾液や冷水を飲み込む様子の観察や，小さじ1杯のプリン・お粥・液状食品の食べ方の観察は摂食・嚥下障害のスクリーニング検査として小児でも行われる．摂食場面のモニターにパルスオキシメーターはよく用いられる．
③ビデオ嚥下造影（video fluorography：VF）：硫酸バリウムなどを含む液体・半固形物・固形物を食べさせて，摂食の状態をX線透視装置と録画装置を用いて録画し，観察する方法である（図1）．VFは嚥下器官の形態異常や機能異常を観察でき，嚥下障害の原因検索，誤嚥の有無の観察などに役に立つ．

2 小児の摂食・嚥下障害に対するリハビリテーション

発達レベルに合わせた訓練を行うことが大切で，次の段階へと発達を促進させることが基本である．

誤嚥と摂食時の姿勢には相関があり，垂直姿勢よりリクライニング姿勢のほうが誤嚥が少ない．また頸部後屈でも誤嚥を生じやすいので，訓練にあたっては，姿勢コントロールが大切である．症例により異なるが，30～40°仰臥位での摂食訓練が勧められている．

1. 間接訓練法

食物を用いない基礎的訓練法で，口腔ケア（口腔内を清潔に保つこと），脱感作療法（触刺激に対する過敏性を減らす訓練），鼻呼吸訓練などがある．また指による歯肉マッサージ，筆や氷を用いたマッサージなどにより，唾液の分泌を促し，唾液の嚥下訓練を行う（図2）．

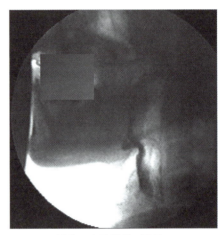

図1　VF検査による誤嚥の発見

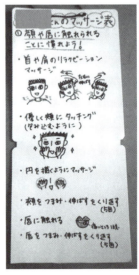

図2　間接訓練の例

表　摂食・嚥下の分類

		脳の認知機能	食物の認知	
第1期	先行期（認知期）	脳の認知機能	食物の認知	
第2期	準備期	随意運動	捕食，そしゃく，食塊形成	摂食
第3期	口腔期	随意運動	舌による咽頭への送り込み	
第4期	咽頭期	嚥下反射	咽頭通過，鼻咽腔・咽頭閉鎖，呼吸休止	嚥下
第5期	食道期	蠕動運動	食道通過	

2. 直接訓練

食物を食べながら訓練する方法である（図3）．

1）飲み込む訓練

はじめは飴や氷などによる味覚や冷温覚への刺激により唾液を分泌させ，唾液の嚥下から開始する．

2）口唇で食べ物を取り込む訓練

次に顎を閉鎖して口唇の働きで食物を取り込む訓練を行う．

3）そしゃくする訓練

前歯で食物をかみ切る訓練と，奥歯で食物をかみつぶす訓練に分けられる．食物の硬さや大きさに工夫が必要である．

4）水分を摂取する訓練

水分摂取訓練では誤嚥に注意がいる．水分に増粘剤を加えたり，口唇を閉じて口の中の容積を最小にし，口唇で水分を取り込む訓練を行う．

5）自分で食べる訓練

そしゃくが可能になった段階で，自分で食べる訓練を開始する．はじめは手づかみで，次にスプーン・フォークや箸を用いて訓練を行う．

3 経口摂取が困難な場合

経口摂取が困難な場合には，経管栄養や胃ろうからの栄養摂取が行われる．

1. 経管栄養

経口摂食が困難な場合には，次のような経管栄養を行う．一般に鼻－胃チューブを通して栄養剤が注入される（図4, 5）．

2. 胃ろう

嘔吐の多い場合や，食道に病変がある場合には，胃の噴門部を閉鎖したり，食物が口と食道を通過するのを避けるために，腹壁から胃に孔を開け，栄養チューブを留置する（図6, 7）．

4 症例提示

▶ 症例：4歳男児 ◀

主訴：運動訓練，摂食訓練
現病歴：3歳5か月時，急性虫垂炎・腹膜炎に罹患

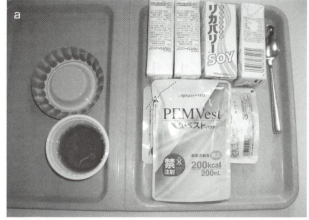
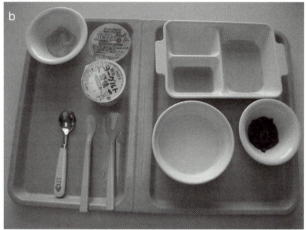
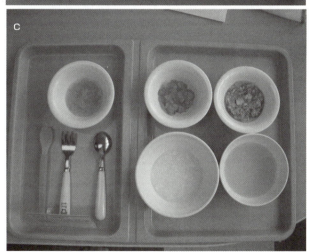

図3　食形態の見本
a）濃厚流動食レベル，b）ミキサー食レベル，c）きざみ食レベル．

し，緊急手術を受けた．翌日，敗血症性ショックとなり集中治療を受けた．1か月後，一般病棟に戻ったが，四肢の緊張が強く，自力での移動もできず，食事は経管栄養から注入される状態であったため，リハビ

リテーションを希望して当科へ転院した．

初診時所見：体格は中等，意識は清明，四肢に緊張と痙性があり，頚はすわっておらず，自力移動はできなかった．経口での食事摂取はできなかった．

検査結果：頭部MRIでは大脳全体に軽度の萎縮が認められた（図8）．

その後の経過：ここでは摂食・嚥下訓練について記載したい（図9，10）．

①入院1～6日（姿勢のコントロールと間接摂食訓練の時期）：経管栄養はリクライニング車椅子で行う

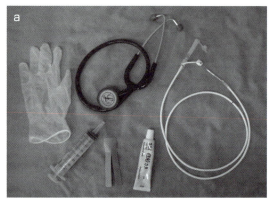
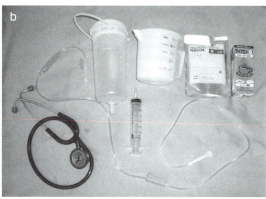

図4 経管栄養のための機材
a）経鼻経管胃チューブを挿入するときの機材．b）経管栄養剤を注入するときの機材．

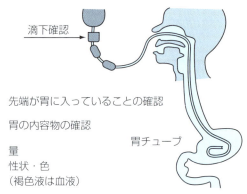

図5 留置された経鼻胃チューブからの注入

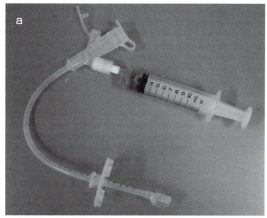

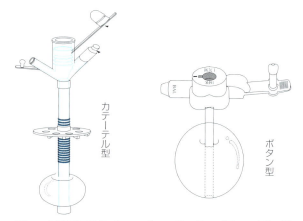

図6 交換用胃ろうチューブのいろいろ，バルーン型の代表的なもの

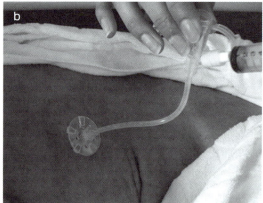

図7 胃ろうのための機材
a）胃ろう機材．b）胃ろう機材を装着したところ．

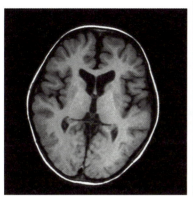
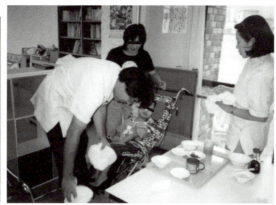

図8　頭部MRI(T_1強調画像)

図9　摂食・嚥下訓練①
理学療法士(左)と言語聴覚士(右)により，まず姿勢を整える．

ようにし，クッション，バスタオルなどで体幹，下肢，頭部の姿勢を調節した．口腔周囲に過敏性があったため，肩，頸，頰からゆっくり触れた後，口腔周囲筋のマッサージを行った．

② 入院7〜14日(経口摂食導入の時期)：初日はマウスケアに対して激しく抵抗したため落ち着くのを待ち，みかんジュースをスプーンで飲ませてみた．舌を動かして飲み込んだ．5口で終了したところ，ジュースを追視した．

　2日目はイチゴゼリーを口腔内に入れると緊張し，顔面・体を動かしたが，その後そしゃくして飲み込んだ．

　3日目はヨーグルトを摂取前にみせる，匂いを嗅がせた後，スプーンを近づけると口を開いて摂食した．

③ 入院15〜40日(経口摂食訓練の時期)：昼に離乳初期食を開始した．食事中は両手を押さえて上肢と肩の動きを制限した．スプーンを口唇にあてると開口し，水分はスプーンで摂取可能であったが，タイミングがずれると口角からこぼれた．主食はそしゃくし，飲み込んだ．徐々に食事量を増加し，2週間後には朝昼食とし，3週間後には3食とも経口摂取の練習を行った．間食にバナナ，プリン，パン粥などを追加し，40日目に経管栄養を終了することができた．

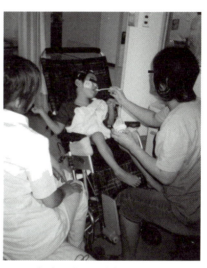

図10　摂食・嚥下訓練②
家族が摂食させられるように訓練を進めていく．

参考文献

- 北住映二，他：子どもの摂食・嚥下障害—その理解と援助の実際．永井書店，2007
- 聖隷嚥下チーム：嚥下障害ポケットマニュアル．医歯薬出版，2011

3. 脳性麻痺

脳性麻痺とは，受胎から新生児期(生後4週間以内)までの間に生じた脳の非進行性の病変に基づく永続的な，しかし変化しうる運動および姿勢の異常である．進行性疾患や一過性の運動障害，または将来正常化するであろうと思われる運動発達遅延は除外する(厚生省研究班 1968)．

1 原因と発生頻度

原因は様々であり，脳病変の発生時期により出生前・周生期・出生後に分けられる．出生前の原因としては，遺伝子や染色体の異常，胎生期の感染症，放射線，妊娠中毒症などがある．周生期の原因としては，早産児における諸要因による脳障害，出生時仮死，周生期呼吸障害などがある．出生後の原因としては，中枢神経感染症，急性脳症，頭部外傷などがある．

従来は仮死，重症黄疸，未熟出生が3大原因といわれていたが，最近では早産による脳性麻痺の増加が多いと報告されている．

発生頻度は出生1,000人あたり約2人である．

2 分類

症状による「型分類」と，「障害部位による分類」を組み合わせた形で表されることが多い．型分類は，痙直型・アテトーゼ型・失調型などに分けられる．障害部位による分類は図1に示す．痙直型が多く，なかでも痙直型両麻痺と痙直型四肢麻痺が大半を占めている．次いでアテトーゼ型四肢麻痺が多い．

3 診断

一般には乳児期に脳性麻痺の疑いをもたれるが，軽度の脳性麻痺の場合には歩き始めるまで気がつかれないこともある．危険因子(出生時仮死，低出生体重，双胎など)，筋緊張の異常，姿勢・原始反射の異常，運動発達の遅れ，ジストニアなどが認められる場合には慎重な経過観察が必要である．

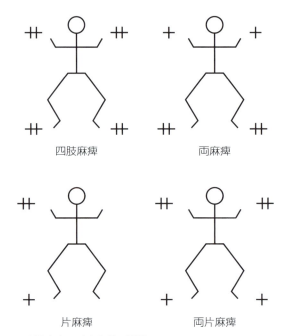

図1　脳性麻痺の障害部位別分類

四肢麻痺　　両麻痺　　片麻痺　　両片麻痺

4 リハビリテーションの概要

1. 理学療法

脳性麻痺に対する理学療法は，小児のもっている運動能力を環境からの感覚刺激と運動経験によって，最大限に引き出していくことが基本である．

ボイタ(Vojta)法・ボバース(Bobath)法・ルード(Rood)法など様々な手技があるが，ここでは脳性麻痺児の訓練として代表的なボイタ法とボバース法について簡単に紹介したい．

1) ボイタ法

ボイタは姿勢・運動の発達を3要素に分けている．すなわち姿勢の調節能・起きあがり機構(肘立て位，腕立て位，四つ這い位，立位)・相同運動の3要素である．また運動の発達過程を3期に分類し，その発達過程に沿って，発達を促していく．頚がすわるまでの時期は，原始反射に支配されており，頚定，肘立て位，追視，仰臥位での屈筋優位性などがその基盤にそって発達していくと述べている．頚定後，四つ這い移

動完成までの期間には，腕立て位・座位の安定・パラシュート反応・四つ這い位・物に手をのばしてつかむ・寝返りなどを訓練していく．四つ這い移動完成後，歩行が完成するまでの期間には，立位での平衡反応・跳びはね反応が完成し，つかまり立ち，伝い歩き，歩行の順に訓練を行っていく．実際の訓練では，反射性腹這いと反射性寝返りの訓練が中心となる（図2）．

2）ボバース法

ボバースが提唱した，全人間的に小児の発達を促進させていくための総合的な療育方法である．日常生活における感覚運動経験を大切にし，理学療法・作業療法・言語療法などの相乗効果・チームアプローチを最大限に生かしていく方向で訓練が行われる．基本は，異常な姿勢反応を抑制し，正しい姿勢反応を引き出すことにより，正しい動きの感覚を学習し，正常な運動パターンを学ばせていくことである．実際の訓練では，まず異常姿勢の原因となる緊張性頸反射と緊張性迷路反射を抑制し，立ち直り反応と平衡反応を引き出していく．

2. 作業療法

上肢機能の発達，知覚・認知面の発達，および日常生活動作（ADL）の発達を促すための訓練を行っていく．

脳性麻痺児の上肢機能を発達させるには，異常な運動パターンを抑制し，正常な運動パターンを促すことが基本となる．頸部・体幹のコントロールを獲得させ，reach（物に手を伸ばす）・grasp（物をつかむ）・release（物を手から離す）の動作，両手動作，眼と手を協応させる動作，巧緻性動作へと進めていく．

知覚・認知面の障害は痙直型の脳性麻痺児に目立ち，触覚の鈍さ，身体のイメージの悪さ，視覚・空間認知の悪さなどが認められる．様々な触覚刺激，積木，パズル，絵画などを用いて訓練を行う．

ADL訓練は，年齢と機能障害を考慮して行われる．頸部・体幹のコントロール，上肢機能，知覚・認知の能力に応じて，食事動作訓練，更衣動作訓練，排泄動作訓練，机上動作訓練などが行われる．

①反射性腹這いの応答運動の模式図
出発肢位1より主誘発帯・補助誘発帯刺激により，2→3へと運動が推移する．

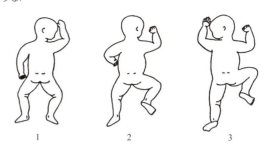

②反射性腹這いの主誘発帯刺激の模式図

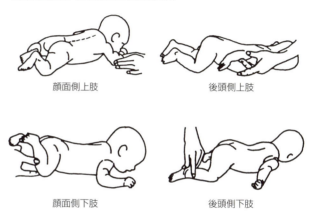

顔面側上肢　　　　後頭側上肢

顔面側下肢　　　　後頭側下肢

③反射性寝返りの出発肢位と主誘発帯
　出発肢位：非対称性緊張性頸反射肢位（仰臥位）
　主誘発帯：顔面側胸部乳腺上，第4～6肋骨附近
　　　　　　（斜線部分）

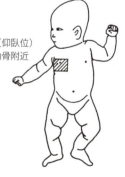

図2　ボイタ法

（中島雅之輔：発達からみた乳児脳性運動障害の治療－Vojta法の応用－．新興医学出版社，1978より引用）

3. 摂食・嚥下療法

口腔周囲の過敏性を除く訓練から開始され，口唇を閉じて鼻で呼吸する訓練，緊張せずに姿勢を保つ訓練へと移行する．次に，誤嚥がないことを確認し，ゼリー・ペースト・きざみなどの順に形態を変えながら摂食訓練が行われていく（5章p40～41参照）．

4. 言語療法

脳性麻痺児においては，運動性構音障害による発声発語障害，認知障害によるコミュニケーションの問題などがみられ，様々なアプローチが行われる．構音障害に対しては，呼吸訓練・発声訓練・口腔器官の運動訓練・構音訓練などが行われ，必要に応じて拡大・代替コミュニケーション（augmentative and alternative communication：AAC）が導入される（5章 p39〜41 参照）．

5. 心理療法

脳性麻痺児では，運動発達・精神発達に個人差が大きいが，個人内においても発達プロフィールに凹凸のみられることが多い．知能の分布では，ほぼ半数が知的能力障害，1/4 が境界域，1/4 が正常といわれている．また認知障害，特に視覚認知障害を認めることが多く，眼と手の協応・図形の把握・空間的位置関係の理解が悪いことが多い．

心理療法においては，知能検査・認知検査を行い，問題のある部分に対して訓練が行われる．

6. GMFM

粗大運動能力評価（GMFM）は，カナダのラッセルらにより脳性麻痺児の粗大運動能力を質的・量的に評価するために作成された．評価尺度は，通常 5 歳児が通過可能な 88 項目の運動課題の達成を観察して判定する．評価項目は，臥位と寝返り，座位，四つ這いと膝立ち，立位，歩行・走行・ジャンプの 5 領域に分類され，0 点（まったくできない）から 3 点（完全にできる）で採点する．

5 リハビリテーションにおける問題点とその対応

重度の脳性麻痺例や知的能力障害・てんかんなどの合併例が増えてきており，医療を要する例が多い．リハビリテーションを行うにあたっては安全面に注意し，医療との連携を十分にとりながら進めていく必要がある．

生まれつきの障害であるため，生後まもなくから療育施設に通い続けている例があるが，小児にとって生活全般がリハビリテーションである．療育施設に通うことだけがリハビリテーションではないことを家族に伝え，家族や社会のなかの一員として育てていくことを心がけたい．

ボイタ法，ボバース法など様々な訓練方法があって，どの方法が最良なのか迷うことがあるが，訓練方法によって結果は異ならないともいわれている．方法にとらわれることなく，小児に与えられたリハビリテーションプログラムをじっくり続けてみることが望ましい．

6 症例提示

▶ 症例 1：7 歳 0 か月女児 ◀

診断名：脳性麻痺（アテトーゼ型＋痙直型の混合型四肢麻痺）

主訴：脳性麻痺の疑い．

現病歴：在胎 37 週 3,126g で出生．APGAR スコアは 5 点であった．呼吸窮迫症候群を合併したため呼吸器が 4 日間装着された．日齢 7 に光線療法が施行された．3 か月時には後弓反張になりやすかった．7 か月時，脳性麻痺の疑いを主訴に当科を紹介され，精査・訓練を目的に入院となった．

第 1 回入院時所見（7 か月時）：身体所見では，身長 69cm（＋0.7 標準偏差），体重 6.7kg（－1.3 標準偏差），頭囲 43cm（＋0.2 標準偏差）で，頚定はなく，腹臥位で頚部をわずかに持ち上げることができたが，寝返りはできなかった．調節性内斜視がみられた．筋緊張は低下していたが，四肢の深部腱反射は亢進し，意図的に動作を行おうとすると緊張が亢進した．非対称性緊張性頚反射・モロー反射が陽性であった．あやすと笑い，父母は認識していた．食事は母乳と離乳中期食を介助にて摂取していた．

諸検査とリハビリテーションスタッフによる評価の後，機能訓練を施行し，外来療育へつなげた．

検査所見：血液・尿一般検査，頭部 CT・MRI，脳波に異常を認めなかった．

リハビリテーション評価・訓練：

①理学療法士：運動能力は 3 か月相当で，寝返りは軽度の介助で可能である．腹臥位で下肢の蹴りがみられ，軽度の介助で前方へ進めそうである．座位をと

らせると右凸の姿勢をとる．体幹のコントロールを促す訓練を施行したい．

②作業療法士：筋緊張は全身伸展方向への緊張が亢進しやすく，背臥位では非対称性緊張性頸反射が著明に出現し抗重力姿勢をとれない．肩は外転内転の動きのみで，両手動作はできない．意図的ではなく偶然に物をつかむことはある．腹臥位では上肢を引き込んでしまい，肘立て位はとれない．原始反射を低下させ，筋緊張をコントロールさせる訓練を行いたい．

③言語聴覚士：新版K式発達検査で認知・適応領域4か月相当，言語・社会領域4か月相当である．摂食機能に大きな問題はない．運動面の改善に伴い認知・言語面の伸びがみられると思われる．定期的に経過観察していきたい．

④臨床心理士：遠城寺式乳幼児分析的発達検査で移動運動1～2か月相当，手の運動1～2か月相当，基本的習慣5～6か月相当，対人関係5～6か月相当，発語5～6か月相当，言語理解4～5か月相当である．定期的に経過観察していきたい．

⑤ソーシャルワーカー：家族は，退院後も当院での訓練の継続を希望している．いずれ通園療育が必要になるであろう．母親は運転免許の取得を希望している．

退院後の経過：当院において理学療法・作業療法を週1回行いながら経過を観察した．3歳より地域の通園センターにおける通園療育を週2回開始し，それと並行して当院で理学療法を週1回，作業療法を月2回行った．再度の精査・評価を目的に，4歳0か月時に2回目の入院となった．

2回目の入院時所見(4歳0か月時)：身体所見は，身長94cm(−1.4標準偏差)，体重12.5kg(−1.1標準偏差)，頸定は不良で全身の筋緊張は低下しており，時に四肢強剛となった．深部腱反射は亢進していた．割り座をさせると上肢で支えて1分くらい保持ができた．寝返りはできず，物をつかもうとする意志はあるがうまくつかめなかった．日常的な言語の理解はあるが言語の表出はなく，YES，NOは頸の振り方で伝達が可能であった．柔らかめの普通食を全介助にて経口摂取できた．

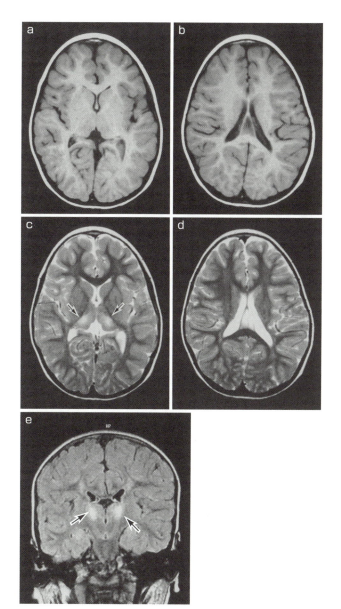

図3　頭部MRI
【症例1(4歳時)】
a，b）T1強調，c，d）T2強調，e）プロトン密度強調画像．
T2強調・プロトン密度強調画像で両側視床に高輝度域が認められる．

検査所見：頭部MRIでは，T2強調画像・プロトン密度強調画像で両側視床に高輝度域が認められた(図3)．トリクロホスナトリウム(トリクロリール®)による誘発睡眠脳波で異常所見を認めなかった．

リハビリテーション評価と訓練内容：
①理学療法士：頸部と体幹のコントロールが不十分で，上下肢の動きも未分離である．頸部と体幹のコントロールを促す訓練を行う(図4)．車椅子・シャ

ワー用椅子を作製したい．

②作業療法士：頸部と体幹のコントロールが不良なため，物をつかみ・離す動作が著しく制限されている．両手の協同運動はできない．食物を口に持っていくことはできない．頸部と体幹のコントロールを促し，上肢の機能訓練を行う（図5）．

③言語聴覚士：10種類の図形の弁別が可能で，3単位の聴覚記銘も不安定ながら可能である．すなわち文字学習のための基礎的能力が備わっていることが確認できたので，文字学習を開始したい．理学療法士・作業療法士・リハビリテーション工学士と協力し，本人の意思表出に最適な姿勢・スイッチ操作・コミュニケーション機器などを検討していきたい（図6）．

④臨床心理士：3～4歳相当の理解力はあるが，経験不足のため理解が不十分である．意志の表出をどのように行っていくか検討したい．

退院後の経過：当院外来での経過観察と，理学療法・作業療法・言語療法をそれぞれ月1回ずつ継続した．それと並行して，地域の通園センターに毎日通園した．小学校は地域の小学校の特別支援学級へ入学し，母親が送迎のみ協力している（図7）．拡大・代替コミュニケーション（AAC）の機器として，音声出力式コミュニケーションエイド（voice output communication aid：VOCA）を導入するために，現在はパソコンのマウスをワンセンサースイッチとして使用し，市販のゲームソフトを用いて，スイッチ操作の訓練を行っている（図8）．

▶ 症例2：7歳6か月女児 ◀

診断名：脳性麻痺（痙直型四肢麻痺），知的能力障害，てんかん，重症心身障害

主訴：在宅生活に移行するためのリハビリテーション．

家族歴：特記すべきことなし．

現病歴：妊娠中は問題なく経過した．在胎39週1日，胎児切迫仮死のため開業産科医院にて緊急帝王切開で出生した．APGARスコアは1分後5点，5分後8点であった．呼吸障害がみられ，小児病院へ転送された．入院時には全身浮腫・チアノーゼ・腹部膨満が著明で，涕泣は弱く，モロー反射は消失していた．直ちに挿管呼吸管理が開始された．胎児水腫，低血糖，新生児けいれん，遷延性肺高血圧症，播種性血管内血液凝固症候群（disseminated intravascular coagulation：DIC），胃出血，新生児早期貧血，低Na血症に対する治療が行われた．日齢10に抜管された．日齢15の頭部CTでは多発性脳軟化病変が，脳波では低電位と時折のδバーストが認められた．この頃より刺激誘発性のミオクロニーまたは左側優位の間代性けいれんが出現し，頻度が増加していくため，バルプロ酸（デパケン®）が開始された．日齢55，在宅生活に移行するためのリハビリテーションを目的に，当院へ転院した．

当院入院時所見（生後55日）：身長51.5cm（−2.2標準偏差），体重4.0kg（−1.8標準偏差），頭囲36.5cm（−1.1標準偏差），胸囲35.5cm（−2.9標準偏差），大泉門は2cm×2cm開大していたが，頭蓋骨の骨重積があり，涕泣はかん高かった．拇指は内転し，下肢は屈曲挙上し，緊張の亢進が著明であった．対光反射は減弱，モロー反射は消失，足間代は頻回で，バビンスキー（Babinski）反射は陽性であった．背臥位では四肢・体幹は屈曲姿勢をとることが多く，上肢はほとんど動かさないが，下肢はペダル漕ぎ様の自発運動が多かった．腹臥位で頭の向きは変えられず，頸を持ち上げることはできなかった．

当院入院時検査所見：

頭部CT：大脳実質は著明に萎縮し，多発性の脳軟化が認められた．

脳波：覚醒時基礎波はびまん性に低振幅であった．トリクロリール®誘発睡眠脳波はびまん性に低振幅で，右後側頭部に棘徐波が少量出現していた．

リハビリテーションスタッフの評価と訓練内容：

①理学療法士：特定の姿勢はとりにくく，拇指と下肢の内転傾向がある．下肢の伸展と外転に抵抗がある．非対称性緊張性頸反射が出現する．下肢の陽性支持反応の出現はない．頸部と体幹のコントロールを促す訓練を行っていく（図9）．

②言語聴覚士：声かけや身体に対する刺激に対して反応は乏しい．聴覚刺激によって涕泣が誘発される．口腔運動機能として哺乳は可能であるが，量が不足するため経管栄養の併用が必要である．離乳食を開

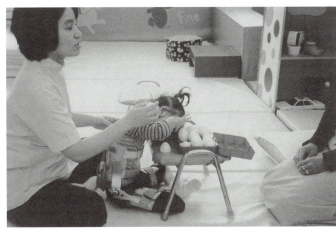
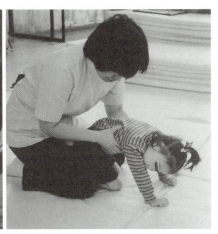

図4　理学療法士による頸部・体幹のコントロールを促す訓練
【症例1（4歳時）】

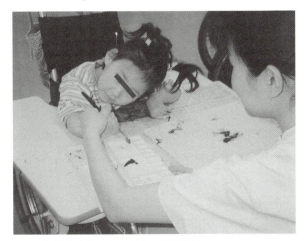

図5　作業療法士による上肢の機能訓練
【症例1（4歳時）】

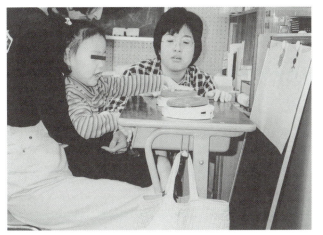

図6　言語聴覚士によるスイッチを用いたコミュニケーション訓練
【症例1（4歳時）】

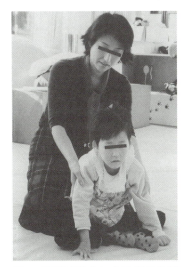

図7　理学療法士から母が座位保持訓練のこつを習っている
【症例1（6歳時）】

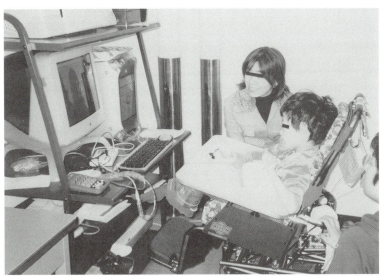

図8　言語聴覚士による拡大・代替コミュニケーション訓練
【症例1（7歳時）】

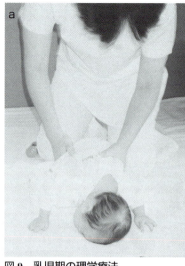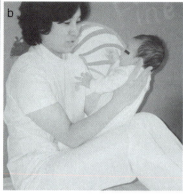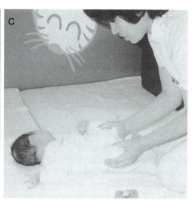

図9 乳児期の理学療法
【症例2（生後2か月時）】
a）腹這いの訓練，b）頚定の訓練，c）寝返りの訓練．

始するときには問題が生じるであろう．6か月頃に摂食訓練を開始したい．

③臨床心理士：遠城寺式乳幼児分析的発達検査で全領域とも1か月相当の発達段階である．

入院後の経過：てんかん発作は，上肢あるいは顔面を主体とした単純部分発作・全身性間代発作・ミオクロニー発作が1日15回前後みられていたため，デパケン®を増量し，発作は1日2～3回に減少した．また上記評価に基づき，機能訓練を行ったが，機能面での変化はほとんどみられなかった．経管栄養に対する家族指導を行い，3か月時に退院した．

退院後の経過：退院後は，当院外来での経過観察と週1回の理学療法を行った．

4か月時，急性胃腸炎と脱水のため1週間入院治療を行ったが，それ以外には特記すべき疾患に罹患することもなく順調に経過した．

6か月より当院外来にて摂食訓練が開始され，ミキサー食がある程度食べられるようになったが，水分は7歳の現在も哺乳びん以外から飲むことができない．

2歳時，妹の出産に伴い，3か月間某施設に一時入所したが，特別な問題はなかった．

頚定は2歳半頃に得られたが，運動面の発達はほとんどなく，7歳時点でも，自力での移動や座位保持はできない．

当院外来での理学療法と並行して，3歳から地域の肢体不自由児通園施設での療育が開始された．当初は週1回の母子通所であったが，4歳時には看護師を含む施設職員へ経管栄養指導を行い，週2～3回本人だけの通所となった．水分摂取は哺乳びんによって行っているが，5歳時には経管栄養を中止することができた．

4歳時には，「祖父母がこの子を抱いてくれたことがない」「父も祖父母もどうせこの子は食べることなんかできないという」などと母が落ち込むようになったため，臨床心理士による支援が行われた．具体的には母の話をじっくりと聞き，アドバイスをするという方法であったが，5歳になる頃には母の落ち込みが改善し，「自治会の役員を引き受けました」「忙しいけれど元気にやっています」などの言葉が聞かれるようになり，臨床心理士の支援は終了となった．

5歳時に，上下肢を屈曲，眼を左右に動かし数秒間動作を停止するてんかん発作が1日20回程みられるようになったため，フェノバルビタール（フェノバール®）を追加し，発作回数は1日2～3回に減少した．また全身の緊張が強いため，塩酸エペリゾン（ミオナール®）とジアゼパム（セルシン®）を追加し緊張の軽減を得た．

6歳で肢体不自由特別支援学校へ入学し，通学を継

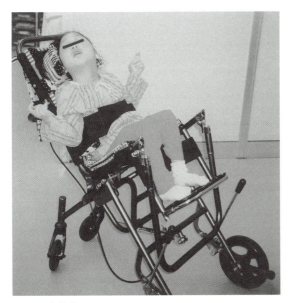

図 10　全体像
【症例 2(7 歳時)】

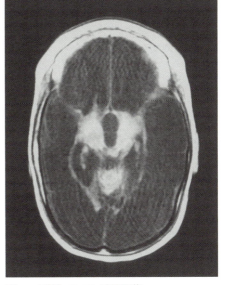

図 11　頭部 MRI T₁ 強調画像
【症例 2(7 歳時)】
著明な多発性脳軟化の所見が認められる.

続している．就学前は睡眠リズムの乱れがひどく，夜泣きがあったり，通園中に眠っていることが多かったが，毎日登校するようになってからは，夜間よく眠り，日中は覚醒して学校の授業に参加している．

7 歳現在の所見：身長 94cm(− 5.1 標準偏差)，体重 12kg(− 3.0 標準偏差)，頭囲 47cm(− 3.1 標準偏差)，胸囲 53cm(− 2.8 標準偏差)で，痙直型四肢麻痺，最重度知的能力障害を呈している(図 10)．頸定はあるが，移動・座位保持はできない．光覚ははっきりしており，時に追視することがある．快・不快は表情で表す．食事はミキサー食を全介助で摂取し，水分は哺乳びんから飲む．他の日常生活動作は全介助である．頭部 MRI では著明な多発性脳軟化の所見が認められる(図 11)．トリクロリール®誘発睡眠脳波は全般性に低電位で紡錘波・瘤波ははっきりせず，右中側頭部を中心に棘波・鋭波が出現している(図 12)．

参考文献

- 日本リハビリテーション医学会(監)：脳性麻痺リハビリテーションガイドライン 第 2 版．金原出版，2014
- ダイアン・ラッセル：近藤和泉(訳)，他，GMFM 粗大運動能力尺度－脳性麻痺児のための評価的尺度．医学書院，2000

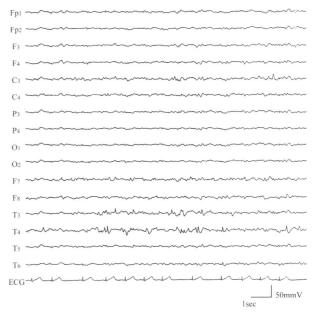

図 12　脳波
【症例 2(7 歳時)】
全般性に低電位で，右中側頭部を中心に棘波・鋭波が出現している.

- Jung SH：正常発達－脳性まひ治療への応用．三輪書店，2010

4. 知的能力障害（知的発達症）

米国精神医学会の「精神疾患と統計のためのマニュアル第5版（Diagnostic and Statistical Mannual of Mental Disorders 5th ed：DSM-5, 2013）」に記載されている知的能力障害（知的発達症）の診断基準を表1に，重症度を表2示す．

1 原因と発生頻度

知的能力障害（知的発達症）の頻度は統計により多少異なるが，全人口の約1%といわれている．

知的能力障害（知的発達症）の原因を表3に示す．知的能力障害（知的発達症）は単一の疾患ではなく，様々な疾患が含まれているが，原因不明の場合が少なくない．

2 診 断

知的能力障害（知的発達症）の原因は様々であり，その原因について精査することが大切である．診断にあたっては，病歴の聴取，身体所見，神経学的所見をもとにして，脳波検査，放射線学的検査，聴力検査，視力検査，染色体検査，遺伝子検査，心理検査などが行われる．

3 リハビリテーションの概要

新生児マススクリーニングが行われているフェニルケトン尿症，ホモシスチン尿症，メープルシロップ尿症，ガラクトース血症，先天性甲状腺機能低下症（ク

表1 知的能力障害（知的発達症） 診断基準（DSM-5）

知的能力障害（知的発達症）は，発達期に発症し，概念的，社会的および実用的な領域における知的機能と適応機能両面の欠陥を含む障害である．以下の3つの基準を満たさなければならない．
A. 臨床的評価および個別化，標準化された知能検査によって確かめられる，論理的思考，問題解決，計画，抽象的思考，判断，学校での学習，および経験からの学習など，知的機能の欠陥．
B. 個人の自立や社会的責任において発達的および社会文化的な水準を満たすことができなくなるという適応機能の欠陥．継続的な支援がなければ，適応上の欠陥は，家庭，学校，職場，および地域社会といった多岐にわたる環境において，コミュニケーション，社会参加，および自立した生活といった複数の日常生活活動における機能を限定する．
C. 知的および適応の欠陥は，発達期の間に発症する．

〔日本精神神経学会（日本語版用語監修），髙橋三郎，他（監訳）：DSM-5 精神疾患の診断・統計マニュアル．医学書院，p33，2014より改変〕

表2 知的能力障害（知的発達症）重症度（DSM-5）の要旨

重症度	概念的領域	社会的領域	実用的領域
軽度	就学前の子どもたちにおいて，明らかな概念的差はないかもしれない．学齢期の子ども・成人では，読字，書字，算数，時間または金銭などの学習技能を身につけることに困難を示す．	定型発達の同年代に比べて，対人的相互反応において未熟である．	身のまわりの世話は年齢相応に機能するかもしれない．複雑な日常生活上の課題ではいくらかの支援を必要とする．
中等度	発達期を通してずっと，概念的能力は同年代の人より遅れる．成人において，学習技能の発達は通常，初等教育の水準である．	社会的行動およびコミュニケーション行動において，発達期を通して同年代と明らかな違いを示す．	成人として食事，身支度，排泄，および衛生といった身のまわりのことを行うことが可能であるが，これらの領域で自立するには，長期間の指導と時間が必要であり，何度も注意喚起が必要となるかもしれない．
重度	概念的な能力の獲得は限られている．通常，書かれた言葉，または数，量，時間，および金銭的概念をほとんど理解できない．世話する人は，問題解決にあたって広範囲な支援を提供する．	話し言葉は語彙および文法に関してかなり限られる．	食事，身支度，入浴，および排泄を含むすべての日常生活上の行動に援助を必要とする．常に監督が必要である．
最重度	概念的な技能は通常，記号処理よりもむしろ物理的世界に関するものである．	会話や身振りにおける記号的コミュニケーションの理解は非常に限られる．	日常的な身体の世話，健康，および安全のすべての面において他者に依存するが，これらの活動の一部に関わることが可能なことがあるかもしれない．

〔日本精神神経学会（日本語版用語監修），髙橋三郎，他（監訳）：DSM-5 精神疾患の診断・統計マニュアル．医学書院，p34-35，2014より改変〕

表3　知的発達障害の原因

出生前要因	先天性	染色体異常（21トリソミー，プラダー・ウィリー症候群など） 代謝変性疾患（フェニルケトン尿症，ムコ多糖症など） 神経皮膚症候群（結節性硬化症，神経線維腫症など） 脳形成異常症（皮質異形成症，滑脳症など） 症候群（脆弱X症候群，ソトス症候群など）
	後天性	感染症（風疹，サイトメガロウィルスなど） 中毒（胎児性アルコール症候群など） 脳血管障害 栄養性（ヨード欠乏症，母体フェニルケトン尿症など）
	原因不明	多発奇形症候群 原因不明の症候群
周生期要因		出生時仮死 脳血管障害 感染症（ヘルペス脳炎，B群溶連菌髄膜炎など） 低出生体重 代謝性（低血糖，高ビリルビン血症など）
出生後要因		中毒（鉛中毒など） 感染症（各種脳炎・脳症・髄膜炎など） 脳血管障害 脳外傷（虐待を含む） 低栄養
原因不明		家族性 低文化群

レチン症），先天性副腎過形成症では早期発見と治療により，知能の障害を予防できる．また有機酸代謝異常症，脂肪酸代謝異常症などでも治療が有効なものがある．

　知的能力障害（知的発達症）に対する医学的治療は，運動障害・てんかん・行動障害などの合併症に対する治療が中心となる．

　リハビリテーションスタッフによる支援としては，理学療法士による運動機能訓練，作業療法士による日常生活動作訓練，言語聴覚士による言語訓練，臨床心理士による発達支援・心理療法などがある．

　さらに教育的治療としては，ムーブメント教育，ポーテージ乳幼児教育プログラムなどがある．

　ムーブメント教育は，幼児の発達全体（身体的能力，心理的能力，学習能力，他人と折り合う能力，自分自身に関する感情，環境との関係）を豊かなものにするための技能（ムーブメント技能）を教え，創造的運動を発達させる教育法である．

　ポーテージ乳幼児教育プログラムは，乳幼児期の刺激・社会性・言語・身辺自立・認知・運動の6つの発達領域に対し，行動目標をたて，各項ごとに家庭で具体的に対応していく教育法である．

　学齢児に対しては教育機関が援助の中心となる．

4 リハビリテーションにおける問題点とその対応

　知的能力障害（知的発達症）の例は数が多いが，学齢前の小児に対する療育体制は必ずしも充実してはいない．またリハビリテーションは小児のもっている能力を最大限に引き出すこと・生活の質（QOL）の向上を目標としているのであって，知能を正常化することが目標ではない．そのことを理解したうえで，早い時期に小児の能力を見極め，能力に合ったプログラムをたててリハビリテーションを継続していくことが大切である．

5 症例提示

症例：7歳8か月男児

診断名：知的能力障害（知的発達症）（軽度）
主訴：ことばの遅れ，発音が不明瞭．

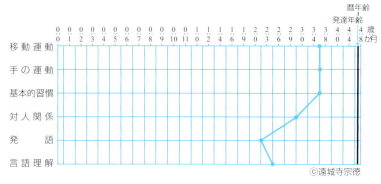

図　遠城寺式乳幼児分析的発達検査の結果
【症例（4歳7か月時）】

病歴：在胎40週3,392gで正常に出生した．生後1か月頃あやしても笑わず，視線が合わないのが気になった．始歩は1歳2か月で，始語は1歳であったが，その後ことばが増えず，落ち着きがなく，睡眠リズムの乱れがひどかった．3歳健診でことばの遅れを指摘され療育機関を紹介されたが，そのままにしていた．4歳半になり近医より当科を紹介され受診した．

初診時所見（4歳7か月時）：体格は中等で，身体所見に特記すべきことはなかった．「ママ，プール入るの？」などのことばは出ているが，ことばは少なく聞き取りにくかった．問いかけに対する返答はほとんどなく，日常生活には介助が必要で，動作が遅かった．

検査結果（4歳7か月時）：頭部CT，脳波は正常であった．

心理検査：母親の評価は臨床心理士の評価よりかなりよかった．

田中ビネー検査で知能は2歳10か月相当（知能指数60）であった．動作性の課題，特に「見てわかる」課題のほうが言語性の課題より達成度が高かった．言語性の課題では，抽象的な内容になると達成度が低くなった．

遠城寺式乳幼児分析的発達検査の結果を図に示す．

言語検査：言語発達遅滞検査（S-S法）で，理解は2歳3か月相当，表出は2歳0か月相当，動作性認知は2歳9か月相当であった．

新版K式発達検査で，言語・社会性は2歳1か月相当，認知・動作性は2歳9か月相当であった．

その後の経過1：小児科外来で定期的に経過を診ていくのと並行して，月2回の心理療法，3か月に1回の言語評価を継続した．また地域の通園療育も併用した．心理療法では，着席ができるようになる・訓練者の指示に従って行動する・相手のものを勝手にとらずに「ちょうだい」をいう・あいさつをする・順番にやることを覚える・相手の眼をみて話を聞くなどの簡単な対人関係を獲得する訓練をした．

5歳11か月時の心理検査：田中ビネー検査で，知能は3歳9か月相当，知能指数は63であった．動作性の課題では，言語的な手がかりを要さない課題ほど達成度が高かった．

5歳11か月の時点では，ほとんど問題なく着席していられるようになり，気が散ったときは口頭指示で注意を引き戻せるようになった．しかし，相手の眼をみて話を聞くことはまだできなかった．

6歳1か月時の言語検査：言語発達遅滞検査（S-S法）で，理解は3歳0か月相当，表出は2歳6か月相当，動作性認知は2歳9か月相当であった．

その後の経過2：小学校は地域の通常学級へ入学した．補助教員がつき，ことばの教室への通級も行っている．小学校入学を機に当院での訓練を終了した．

参考文献

・日本精神神経学会（日本語版用語監修）：高橋三郎，他（監訳），DSM-5 精神疾患の診断・統計マニュアル，医学書院，2014

5. 自閉スペクトラム症／自閉症スペクトラム障害

米国精神医学会の「精神疾患の診断・統計マニュアル第5版（Diagnostic and Statistic Manual of Mental Disorders 5th ed: DSM-5, 2013）」に記載されている自閉スペクトラム症／自閉症スペクトラム障害の診断基準（表1）と重症度（表2）を示す．

1 原因と発生頻度

自閉スペクトラム症には環境要因（両親の高年齢，低出生体重，バルプロ酸の胎児曝露など）と，遺伝・生理学的要因（遺伝子の関連）がいわれている．

発生頻度は人口の1％程度と推測されている．

2 診断

自閉スペクトラム症の基本的特徴は，持続する相互的な社会的コミュニケーションや対人的相互反応の障害（診断基準A），および限定された反復的な行動，興味，または活動の様式である（基準B）．これらの症状は幼児期早期から認められ，日々の活動を制限するか障害する（基準CとD）．

「コミュニケーションや対人的相互反応の障害」は，広範で持続的なものである．完全に会話が欠如されているものから，ことばの遅れ，会話の理解が乏しいなどの欠陥がみられる．他者と関わり，考えや感情を共有する能力の欠陥は年少児でも明らかで，他者の行動をまねることは少なく，言語が存在しても一方的であり，感情を共有することは少ない．非言語的コミュニケーション行動の欠陥は，視線を合わせたり，身振りや顔の表情で表したりすること，他者との会話のなかでの協調させることができないことなどにみられる．これらの症状は個人的な状況では目立たず，集団

表1 自閉スペクトラム症の診断基準（DSM-5）

A. 複数の状況で社会的コミュニケーションおよび対人的相互反応における持続的な欠陥があり，現時点または病歴によって，以下により明らかになる（以下の例は一例であり，網羅したものではない：本文参照）．
　(1) 相互の対人的-情緒的関係の欠落で，例えば，対人的に異常な近づき方や通常の会話のやりとりのできないといったことから，興味，情動，または感情を共有することの少なさ，社会的相互反応を開始したり応じたりすることができないことに及ぶ．
　(2) 対人的相互反応で非言語的コミュニケーション行動を用いることの欠陥，例えば，まとまりのわるい言語的，非言語的コミュニケーションから，アイコンタクトと身振りの異常，または身振りの理解やその使用の欠陥，顔の表情や非言語的コミュニケーションの完全な欠陥に及ぶ．
　(3) 人間関係を発展させ，維持し，それを理解することの欠陥で，例えば，様々な社会的状況に合った行動に調整することの困難さから，想像上の遊びを他者と一緒にしたり友人を作ることの困難さ，または仲間に対する興味の欠如に及ぶ．
B. 行動，興味，または活動の限定された反復的な様式で，現在または病歴によって，以下の少なくとも2つにより明らかになる（以下の例は一例であり，網羅したものではない：本文参照）．
　(1) 常同的または反復的な身体の運動，物の使用，または会話（例：おもちゃを一列に並べたり物を叩いたりするなどの単調な常同運動，反響言語，独特な言い回し）．
　(2) 同一性の固執，習慣への頑なこだわり，または言語的，非言語的な儀式的行動様式（例：小さな変化に対する極度の苦痛，移行することの困難さ，柔軟性に欠ける思考様式，儀式のようなあいさつの習慣，毎日同じ道順をたどったり，同じ食物を食べたりすることへの要求）．
　(3) 強度または対象において異常なほど，きわめて限定され執着する興味（一例：一般的ではない対象への強い愛着または没頭，過度に限局したまたは固執した興味）．
　(4) 感覚刺激に対する過敏さまたは鈍感さ，または環境の感覚的側面に対する並外れた興味（例：痛みや体温に無関心のようにみえる，特定の音または触感に逆の反応をする，対象を過度に嗅いだり触れたりする，光または動きをみることに熱中する）．
C. 症状は発達早期に存在していなければならない（しかし社会的要求が能力の限界を超えるまでは症状は完全に明らかにならないかもしれないし，その後の生活で学んだ対応の仕方によって隠されている場合もある）．
D. その症状は，社会的，職業的，または他の重要な領域における現在の機能に臨床的に意味のある障害を引き起こしている．
E. これらの障害は，知的能力障害（知的発達症）または全般的発達遅延ではうまく説明されない．知的能力障害と自閉スペクトラム症はしばしば同時に起こり，自閉スペクトラム症と知的能力障害の併存の診断を下すためには，社会的コミュニケーションが全般的発達の水準から期待されるものより下回っていなければならない．

〔日本精神神経学会（日本語版用語監修），髙橋三郎，他（監訳）：DSM-5 精神疾患の診断・統計マニュアル．医学書院，p49-50，2014 より改変〕

のなかで目立ってくる．

「限定された反復的な行動，興味，または活動の様式」は，常同運動（手を叩く，指を弾くなど），反復的な物の使用（貨幣を回す，おもちゃを一列に並べるなど），習慣への強いこだわりや行動の限定された様式，変化への抵抗，味，臭い，触感などへの極端な反応などとしてみられる．

これらの症状は幼児期早期から認められ，日々の活動を制限するか障害する．

自閉スペクトラム症に対しては評価尺度がいくつかある．

1. 小児自閉症評価尺度（CARS）

自閉スペクトラム症治療教育プログラム（TEACCH）で用いられる評価尺度で，人との関係，模倣，情緒反応，身体の使い方，物の扱い方，変化への適応，視覚による反応，聴覚による反応，味覚・嗅覚・触覚反応とその使い方，恐れや不安，言語性のコミュニケーション，非言語性のコミュニケーション，活動水準，知的機能の水準とバランス，全般的な印象の15項目について評価する．一人ひとりに合ったアプローチの仕方，療育の方法を決める際の参考にできる．

2. 広汎性発達障害日本自閉症協会評定尺度（PARS）

広汎性発達障害の支援ニーズを評価するための尺度である．対人，コミュニケーション，こだわり，常同行動，困難性，過敏性の6領域において，広汎性発達障害に特徴的な57項目をチェックする．

3 リハビリテーションの概要

自閉スペクトラム症への対応は，心理療法や教育機関での対応が中心であるが，医療機関との連携も大切である．初期の段階に一度は医療精査を行い，正しい診断をつけることが大切である．医師による家族への説明と，臨床心理士や保健師などを含めて今後の方針をたてることは，その後の流れを滑らかにする．

自閉スペクトラム症では，血中セロトニン値が高値を示すことが多く，セロトニン受容体の機能低下やセロトニントランスポーターの機能亢進が関与しているといわれている．近年，選択的セロトニン再取り込み阻害薬（selective serotonin re-uptake inhibitor：SSRI）であるフルボキサミン（デプロメール®・ルボックス®）

表2　自閉スペクトラム症の重症度水準（DSM-5）

重症度水準	社会的コミュニケーション	限局された反復的な行動
レベル3「非常に十分な支援を要する」	言語的および非言語的社会的コミュニケーション技能の重篤な欠陥が，重篤な機能障害，対人的相互反応の開始の非常な制限，および他者からの対人的申し出に対する最小限の反応などを引き起こしている．例えば，意味をなす会話のことばがわずかしかなくて相互反応をほとんど起こさなかったり，相互反応を起こす場合でも，必要があるときのみに異常な近づき方をしたり，非常に直接的な近づき方のみに反応したりするような人	行動の柔軟性のなさ，変化に対処することへの極度の困難さ，またはあらゆる分野において機能することを著しく妨げるような他の限局された反復的な行動．焦点または活動を変えることへの強い苦痛や困難さ
レベル2「十分な支援を要する」	言語的および非言語的社会的コミュニケーション技能の著しい欠陥で，支援がなされている場面でも社会的機能障害が明らかであったり，対人的相互反応を開始することが制限されていたり，他者からの対人的申し出に対する反応が少ないか異常であったりする．例えば，単文しか話さず，相互反応が狭い特定の興味に限られ，著しく奇妙な非言語的コミュニケーションを行うような人	行動の柔軟性のなさ，変化に対処することへの困難さ，または他の限局された反復的な行動，事情を知らない人にも明らかなほど高頻度に認められ，様々な状況で機能することを妨げている．焦点または活動を変えることへの苦痛や困難さ
レベル1「支援を要する」	適切な支援がないと，社会的コミュニケーションの欠陥が目立った機能障害を引き起こす．対人的相互反応を起こすことが困難であるし，他者からの対人的申し出に対して非定型のまたはうまくいかない反応をするような事例がいくつもはっきりとある．対人的相互反応への意味が低下しているようにみえることもある．例えば，完全な文章で話しコミュニケーションに参加することができるのに，他者との会話のやりとりに失敗したり，友人を作ろうとする試みが奇妙でたいていうまくいかないような人	行動の柔軟性のなさが，1つ以上の状況で機能することに著しい妨げとなっている．いろいろな活動相互で切り替えをすることの困難さ，組織化や計画の立案をすることでの問題（自立を妨げている）

〔日本精神神経学会（日本語版用語監修），髙橋三郎，他（監訳）：DSM-5 精神疾患の診断・統計マニュアル．医学書院，p51，2014 より改変〕

の投与により，常同的行動，儀式的行動，言語，認知，感情，社会性の面で改善が得られたとの報告があり，SSRI が広く使われるようになってきている．

行動療法は自閉スペクトラム症の治療の中心で，学校での特別支援教育治療の方法としても用いられている．行動療法の技法としては，オペラント条件付け療法が用いられることが多く，これは小児が目的に合った行動をすればほうびを与えられ，目的からはずれた行動をすれば罰を受けるという条件付けを続けていくことを基本としている．はじめはやさしい行動からはじめ，次第に難しくしていく．小児のどの行動に対してどのような方法を用いていくのかを具体的に決めてプログラムをたてていく．

治療教育は，幼児期から開始することが望ましい．小児をよく理解した保育園・幼稚園で健常児と一緒の集団保育を受けることは，社会性を養うのに役に立つ．就学年齢に達した場合には，通常学級・特別支援学級・特別支援学校のどこに入学するのかを十分に検討する必要がある．小児の状態・地域性・学校の受け入れ体制により条件が異なってくるので，早い時期から教育委員会と相談して決めていくことが望ましい．

自閉スペクトラム症の子どものための治療教育プログラム（TEACCH）

TEACCH は，自閉スペクトラム症の人たちの見方や感じ方を尊重して，視覚的にわかりやすい環境を整えること（視覚的構造化）などを通して，教育していくプログラム．周囲の状況を，自分の力で理解し，自分に必要な情報を選出し，適切な行動を行いやすくする手段として「構造化」を行い，安心して落ち着けるようにして，注意を集中して効率的に，行動をマネージメントする．

TEACCH には，きちんと伝えなければならない 6 つの情報がある．

- どこで（物理的構造化，スケジュール）
- いつ（スケジュール）
- 何を（ワークシステム・視覚的構造化）
- どのくらい（ワークシステム・視覚的構造化）
- どのように（ワークシステム・視覚的構造化）
- 終わったら次に何をするのか（ワークシステム）

具体的な訓練の方法は，直接訓練・代償訓練・環境操作に分けられる．直接訓練とは，自閉スペクトラム症そのものの改善をねらった訓練で，注意集中力・記憶力などを向上させるために行う訓練である．代償訓練とは，問題点を他の得意な機能で補うための訓練で，ことばの遅れがあれば，絵カードで示す練習をすることなどである．環境操作は，物理的・人的環境を利用することにより機能を補う方法で，比較的行いやすく，効果もとらえやすい（図 1）．注意集中力に問題があれば図書室のようなシェルターで囲ったり（図 2）・窓のカーテンを閉めたりすることで注意集中を持続させたり，記憶力に問題があればスケジュール表を壁に貼っておいたりする工夫である（図 3〜6）．支援する際のポイントは，環境整備をすること・人的な援助体制を作ること・やる気を持続させることである．

4　リハビリテーションにおける問題点とその対応

対象となる小児は少なくないが，リハビリテーションを行う機関は少ない．特に就学前の小児への対応機関が少ない．リハビリテーションを行うにあたっては，個別プログラムを作成し，家庭・通園施設・幼稚園・保育園・学校とで連携をとりながら生活全体を統一していくことが望ましいが，十分な連携はとりにくい．家族は，リハビリテーションの内容をきちんと把握し，関連機関にその内容を伝えていくことが大切である．

▶ 症例 1：6 歳 4 か月男児 ◀

診断名：自閉スペクトラム症，知的能力障害
主訴：ことばの遅れ，呼びかけに反応しない．
家族歴：8 歳の兄もことばがなかなか増えず，乳幼児健診で経過観察されていたが，現在は問題がなくなっている．
病歴：在胎 38 週 3,240 g で正常に出生した．始歩 10 か月，始語 1 歳と順調であったが，1 歳 6 か月健診で話しかけへの反応の悪さを指摘され，市で行っているグループ指導に週 2 回通った．2 歳になってもことばが増えず，人との交流を好まないため，3 歳 5 か月の時点で当院を紹介された．

構造化(視覚化)された支援
「いつ」
「どこで」
「何を」
「どのくらいするのか」
をわかりやすくコミュニケートする工夫

図1　環境操作

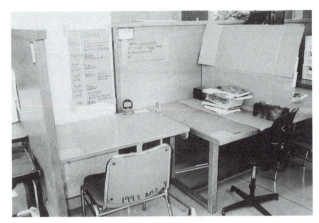

図2　注意を集中させるためのシェルター

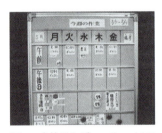 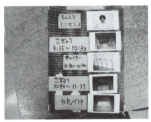

図3　全体スケジュール　－いつ　　図4　個別スケジュール　－いつ

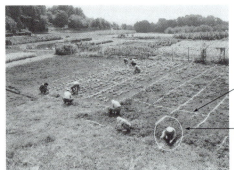

図5　個別スケジュール　－どこで

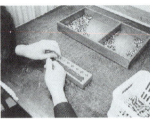 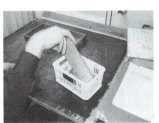

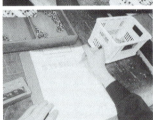

図6　個別スケジュール　－何をどれくらいするのか

当院初診時所見(3歳5か月時)：体格は中等で，身体所見では問題を認めない．多動が激しく，診察中は家族がつかまえていないと部屋から出ていってしまう状況で，終始泣きわめいていた．眼は合わず，ことばをかけても反応を示さなかった．脳波・頭部CTに異常を認めなかった．

3歳6か月時の評価内容：

①心理評価：田中ビネー検査は検査道具で遊んでしまうため検査ができなかった．

　遠城寺式乳幼児分析的発達検査の結果を図7に示す．検査施行中は，他の者にほとんど関心を示さず，おもちゃの車を机の上で走らせたり，電車の本をめくったりしていた．検査では，「対人関係」の遅れが目立ち，他者からの要求や問いかけに応じて行為を行うことが難しかった．

②言語評価：言語発達面では1歳半前後の能力であるが，言語をコミュニケーションの手段として活用することが十分にはできておらず，人や周囲の状況を意識した行動や行動の切り替えが難しい．

その後の経過：市で行うグループ療育に週1回通うのと並行して，当院で臨床心理士・言語聴覚士が同時に関わる訓練を週1時間ずつ継続した．本児が理解しやすい環境で，「できる事柄を増やす」「コミュニケーション手段として言語の果たす役割を理解する」という目標をたて，入室・退室時の行動の学習(靴や持ち物を決められた収納場所へ出し入れする．着席してあいさつする)，机上での課題学習(型はめやパズルなどの眼と手の協応性を要する視覚認知教材を中心に，事物写真のマッチングなど言語性の教材を導入)を行った．

4歳時には，入退室時のあいさつやある程度の着席

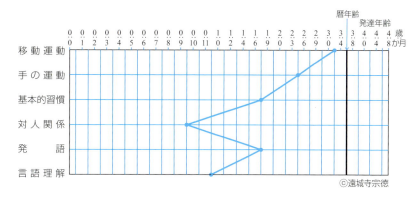

図7 遠城寺式乳幼児分析的発達検査の結果
【症例1(3歳6か月時)】

ができるようになった．地域での通園療育が週2回開始された．

5歳時には，言語理解力は2歳3か月相当，言語表出力は2歳相当となった．しかし興味や行動範囲が拡大し，行動スピードが増加するにつれ，家庭から抜け出し，道路で保護されたり，線路や川で事故に遭いかけたりすることが頻回となり，生活環境面で本児の行動の規制が必要となった．週2回の通園療育と当院での週1回の心理・言語訓練を継続した．当院での訓練内容は，前記の入退室時の行動の学習と，机上での学習（絵カードの呼称・選択・分類）などであった（図8）．

6歳になり，幼稚園と通園施設を併用するようになった．幼稚園への適応が思ったよりよく，生活環境面での問題行動がコントロールされてきた．当院での訓練場面を中心として，スケジュールを書いた絵カードを利用し，カードを呈示することにより生活の流れを理解させるようにしたところ，パニックを起こす回数が減ってきた．

小学校は地域の特別支援学級へ就学する予定である．

5 強度行動障害

強度行動障害とは，著しく強い攻撃性，自傷，多動などの激しい行動障害のため，適切な療育・訓練の機会を得ることがきわめて困難な状態のことをいう．強度行動障害に対しては，医療・福祉・教育の面から総合的に支援する対策がとられている．

強度行動障害判定基準表を表3に示す．10点以上

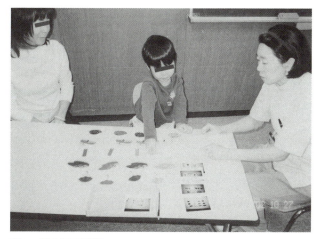

図8 机上での訓練
【症例1】
絵カードの呼称・選択・分類

を強度行動障害と判定する．厚生労働省管轄の在宅支援事業の1つとして，20点以上の例を対象に，「強度行動障害対策事業」が行われている．対象者は，3年以内の施設入所を行いながら，指導員・教師・ソーシャルワーカー・臨床心理士・小児科医または精神科医から構成されるチームにより行動障害の軽減を目的とした支援を受ける．

▶ 症例2：11歳5か月男児 ◀

診断名：知的能力障害（知的発達症）（重度），行動異常

病歴：在胎38週3,300gで正常に出生した．1歳4か月より歩き始めたが，ことばは4歳まで出なかった．3歳より頭突き，6歳よりつねり・かみつきが出現

表3 強度行動障害の判定基準表

行動障害の内容	1点	3点	5点
1. ひどい自傷	週に1, 2回	1日に1, 2回	1日中
2. 強い他傷	月に1, 2回	週に1, 2回	1日に何度も
3. 激しいこだわり	週に1, 2回	1日に1, 2回	1日に何度も
4. 激しい物こわし	月に1, 2回	週に1, 2回	1日に何度も
5. 睡眠の大きな乱れ	月に1, 2回	週に1, 2回	ほぼ毎日
6. 食事関係の強い障害	週に1, 2回	ほぼ毎日	ほぼ毎食
7. 排泄関係の強い障害	月に1, 2回	週に1, 2回	ほぼ毎日
8. 著しい多動	月に1, 2回	週に1, 2回	ほぼ毎日
9. 著しい騒がしさ	ほぼ毎日	1日中	絶え間なく
10. パニックがひどく指導困難			あれば
11. 粗暴で恐怖感を与え指導困難			あれば

20点以上が強度行動障害対策事業の対象
〔厚生省大臣官房障害保健福祉部長通知(平成10年7月)〕

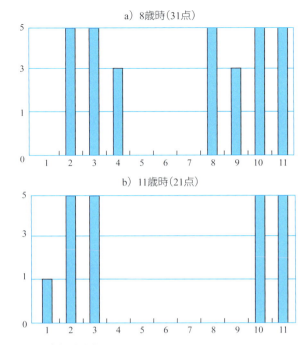

図9 強度行動障害スコア
【症例2】
1. ひどい自傷, 2. 強い他傷, 3. 激しいこだわり, 4. 激しい物こわし,
5. 睡眠の大きな乱れ, 6. 食事関係の強い障害, 7. 排泄関係の強い障害,
8. 著しい多動, 9. 著しい騒がしさ, 10. パニックがひどく指導困難,
11. 粗暴で恐怖感を与え指導困難

し, 某小児病院を受診したが様子をみるようにいわれた. 8歳時某大学病院の児童精神科を受診したが, 行動の改善が得られないため,「強度行動障害対策事業」対象児として当院の知的障害児施設に入所となった.

<u>入所時所見(8歳)</u>：体格は中等で, 身体所見に特記すべきことはなかった. 行動面では, つねり・かみつき・トイレへのこだわり(排泄後, 便器に手をつっこみ遊ぶ)・物こわし・著しい多動と騒がしさがみられ, 気に入らないことがあるとすぐにパニックをおこして相手かまわず向かっていき, 放尿したり衣類を脱いで裸になったりする状態であった. 強度行動障害判定基準表のスコアは31点であった(図9-a). 入所時検査では, 脳波で前頭部に少量の棘波が認められ, 田中ビネー検査で知能指数は30であった.

<u>入所後の経過</u>：行動異常に対する薬物療法として, ハロペリドール(セレネース®), カルバマゼピン(テグレトール®), ピモジド(オーラップ®), フルボキサミン(デプロメール®)を徐々に加えていった. それと並行して, ①キーパーソン(中心となる人物)の設定, ②自発的な行動を促すために, 日課ごとのスケジュールカードを作成, ③学校での学習内容を1週間ごとに検討, ④余暇時間に対しては, 時間と場所を限定し, 職員の対応方法を統一, ⑤コミュニケーションの方法を具体的に決めて統一, ⑥行動異常を生じたときの対応方法を統一することなどを決めて継続した. 施設に入所後2年の時点でも強度行動障害基準表のスコアは21点で, 依然として強度行動障害にはあてはまるが, 行動異常は少しずつ改善してきている(図9-b).

参考文献

・日本精神神経学会(日本語版用語監修)：高橋三郎, 他(監訳), DSM-5 精神疾患の診断・統計マニュアル. 医学書院, 2014

6. 注意欠如・多動症／注意欠如・多動性障害

米国精神医学会の「精神疾患の診断・統計マニュアル第5版(Diagnostic and Statistical Mannual of Mental Disorders 5th ed：DSM-5, 2013)」に記載されている注意欠如・多動症の診断基準を表に示す．注意欠如・多

表　注意欠如・多動症の診断基準(DSM-5)

A. (1)および / または(2)によって特徴づけられる，不注意および / または多動性 - 衝動性の持続的な様式で，機能または発達の妨げとなっているもの：
  (1) **不注意**：以下の症状のうち6つ(またはそれ以上)が少なくとも6か月持続したことがあり，その程度は発達の水準に不相応で，社会的および学業的／職業的活動に直接，悪影響を及ぼすほどである．
     注；それらの症状は，単なる反抗的行動，挑戦，敵意の表れではなく，課題や指示を理解できないことでもない．青年期後期および成人(17歳以上)では，少なくとも5つ以上の症状が必要である．
    (a) 学業，仕事，または他の活動中に，しばしば綿密に注意することができない，または不注意な間違いをする(例：細部を見過ごしたり，見逃してしまう，作業が不正確である)．
    (b) 課題または遊びの活動中に，しばしば注意を持続することが困難である(例：講義，会話，または長時間の読書に集中し続けることが難しい)．
    (c) 直接話しかけられたときに，しばしば聞いていないようにみえる(例：明らかな注意を逸らすものがない状況でさえ，心がどこかよそにあるようにみえる)．
    (d) しばしば指示に従えず，学業，用事，職場での義務をやり遂げることができない(例：課題を始めるがすぐに集中できなくなる，また容易に脱線する)．
    (e) 課題や活動を順序立てることがしばしば困難である(例：一連の課題を遂行することが難しい，資料や持ち物を整理しておくことが難しい，作業が乱雑でまとまりがない，時間の管理が苦手，締め切りを守れない)．
    (f) 精神的努力の持続を要する課題(例：学業や宿題，青年期後期および成人では報告書の作成，書類に漏れなく記入すること，長い文書を見直すこと)に従事することをしばしば避ける，嫌う，またはいやいや行う．
    (g) 課題や活動に必要なもの(例：学校教材，鉛筆，本，道具，財布，鍵，書類，眼鏡，携帯電話)をしばしばなくしてしまう．
    (h) しばしば外的な刺激(青年期後期および成人では無関係な考えも含まれる)によってすぐ気が散ってしまう．
    (i) しばしば日々の活動(例：用事を足すこと，お使いをすること，青年期後期および成人では，電話を折り返しかけること，お金の支払い，会合の約束を守ること)で忘れっぽい．
  (2) **多動性および衝動性**：以下の症状のうち6つ(またはそれ以上)が少なくとも6か月持続したことがあり，その程度は発達の水準に不相応で，社会的および学業的／職業的活動に直接，悪影響を及ぼすほどである．
     注；それらの症状は，単なる反抗的態度，挑戦，敵意の表れではなく，課題や指示を理解できないことでもない．青年期後期および成人(17歳以上)では，少なくとも5つ以上の症状が必要である．
    (a) しばしば手足をそわそわ動かしたりトントン叩いたりする，またはいすの上でもじもじする．
    (b) 席についていることが求められる場面でしばしば席を離れる(例：教室，職場，その他の作業場所で，またはそこにとどまることを要求される他の場面で，自分の場所を離れる)．
    (c) 不適切な状況でしばしば走り回ったり高い所へ登ったりする(注：青年または成人では，落ち着かない感じのみに限られるかもしれない)．
    (d) 静かに遊んだり余暇活動につくことがしばしばできない．
    (e) しばしば"じっとしていない"，またはまるで"エンジンで動かされているように"行動する(例：レストランや会議に長時間とどまることができないかまたは不快を感じる；他の人達には，落ち着かないとか，一緒にいることが困難と感じられるかもしれない)．
    (f) しばしばしゃべりすぎる．
    (g) しばしば質問が終わる前に出し抜いて答え始めてしまう(例：他の人たちの言葉の続きをいってしまう；会話で自分の番を待つことができない)．
    (h) しばしば自分の順番を待つことが困難である(例：列に並んでいるとき)．
    (i) しばしば他人を妨害し，邪魔する(例：会話，ゲーム，または活動に干渉する；相手に聞かずにまたは許可を得ずに他人の物を使い始めるかもしれない；青年または成人では，他人のしていることに口出ししたり，横取りすることがあるかもしれない)．
B. 不注意または多動性 - 衝動性の症状のうちいくつかが12歳になる前から存在していた．
C. 不注意または多動性 - 衝動性の症状のうちいくつかが2つ以上の状況(例：家庭，学校，職場；友人や親戚といるとき；その他の活動中)において存在する．
D. これらの症状が，社会的，学業的，または職業的機能を損なわせているまたはその質を低下させているという明確な証拠がある．
E. その症状は，統合失調症，または他の精神病性障害の経過中にのみ起こるものではなく，他の精神疾患(例：気分障害，不安症，解離症，パーソナリティ障害，物質中毒または離脱)ではうまく説明されない．

▶現在の重症度を特定せよ
  軽度：診断を下すのに必要な項目数以上の症状はあったとしても少なく，症状がもたらす社会的または職業的機能への障害はわずかでしかない．
  中等度：症状または機能障害は，「軽度」と「重度」の間にある．
  重度：診断を下すのに必要な項目数以上に多くの症状がある，またはいくつかの症状が特に重度である．または症状が社会的または職業的機能に著しい障害をもたらしている．

〔日本精神神経学会(日本語版用語監修)，髙橋三郎，他(監訳)：DSM-5 精神疾患の診断・統計マニュアル．医学書院，p58-59, 2014 より改変〕

動症（Attention-Deficit / Hyperactivity Disorder：ADHD）は，さらに混合して存在，不注意優勢に存在，多動・衝動優勢に存在の 3 つに分けられる．

1　原因と発生頻度

ADHD の原因はわかっていないが，いくつかの特定な遺伝子が関連しているといわれている．発生頻度は，小児の約 5%，成人の約 2.5% といわれている．

2　診　断

ADHD の診断は上記診断基準に基づいてなされるが，診察室の中だけで診断するのは難しい．病歴の聴取，身体所見，神経学的所見をもとにして，学校場面も加えた客観的評価，脳波検査，事象関連電位，放射線学的検査，心理検査などから総合的に診断されるべきである．

ADHD の基本的特徴は，機能または発達を妨げるほどの，不注意，多動性 - 衝動性である．「不注意」は，気がそれる，がまんできない，集中できないなど，「多動性」は，不適切な場面で動き回る，過剰にそわそわする，しゃべりすぎるなど，「衝動性」は，飛出しなどの突然の行動，がまんできない，結果を考えず行動するなどである．

幼児期の主な症状は多動で，就学後，不注意がより目立ってくる．青年期になると多動性は目立たなくなりそわそわ感，落ち着きのなさ，がまんできないことが主体となる．

ADHD に対してはいくつかの評価尺度がある．

1. ADHD の評価スケール（ADHD Rating Scale-IV）

5 〜 18 歳を対象とし，ADHD の 18 症状を尋ねる形のスケールで，家庭での様子を評価する家庭版と，学校での様子を評価する学校版の 2 種類がある．

2. コナーズの評価スケール（Conners 3rd Edition）

6 〜 18 歳の小児を対象とした親用，教師用，8 〜 18 歳の小児を対象とした自己評価用の 3 種類がある．

3　リハビリテーションの概要

薬物療法では，精神刺激薬であるメチルフェニデート（コンサータ®）や，選択的ノルアドレナリン再取り込み阻害薬（SNRI）であるアトモキセチン（ストラテラ®）が主として用いられる．衝動性・多動が著しい場合には，抗精神病薬であるリスペリドン（リスパダール®），気分安定薬であるバルプロ酸（デパケン®，セレニカ R® など），カルバマゼピン（テグレトール®）なども用いられる．

リハビリテーションスタッフによる支援としては，臨床心理士や教育関係者による行動療法があり，小児自身へのソーシャルスキル・トレーニングと親の訓練（ペアレント・トレーニング）がある．小児に対しては，適切な行動の積み重ねをトレーニングしていくことで，適応行動を増やし，不適応行動を減らしていき，本人のやる気と自信をもたせていく方法である．

親に対しては，ADHD の理解を深め，行動療法の理論に基づく対応を身につけさせ，親子関係の改善・親同士のサポート機能を形作っていく．親の訓練においては，小グループでの訓練が有効である．

さらに医療機関・学校・家庭が適切な連携をとり，具体的な方策をとっていく必要がある．

また ADHD の小児をもつ家族同士の交流も大切である．

4　リハビリテーションにおける問題点とその対応

ADHD の小児は決して少ないとはいえないが，現在のところその療育体制は充実していない．

ADHD の診断・治療を行う医療機関は少なく，医療機関と教育機関の連携が十分にとれている例も少ない．今後の対応が検討されるべき分野である．

5　症例提示

▶ **症例：14 歳 6 か月男児** ◀

診断名：ADHD

主訴：好きなことしか集中できない，授業中立ち歩く，みんなと一緒に行動できない，すぐにけんかになる，ノートや鉛筆の管理ができない，勉強についていけない

病歴：正常に出生．その後の発達に問題を感じなかったが，幼稚園に行き出してから一緒に行動ができず，

いつも動いているのを指摘された．小学校に入り，主訴に示す問題があるため，学校から勧められて8歳7か月時に当院を受診した．

初診時所見（8歳7か月時）：体格は中等で，理学的・神経学的に特記すべきことはなかったが，診察中ずっと体のどこかを動かしていた．学業では，漢字の書き取りと算数の文章題が苦手だがテストの点数はある程度とれた．

初診時検査所見：DSM-IVによるADHDの診断基準では全項目に該当した．ADHDの行動評価（家庭版）では多動性-衝動性で23点（98パーセンタイル値），不注意で25点（99パーセンタイル値），合計で48点（99パーセンタイル値）であった．脳波に異常を認めなかった．WISC-III検査では言語性知能指数90，動作性知能指数101，全知能指数95で，下位項目では言語性で類似・単語の項目が，動作性で符号の項目が低得点であった．S-M社会生活能力検査では社会生活年齢が4歳4か月と低く，特に集団参加2歳7か月，自己統制1歳8か月の項目が著明に低かった．

その後の経過：メチルフェニデート（コンサータ®）の投薬を開始し，学校で多動が減り集中力が改善した．授業が聞けるようになってから漢字が書けないのが目立ってきたため，9歳10か月時に心理・言語評価を行った．ADHDの行動評価（家庭版）では，多動性-衝動性で5点（75パーセンタイル値），不注意で19点（97パーセンタイル値），合計で24点（88パーセンタイル値）であった．DN-CAS認知評価システムでは全検査標準得点で平均域であったが，「注意」の尺度が有意に低かった（図）．読み書きスクリーニングテストでは，単語書き取り正答数が，平仮名14/20・片仮名13/20といずれも同年代男児平均-2SD以下で，漢字書き取りは1/20と著明に低値であった．フロスティッグ視知覚発達検査では，5歳～6歳6か月相当であった．以上から，具体物のイメージ・図形の傾きや大きさなど視覚的な情報のとらえ方が大まか，限られた時間内にとらえた情報を集中して正確に出力することが難しいということがわかった．それに対し，集中に配慮し作業を小分けにする，視覚だけでなく触覚・運動覚も使って覚える，間違い探しなどの課題を用いて視覚訓練をする，などの工夫を行った．

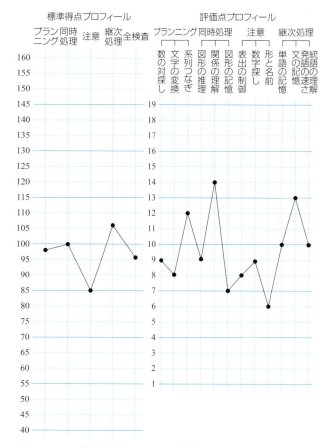

図　DN-CAS認知評価システムの結果

12歳9か月時，テレビゲームをしているときに突然倒れ，2分程の全身けいれんを生じた．脳波で右前頭部に鋭波が頻回に認められたため，てんかん（部分発作の二次性全般化）と診断し，カルバマゼピン（テグレトール®）の投与を開始した．

参考文献

- 日本精神神経学会（日本語版用語監修），高橋三郎，他（監訳）：DSM-5 精神疾患の診断・統計マニュアル，医学書院，2014
- 齋藤万比古，他（編）：注意欠陥/多動性障害-AD/HDの診断・治療ガイドライン．じほう，2006
- トーマスEブラウン：山下裕史朗，他（監訳），ADHD集中できない脳をもつ人たちの本当の困難―理解・支援そして希望へ．診断と治療社，2010

7. てんかん

てんかんとは,「種々の原因(遺伝,外因)によって起きる慢性の脳の病気であり,自発性かつ反復性の発作(てんかん発作)を主徴とし,脳波検査で発作性放電を示し,焦点部位の機能異常により多彩な発作症状を示す疾患ないし症候群である」と定義づけられている〔世界保健機構(WHO)による〕.

1 原因

てんかんの原因は,先進国と発展途上国で異なっているが,先進国におけるデータを図1に示す.全体では脳血管性の原因が最も多いが,小児では先天性疾患に伴うものが多く,思春期年齢では頭部外傷によるものが多い.

2 分類

てんかんの分類については,古くからいろいろと提案されてきたが,現在は国際抗てんかん連盟による「てんかん発作の国際分類(1981年)」と,「てんかんおよびてんかん症候群の国際分類(1989年)」が多く用いられている.

1. てんかん発作の国際分類(1981年)(表1)

てんかん発作を,脳波所見と発作症状から,I. 部分発作,II. 全般発作,III. 未分類てんかん発作に分類している.

2. てんかんおよびてんかん症候群の国際分類(1989年)(表2)

発作症状,脳波上のてんかん原性焦点,病因,発症年齢などを加味した分類である.大きく,I. 局所関連性てんかんおよび症候群,II. 全般性てんかんおよび症候群,III. 焦点性か全般性かが決定できないてんかんおよび症候群,IV. 特殊症候群に分類している.

3. てんかん発作・てんかん症候群国際分類(2010年)

2010年に国際抗てんかん連盟が提唱した分類であるが,まだ専門医の合意は得られていない.1981,1989年の分類と比較すると,いくつかの変更がある.部分発作という用語を,焦点発作(意識障害あ

表1 てんかん発作の国際分類(1981年)

I. 部分(焦点,局所)発作
  A. 単純部分発作(意識障害はともなわない)
    1. 運動徴候をともなう発作
    2. 体性感覚ないし特殊感覚症状をともなう発作
    3. 自律神経症状ないし徴候をともなう発作
    4. 精神症状をともなう発作
  B. 複雑部分発作(意識障害をともなう)
    1. 単純部分発作で始まり意識障害に移行する発作
    2. 開始時から意識障害をともなう発作
  C. 二次性全般化に移行する発作
    1. 単純部分発作から二次性全般化に移行する発作
    2. 複雑部分発作から二次性全般化に移行する発作
    3. 単純部分発作から複雑部分発作を経て二次性全般化に移行する発作
II. 全般発作(けいれん性あるいは非けいれん性)
  A. 欠神発作
    1. 定型欠神発作
    2. 非定型欠神発作
  B. ミオクロニー発作(単発性ないし多発性)
  C. 間代発作
  D. 強直発作
  E. 強直間代発作
  F. 脱力発作
III. 未分類てんかん発作
    不充分ないし不完全な資料のため,およびこれまでに記載した範疇に分類できないすべての発作を含む.例えば,律動性眼球運動,咀嚼様運動,および水泳様運動のような,いくつかの新生児の発作が含まれる.

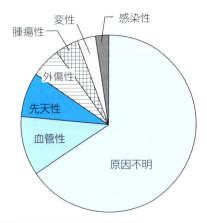

図1 先進国におけるてんかんの原因

表2 てんかんおよびてんかん症候群の国際分類（1989年）

I. 局所関連性（焦点性，局所性，部分性）てんかんおよび症候群
　I－1　特発性（年齢に関連して発病）
　　　・中心側頭部に棘波をもつ良性小児てんかん
　　　・後頭部に発作放電をもつ小児てんかん
　　　・原発性読書てんかん
　I－2　症候性
　　　・小児の慢性進行性持続部分てんかん（Rasmussen症候群）
　　　・特異な発作誘発様態をもつてんかん
　　　・側頭葉てんかん
　　　・前頭葉てんかん
　　　・頭頂葉てんかん
　　　・後頭葉てんかん
　I－3　潜因性
II. 全般性てんかんおよび症候群
　II－1　特発性（年齢に関連して発病）
　　　・良性新生児家族性けいれん
　　　・良性新生児けいれん
　　　・幼児の良性ミオクロニーてんかん
　　　・小児の欠神てんかん（ピクノレプシー）
　　　・若年性欠神てんかん
　　　・若年性ミオクロニーてんかん（衝撃性小発作）
　　　・覚醒時大発作てんかん
　　　・上記以外の特発性全般てんかん
　　　・特異な発作誘発様態をもつてんかん
　II－2　潜因性または症候性
　　　・ウエスト症候群（乳幼児前屈発作，BNSけいれん）
　　　・レノックス・ガストー症候群
　　　・ミオクロニー先立てんかん
　　　・ミオクロニー欠神てんかん
　II－3　症候群
　　　II－3－1　非特異性病因
　　　　　・早期ミオクロニー脳症
　　　　　・早期乳児てんかん性脳症
　　　　　・上記以外の症候性てんかん
　　　II－3－2　特異症候群
III. 焦点性か全般性かが決定できないてんかんおよび症候群
　III－1　全般性および焦点性発作をもつてんかん
　　　・新生児発作
　　　・幼児の重症ミオクロニーてんかん
　　　・徐波睡眠時に持続性棘徐波放電を示すてんかん
　　　・獲得性てんかん性失語（ランドー・クレフナー症候群）
　　　・上記以外の未決定てんかん
　III－2　全般性あるいは焦点性のいずれの特徴をも欠如する未決定てんかん
IV. 特殊症候群
　IV－1　状況関連性発作（機会性発作）
　　　・熱性けいれん
　　　・単発作と単発のてんかん発作重積状態
　　　・急性代謝障害や中毒の際にのみ起こる発作

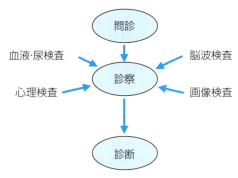

図2　てんかんの診断手順

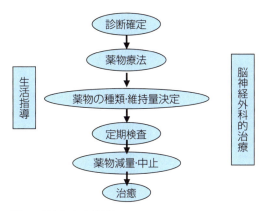

図3　てんかんの治療

3　診　断

てんかんの診断手順を図2に示す．てんかんの診断においては，てんかんと同様の発作症状を示す他の疾患（脳腫瘍，脳血管障害など）を除外することがまず最初に行われるべきである．てんかんの診断には問診と脳波検査が特に重要であり，さらにてんかん発作の国際分類（1981年）・てんかんおよびてんかん症候群の国際分類（1989年）のどれに該当するか検討していく．

4　リハビリテーションの概要

てんかんにおいては医学的治療が最も大切である．近年では脳神経外科的治療も積極的に行われるようになってきている．ACTH療法・ケトン食療法なども行われるが，治療の中心は薬物療法である（図3）．
てんかんの治療を行うにあたっては，発作の記録表

り，なし）に統一した．てんかん性活動そのものが重症な障害を引き起こす年齢依存性てんかんに対し「てんかん性脳症」という概念を取り入れた．基礎病因の分類を「素因性」「構造的・代謝性」「原因不明」に分類し，それぞれの特徴を示した，などである．

を用いるのが便利である（図4）．

主な抗てんかん薬とその副作用を表3に示す．

てんかんのリハビリテーションの目標は生活の質（QOL）の向上である．てんかんのリハビリテーションにおいては2つの大きな目標があり，1つは発作のコントロールを目指す目標で，もう1つは機能障害を少しでも軽くする目標である．この2つの目標のバランスをとっていくことが，てんかんのリハビリテーションにつながっていく（図5）．例えば発作を抑えるために薬が多くなりいつも居眠りをしているというのではなく，危険な発作でなければ多少は眼をつぶって薬をある程度のところで増やさないでおくことなどである．

てんかんをもっている小児のなかには身体障害を併せもっている小児がたくさんいる．身体障害に対するリハビリテーションの内容は，てんかんの有無によってそれ程異なってはいないが，てんかんをもっている小児の場合は，発作による意識障害や転倒などによって外傷を受けやすかったり，抗てんかん薬の影響による眠気があったりすることに注意する必要がある．

5 包括的分類（八木・大沼）

社会的面と医学的面を考慮して成人のてんかん患者を分類した「包括的分類（八木・大沼）」を表4に示

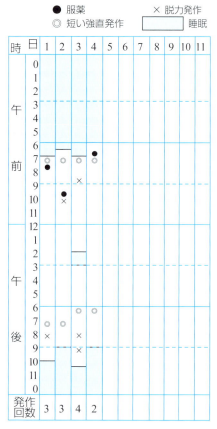

図4　てんかん発作の記録表

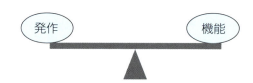

図5　てんかんのリハビリテーション：QOLの向上を目指す

表3　主な抗てんかん薬と副作用

抗てんかん薬	略号	商品名	副作用
フェニトイン	PHT	アレビアチン，ヒダントール	眼振，複視，失調，歯肉増生，肝障害，発疹，葉酸低下
フェノバルビタール	PB	フェノバール	活動性低下，眠気，多動，認知機能低下，発疹，葉酸低下
カルバマゼピン	CBZ	テグレトール	発疹，めまい，眠気，複視，胃腸障害，肝障害
バルプロ酸	VPA	デパケン，バレリン，デパケンR，セレニカR	胃腸障害，肝障害，凝固障害，眠気，肥満，膵炎
クロナゼパム	CZP	リボトリール，ランドセン	眠気，筋緊張低下，活動性低下，唾液分泌過多
クロバザム	CLB	マイスタン	眠気，めまい，複視，唾液分泌過多
ゾニサミド	ZNS	エクセグラン	眠気，精神症状，食欲低下，乏汗，腎尿路結石
ガバペンチン	GBP	ガバペン	眠気，めまい，頭痛，複視，倦怠感，感情不安定，行動異常
トピラマート	TPM	トピナ	眠気，めまい，精神症状，食欲低下，腎尿路結石，乏汗
ラモトリギン	LTG	ラミクタール	発疹，眠気，めまい，複視，肝障害
レベチラセタム	LEV	イーケプラ	眠気，めまい，頭痛，複視，肝障害

表4　包括的分類（八木，大沼）

	症例数	社会的	医学的
第1群	10例	職業選択自由	5年以上発作なし
第2群	38例	危険な作業禁	3年以上発作なし
第3群	9例	危険な機械作業禁	月3～4回の発作
第4群	24例	保護就労	月5～6回の発作
第5群	98例	日常生活要介助，単純作業可	週数回の発作
第6群	175例	日常生活全介助	日数回の発作
合計	354例		

（八木和一：リハビリテーション．日本てんかん協会（編），てんかん制圧への行動計画．ぶどう社，p373，1986より引用，栗原加筆）

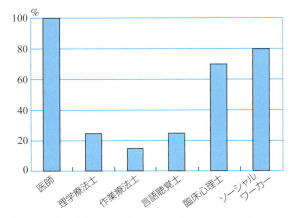

図6　てんかん患者に関わっているスタッフの割合

す．この分類は，社会生活を送るにあたっての問題点を把握するのに役に立つ分類である．本来は成人に用いる分類であるが，当院小児科で治療中のてんかん患者354例（年齢1～71歳・平均18.4歳）に用いて6群に分類してみた．重度障害や重複障害をもった例が多いので，第5群と第6群が大半を占めている．

6　リハビリテーションスタッフの関わり

当院小児科で診療中の354例のてんかん患者に関わっているスタッフの割合と支援内容を示す（図6，表5）．てんかんは医療が最も重要な位置を占める疾患である．診察にはじまり，脳波や頭部CT・MRI検査，抗てんかん薬の調整などが行われる．その他のスタッフではソーシャルワーカーと臨床心理士の関わりが多い．

1）理学療法士

てんかん発作で転倒したときの外傷予防のための補装具作製と，合併身体障害に対する訓練の2つの役割をもつ．第1群にはほとんど関わらない．第2，3，4群では外傷予防のための頭部保護帽（図7）の作製などを行う．第4，5群では歩行訓練を行う．第6群では，車椅子の作製，摂食・嚥下訓練，排痰訓練，関節可動域訓練などを行う．

2）作業療法士

主に日常生活動作（ADL）の訓練を行う．第1群での関わりはほとんどない．第2，3群では上肢の巧緻性を高める訓練などを行う．第4，5群では更衣動作や食事動作などのADLの訓練を行う．第6群では日常生

表5　てんかん患者に対する支援内容

医師	全身管理，血液・尿検査，脳波検査，頭部画像検査，抗てんかん薬の調整，外科的治療
理学療法士	移動訓練，関節可動域訓練，補装具作製（頭部保護帽・車椅子）
作業療法士	日常生活動作訓練，巧緻性訓練，自助具作製
言語聴覚士	言語検査，言語訓練，嚥下訓練
臨床心理士	心理検査，認知訓練，心理面への支援（本人・親に対して）
ソーシャルワーカー	社会的面からの支援，情報提供

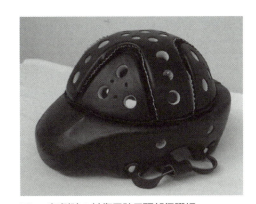

図7　転倒時の外傷予防用頭部保護帽

活のほとんどの場面で介護者の手が必要となり，介護量を軽減する工夫が試みられる．理学療法士と協力していろいろな福祉機器の導入や，住宅の改造にも関わる．

3）言語聴覚士

言語検査を行うが，細かい言語検査ができるのは第

1, 2群のみである．第3, 4群を中心に言語訓練を行う．ことばの遅れを伴った発達遅滞を示す小児に対しては，臨床心理士と一緒に訓練を進める．第5, 6群では摂食・嚥下訓練を行うが，この訓練では適切な姿勢を保つことが大切であるため，理学療法士や作業療法士と一緒に訓練を進める．後天性失語症を示し，6～7割にてんかんを発症するランドー・クレフナー（Landau-Kleffner）症候群では，言語聴覚士による言語評価が大切である．

4）臨床心理士

当院では臨床心理士の関わりが重要な位置を占めている．てんかんそのものや抗てんかん薬が知能に及ぼす影響があることから，てんかんの治療を開始するにあたっては，可能な限り発達検査や知能検査を行う．検査結果に応じて，当院で心理療法を行ったり，学校や通園施設などに情報を提供したりする．その他，小児自身や家族が「てんかん」という病気を受け入れていくための支援をしたり，いろいろな悩みごとの相談にのったりする．

5）ソーシャルワーカー

社会的な面への支援や情報の提供をする．医療費補助の手続き，身体障害手帳の申請手続き，通園施設の紹介などである．当院では家庭・施設・学校の訪問も行っているが，必要に応じて他のスタッフと一緒に訪問する．

7 リハビリテーションにおける問題点とその対応

てんかんのリハビリテーションにおいては，てんかんの医学的治療が適切に行われることが最優先で，それと並行してリハビリテーションスタッフが関わっていく．リハビリテーションを行うにあたっては，発作予後と機能予後の双方からの検討が必要であるが，特に発作のコントロールが得られない例においては，生活の質（QOL）を向上させるという視点にたってリハビリテーションを進めていくことが大切である．

8 症例提示

▶ **症例：17歳男児**

診断名：ランドー・クレフナー症候群

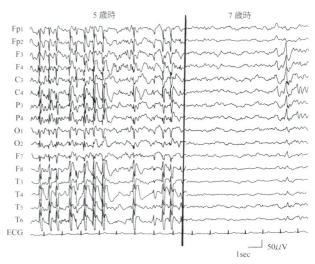

図8　脳波の経時的変化

主訴：けいれんのコントロール，ことばが出ない．

病歴：満期3,224gで正常に出生した．始歩は1歳であったが，始語は1歳6か月，2語文の出現は2歳とやや遅れた．2歳8か月時，両手を硬く握りしめ意識消失を認めたが，1時間でもとに戻った．近医でてんかんと診断され，バルプロ酸（デパケン®）が開始された．その後，眼をパチパチさせ，耳が聞こえにくくなり，ことばが出なくなる数秒間の発作が時折みられていたが，5歳6か月時には同様の発作が日に20回程みられるようになり入院となった．

入院時身体所見（5歳6か月時）：特記すべきことなし．
入院時検査所見：血液・尿一般検査に異常なし．

バルプロ酸血中濃度は88.3 μg/mlであった．

トリクロホスナトリウム（トリクロリール®）誘発睡眠脳波では，右中側頭・後側頭優位に棘波・棘徐波複合が頻発し，しばしば全般化した（図8）．

言語評価では，ITPA言語学習能力診断検査で言語学習年齢は4歳5か月相当（言語学習能力指数79）であり，視覚運動回路がすぐれ，聴覚回路が劣っていた．特に「ことばの理解」「文の構成」が劣っていた（図9）．

心理評価では，WISC-R知能検査で言語性知能指数84，動作性知能指数86，全知能指数83であった．

その後の経過：ゾニサミド（エクセグラン®）の追加により発作が消失し，1か月後に退院となった．

6歳5か月時，夜中に急にうなり声をあげ，流涎，

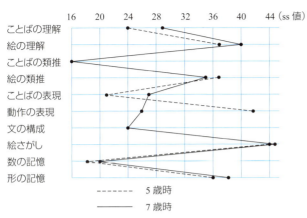

図9 ITPA言語学習能力診断検査

参考文献

- 井上有史,他(編):新てんかんテキスト—てんかんと向き合うための本,南江堂,2012
- 皆川公夫:日本てんかん協会(編),すべてわかるこどものてんかん.クリエイツかもがわ,2014
- 日本てんかん学会(編):てんかん専門医ガイドブック—てんかんにかかわる医師のための基本知識.診断と治療社,2014
- 栗原まな:リハスタッフが知っておきたい薬の知識 抗てんかん薬.Journal of Clinical Rehabilitation **21**:977-982,2012

四肢脱力がみられた.

7歳2か月時よりことばが不明瞭となり,1か月後には相手のいうことが理解できなくなり,コミュニケーションがとれなくなった.語音弁別能力検査で,左耳は0%・右耳は15%の正答率であった.脳波とITPA言語学習能力診断検査の結果を示す(図8,9).ゾニサミド(エクセグラン®)を中止し,フェニトイン(アレビアチン®)とエトサクシミド(ザロンチン®)を追加したところ,徐々に症状が消失していった.

その後はてんかん発作の出現はなく,語音聴力の軽度低下を認めながらも失語症状の出現はみられずに経過し,16歳時には抗てんかん薬を中止することができた.

<u>15歳4か月時の検査結果</u>:WISC-III知能検査では,言語性知能指数77,動作性知能指数87,全知能指数80であった.

ITPA言語学習能力診断検査では,ことばの理解・文の構成は検査の上限(10歳3〜6か月相当)を超しており,ことばの類推10歳1か月相当,ことばの表現8歳2か月相当,数の記憶5歳4か月相当であった.

8. 脳血管障害

1 原因と発生頻度

成人の脳血管障害では脳動脈硬化に伴う脳梗塞が多いのに比べ，小児では先天性の脳・心奇形，感染症，外傷後の血管閉塞などが多く，原因のつかめない場合も多い．

2 分類

乳児期以降の小児の脳出血と脳梗塞の分類を示す（表1, 2）．

3 当院で入院リハビリテーションを行った症例の概要（表3, 図1, 2）

脳血管障害の内訳は，脳出血43例，脳梗塞28例である．

脳血管障害では，脳損傷の部位が比較的限局しているため，障害像はそれほど多彩ではなく，知能の障害もそれほど重くない例が多い．片麻痺と失語症が多い．高次脳機能障害を示す例は多い．脳波異常を示す例は多いが，てんかんを発症する例は比較的少ない．

4 リハビリテーションの概要

リハビリテーションの目標は，障害の程度に応じて生活の質（QOL）の向上を目指し，社会生活に戻ることである．

急性期の治療と並行して，呼吸排痰訓練・褥瘡の予防・関節拘縮を予防するための関節可動域訓練・筋力維持の訓練などの理学療法を開始する．

次の時期には，理学療法士による頸部や体幹のコントロールを獲得する訓練，座位・立位保持の訓練，歩行訓練へと移行していく．並行して作業療法士による日常生活動作（ADL）訓練が行われる．片麻痺の例が比較的多く，上肢の訓練が長期に必要となる例が多い．嚥下障害が認められる場合には，言語聴覚士による摂食・嚥下訓練が行われる．失語症の例では，言語聴覚士による訓練が必要となる．学習面は院内学級教師と臨床心理士が担当する．在宅生活に向けての支援

表1　乳児期以降の脳出血の原因
1. 動静脈奇形，頭蓋内血管腫
2. 頭蓋内動脈瘤
3. 頭部外傷
4. 特発性頭蓋内出血
5. 血液疾患
6. 若年性高血圧
7. 肝疾患
8. 頭蓋内腫瘍
9. 脳症
10. ビタミン欠乏症

表2　乳児期以降の脳梗塞の原因
I. 動脈閉塞症
　1. 心疾患
　2. 血液疾患
　3. 感染症
　4. 炎症性疾患
　5. 全身性循環障害
　6. 中毒・外傷・医原性
　7. 頭蓋内腫瘍
　8. 血管奇形
　9. 動脈異形成
　10. 代謝疾患
　11. 動脈硬化症・剥離性動脈炎
II. 静脈閉塞症
　1. 脳内血管閉塞症
　2. 上大静脈・頸静脈閉塞症

は，ソーシャルワーカーによる情報提供・環境調整や，理学療法士・作業療法士による家屋改造へのアドバイスなどが行われる．復学にあたっては，院内学級教師とソーシャルワーカーを中心に調整が行われる．

5 リハビリテーションにおける問題点とその対応

小児の脳血管障害は頻度が高くないため，症例ごとに適切なリハビリテーションプログラムを作成して対応していく必要がある．

また，後天性の障害であり，障害の受容が容易でない．このことに対しては，情報の提供・家族への心理面からの支援・同じような障害をもった小児をもつ家族との交流などを通して，少しずつ，障害を受け入れられるように努めていく．

表3 脳血管障害例の概要

		脳出血（43例）			脳梗塞（28例）		
発症年齢		2か月〜15歳6か月 （平均9歳8か月）			9か月〜15歳7か月 （平均6歳8か月）		
原因		脳血管異常 32	脳動静脈奇形 29		脳外傷 7		
			頭蓋内血管腫 3		脳血管異常 7	もやもや病	4
						内頚動脈閉塞症	3
		全身性疾患 1	白血病 1		周術期 7	心疾患周術期	4
						脳腫瘍周術期	2
						シャント周術期	1
		不明 10			不明 7		
後遺症	身体障害	39例	片麻痺 27例 失調 9例 四肢麻痺 3例 視野・視力障害 3例		25例	片麻痺 23例 四肢麻痺 2例 視野・視力障害 5例	
	知的能力障害	11例			11例		
	高次脳機能障害	31例			26例		
	てんかん	4例			7例		

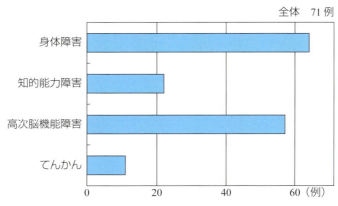

図1 脳血管障害後遺症

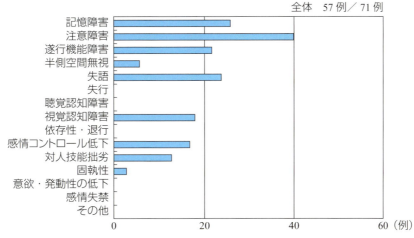

図2 脳血管障害後の高次脳機能障害

6 症例提示

症例：13歳7か月男児

診断名：脳動静脈奇形破裂による小脳出血
障害名：小脳性失調症，構音障害
主訴：在宅生活に向けてのリハビリテーション．
家族歴・既往歴：特記すべきことなし．
現病歴：9歳3か月，自宅の外で遊んでいるとき，急激な頭痛・嘔吐で発症した．近医を受診したが救命センターへ転送された．入院時，Japan coma scaleはⅢ-300で対光反射は消失していた．小脳出血の診断で緊急血腫除去術が施行された（図3）．ICUに2週間収容された．本人は1か月後からの記憶は残っている．2か月後より指で1，2を示せるようになった．4か月後には経管栄養を中止することができ，3～4cm角の平仮名・数字を指さしてコミュニケーションがとれるようになった．5か月後に喃語が出現した．7か月後に在宅生活に向けてのリハビリテーションを目的に当院へ転院した．

当院入院時所見（9歳10か月時，発症7か月後）：身長141cm，体重27kg，左右視で水平方向の眼振がみられた．嚥下反射はやや低下していた．筋緊張は低下しており，体幹失調・上肢の企図振戦が著明であった．ADLでは，連続寝返りが可能で，座らせると上肢で支えて座っていられた．普通食を全介助で摂食できた．更衣は全介助を要したが協力は得られた．発音は失調性で聞き取りにくく，スピードは遅かったが，会話は可能であった．排泄はおむつを使用し，排尿・排便後に教えることができた．入院時の機能的自立度評価法（FIM）（1章p5, 13参照）は44で，セルフケア・排泄・移乗・移動の各項目で評価点が低かった（図4）．

検査所見：頭部MRIで左小脳半球を中心に右小脳半球から虫部にかけてT_1強調画像で低輝度・T_2強調画像で高輝度の領域が認められた．脳室は拡大していた（図5）．トリクロホスナトリウム（トリクロリール®）誘発睡眠脳波で左大脳半球は低電位を示し，右前頭部を中心に少量の鋭波・鋭徐波が出現していた．

当院入院後の経過：
①入院1か月後：車椅子とベッドの間に板を渡すと，

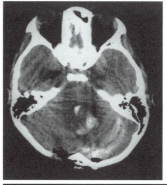

図3　発症時頭部CT
【症例（9歳3か月時）】
小脳からの出血が第三脳室・側脳室に広がっている．

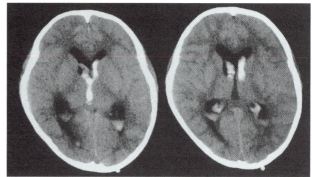

図4　当院入院時FIM 44

座位移動での移乗が何とか可能になった．理学療法士は頚・体幹のコントロールを促す訓練と起きあがり・座位保持の訓練を行った（図6, 7）．作業療法士は座位保持・食事動作・移乗訓練を行った（図8, 9）．言語聴覚士は，失調性構音障害に対して発声を中心とした言語訓練，嚥下障害に対する口唇と舌の機能訓練・食事にとろみをつける工夫などを行った．臨床心理士

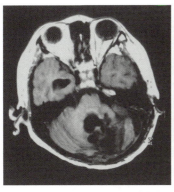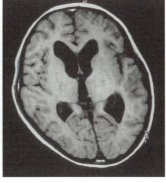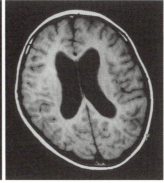

図5　頭部 MRI T1 強調画像（当院入院時）
【症例（発症7か月後）】
小脳の広範な低輝度域と脳室の拡大が認められる．

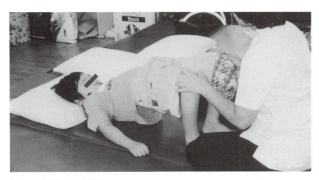

図6　入院1か月後
理学療法士による体幹のコントロール訓練．

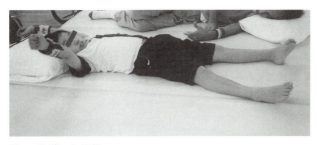

図7　入院1か月後
理学療法士による筋力強化訓練．

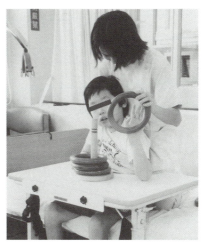

図8　入院1か月後
作業療法士による座位保持・上肢動作訓練．

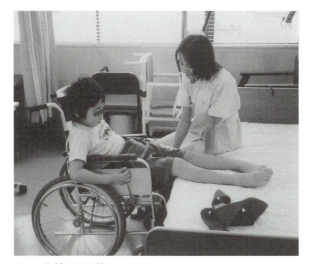

図9　入院1か月後
作業療法士による移乗訓練．

は知能の評価を行った．WISC-R 知能検査の結果は，言語性知能指数 85，動作性知能指数 58，全知能指数 69 であり，組合せ課題と理解課題での評価点の低下および言語性知能指数と動作性知能指数の間の有意な乖離が認められた．本症例においては，母親がなかなか障害を受け入れられず，一人では面会にこられない状態が続いていたため，臨床心理士を中心として，母親が障害を受容するための支援に力が入れられた．院内学級では1学年遅れの教科書を使用して学習が行わ

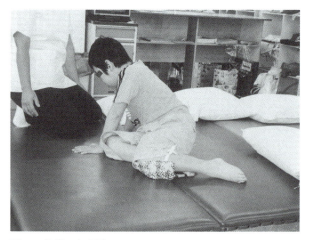

図10　入院2か月後
理学療法士による座位移動の訓練.

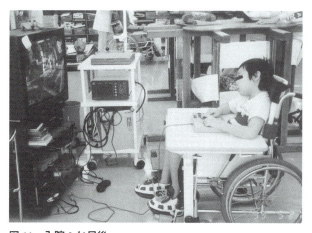

図11　入院2か月後
作業療法士によるテレビゲームを用いて眼と手の協応性を高める訓練.

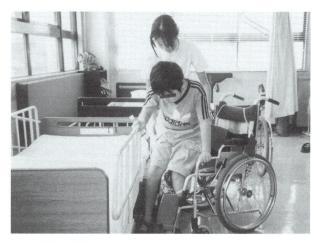

図12　入院4か月後
作業療法士による移乗訓練.

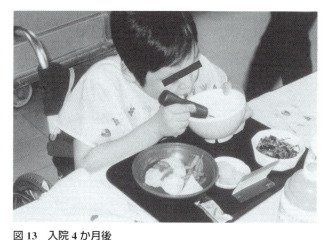

図13　入院4か月後
柄を太くしたスプーン・フォークを用いると，自分で食事が食べられるようになった.

れた．

②入院2か月後：短時間の意識消失・眼球上転・尿失禁がみられ，脳波で左前頭部に鋭波が出現していたことから，てんかん発作を疑ったが，抗てんかん薬の投与は開始せず経過観察とした．その後同様の症状は認められていない．この頃のリハビリテーションの内容は，座位保持・座位移動の訓練，食事動作訓練，書字訓練，言語訓練，摂食訓練などであった（図10，11）．

③入院4か月後：頸部のコントロールは不十分であったが，椅子に座り，前にテーブルを置くとある程度の手の動作が可能となり，スプーン・フォークを用いての食事動作や太マジックを持って7cm角の書字が可能となった．この頃のリハビリテーションの内容は，車椅子への移乗訓練，車椅子駆動の訓練，机上動作の訓練，言語訓練，摂食訓練，認知訓練，復学への調整であった（図12，13）．

④退院1か月前：本人・母親・当院スタッフ（理学療法士・作業療法士・ソーシャルワーカー・担当看護師，院内学級教師）が前籍校を訪問した（図14）．その後本人と家族で1週間登校した．登校時の問題点として，移動（特に階段昇降）と排泄に介助が必要であること，書字スピードが遅いこと，学習に遅れがあることがあげられた．これらの問題点への対応として，母親の付き添いや学校での補習を検討した．

また本人の障害に合わせて自宅を新築することになり，理学療法士・作業療法士とともに計画が進められ

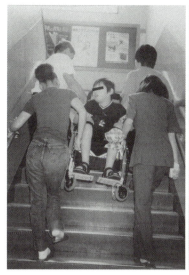 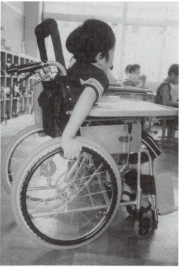

図14 復学前の調整
退院1か月前には学校を訪問して復学のための調整をした．

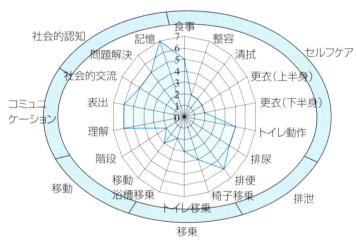

図15 退院時 FIM 72

た．

前述の問題を残しつつも，入院6か月後に退院となった．

退院時所見（10歳4か月時，発症1年1か月後）：筋緊張は低下し，失調症状は認められたが，起きあがり・座位保持は可能で，ベッドと車椅子の間の移乗も可能であった．しかし車椅子の駆動はできず，移動には介助が必要であった．失調性構音障害のためことばは聞き取りにくかった．退院時 FIM は72で，セルフケア・移乗・移動の評価点が依然として低かった（図15）．

入院中のリハビリテーションの概要を表4に示す．

その後の経過：自宅から前籍の通常学級（小学4年生）へ通学した．本症例の場合は，学校からの依頼により母親が学校生活すべてに付き添って登校を続けた．中学校は付き添いをせずに通うために特別支援学校へ就学した．13歳時点では，不安定ながらも立位保持が可能で，つかまり立ちは安定し，車椅子駆動は実用化している（図16，17）．更衣にはわずかな介助が必要である．書字はスピードが遅いが何とか実用的なレベルである．発語は失調性でスピードが遅いが会話にはほとんど支障をきたさず，排泄は自立している．知能は正常範囲内である．ワープロを使用するための訓練を一時期行ったが，上肢の失調が強いため実用化でき

表4　入院中のリハビリテーションの概要

		入院時	入院2か月後	入院4か月後	退院時（入院6か月後）
機能		連続寝返り可能，座位保持不能 更衣・排泄全介助 普通食を全介助で摂取 会話は可能だが聞き取りにくい	寝返り可能 起きあがり不能 座位保持何とか可能 左手にマジックを持ち7cm角の書字可能	起きあがり・座位保持何とか可能	起きあがり・座位保持可能 ベッド・車椅子間の移乗可能 車椅子駆動不能 会話は何とか可能
リハビリの内容	医師	医療精査，全身管理 車椅子処方	てんかんの経過観察 健康管理	健康管理	健康管理
	看護師	看護 障害受容への支援	看護 障害受容への支援	看護 排尿は収尿器使用 家族への支援	看護 退院準備
	理学療法士	頸・体幹のコントロール訓練 起きあがり・座位保持訓練 車椅子作製	座位保持・座位移動訓練	車椅子移乗訓練 車椅子駆動訓練 起きあがり・座位訓練	車椅子駆動訓練 移乗訓練 歩行器での歩行訓練
	作業療法士	頸・体幹のコントロール訓練 食事動作訓練（手づかみ） 移乗訓練	食事動作訓練（スプーン・フォーク使用） 書字訓練	机上動作訓練 書字訓練	食事動作訓練（スプーン・フォーク使用） 書字訓練
	言語聴覚士	言語検査（失調性構音障害） 摂食訓練	言語訓練 摂食訓練（とろみ剤の使用）	言語訓練 摂食訓練	言語訓練
	臨床心理士	知能検査，認知訓練 障害受容への支援	知能検査（知能指数69） 認知訓練，障害受容への支援	認知訓練 障害受容への支援	復学への支援
	院内学級教師	学力の把握 学習	学習	学習 復学への調整	復学への支援
	ソーシャルワーカー	社会的情報の提供 補装具作製の調整 障害受容への支援	社会的情報の提供 障害受容への支援	前籍校との調整 障害受容への支援	在宅生活・復学への支援

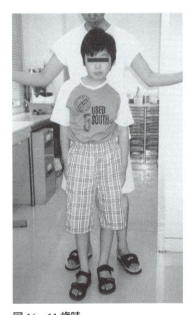

図16　11歳時

わずかだが立位保持が可能となった．

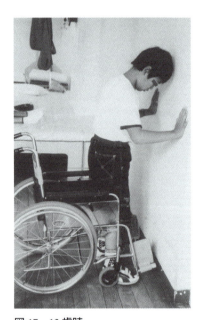

図17　13歳時

つかまり立ちが安定した．

ず断念した．

参考文献

- 鈴木則宏（編）：脳血管障害の治療最前線．中山書店，2014
- 脳卒中合同ガイドライン委員会（監）：篠原幸人，他（編），脳卒中治療ガイドライン 2009．協和企画，2009
- Ganesan V, et al：Stroke and cerebrovascular disease in childhood, International child Neurology Association, 2011
- 栗原まな，他：小児脳血管障害の長期予後．脳と発達 **47**, 2015, in press

9. 急性脳炎・脳症

1 原因

急性脳炎の原因には，細菌感染・ウイルス感染などがあり，急性脳症の原因には感染・中毒（一酸化炭素・薬物・鉛）・代謝疾患・虚血などがある．リハビリテーションの内容は，脳炎でも脳症でもほとんど変わらないので，ここでは当院で行っている急性脳症に対するリハビリテーションについて述べ，次いでいくつかの異なった原因による脳炎・脳症の症例を提示する．

2 当院で入院リハビリテーションを行った症例の概要

ウイルス性ないしは原因不明の急性脳症に罹患した後，後遺症に対して入院リハビリテーションを行った103例の概略を示す．発症時の年齢は8か月～10歳1か月（平均3歳）であった．

後遺症は，身体障害として，運動麻痺・嚥下障害・視力障害などがみられ，知的能力障害・てんかん・高次脳機能障害がみられた（図1，2）．

3 リハビリテーションの概要

急性脳症を発症してまもなくの時期には，てんかん・水頭症・硬膜下血腫などの合併症の治療や経管栄養の管理など，医療面に重点がおかれる．理学療法士は関節可動域訓練・排痰訓練・車椅子などの作製を，言語聴覚士は摂食・嚥下訓練を，臨床心理士は小児の反応を向上させる訓練や家族が障害を受け入れていくための支援を行う．ソーシャルワーカーは家族の障害受容や社会的情報の提供などを行う．

次の時期には，医療面ではてんかんの治療が中心となる．理学療法士は歩行訓練や転倒時の外傷予防のための頭部保護帽作製などを行う．作業療法士は感覚訓練を，言語聴覚士・臨床心理士・教師はコミュニケーション態度や刺激への反応を獲得するための訓練や学習を行う．ソーシャルワーカーは在宅生活に向けての情報提供や環境の調整を行う．

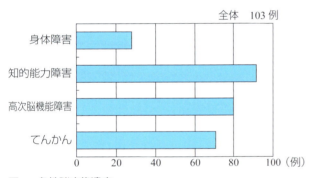

図1　急性脳症後遺症

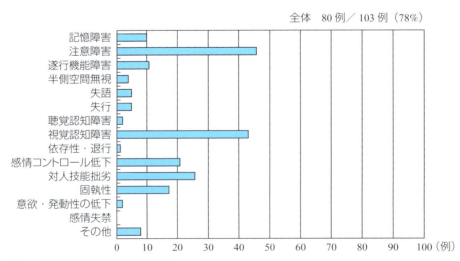

図2　急性脳症後の高次脳機能障害

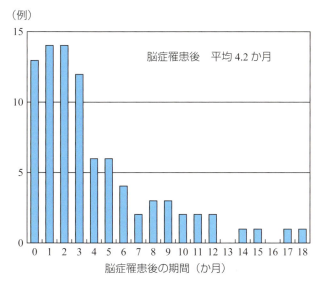

図3　急性脳症罹患後のてんかんの発症時期

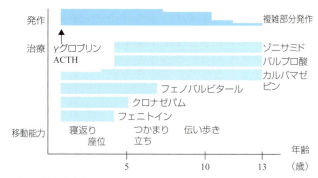

図4　臨床経過
【症例1】

その後，機能障害の程度に応じて，臨床心理士・言語聴覚士による認知訓練が行われる．退院後の生活に適応するための実践的な訓練，すなわち作業療法士による日常生活動作の訓練や，院内学級教師による学習に力が入れられる．復学への調整は教師・ソーシャルワーカーを中心として行われ，復学先の学校を実際に訪問しながら調整を進めていく．

4　合併症としてのてんかん

今回の対象においててんかんは70例にみられ，てんかんの発症時期は，脳症罹患後平均4.2か月で，種々の治療にもかかわらず最終発作が毎日認められた例は70例中27例であった（図3）．

一般に急性脳症罹患後にてんかんを発症する例は多く，その発症時期は罹患後1年以内が多く，また発作のコントロールが難しい例が多いといわれている．

てんかん発作のコントロールが不良な例ではてんかん自体が脳機能の低下をもたらすこともあり，また発作のため生活に制限が必要となることも多いので，難治化が予測される症例においては小児神経専門医ないしはてんかん専門医の受診をお勧めしたい．

▶ 症例1：15歳男児 ◀

1歳3か月時に原因不明の急性脳症に罹患し，保存的治療が行われた．脳症の急性期に引き続き，眼がすわり動作を止め，奇声をあげるてんかん発作（複雑部分発作）が頻発した．抗てんかん薬の調整により，7歳頃から発作回数が減少していった．臨床経過（図4）と脳波の経時的変化（図5）を示す．

5　リハビリテーションにおける問題点とその対応

急性脳症罹患例では，広範な脳の障害をきたすことが多く，身体障害，知的能力障害，てんかんなどの合併が少なくない．特に知的能力障害をきたすことが多い．少しでも予後をよくするために，脳症罹患後早期から適切なリハビリテーションを開始することが望ましい．

てんかんは難治性の場合が少なくないが，難治化が予測される例においては，小児神経専門医ないしはてんかん専門医の受診を勧めたい．

後天性の障害であり，障害の受容が容易でない．これに対しては，情報の提供・家族への心理面からの支援・同じような障害をもった小児の家族との交流などを通して，少しずつ，家族が障害を受け入れられるように努めていくことが大切である．

6　症例提示

1.　最重度の障害を残した例

▶ 症例2：6歳1か月男児 ◀

診断名：原因不明の急性脳症後遺症

障害名：痙直型四肢麻痺，最重度知的能力障害，てんかん

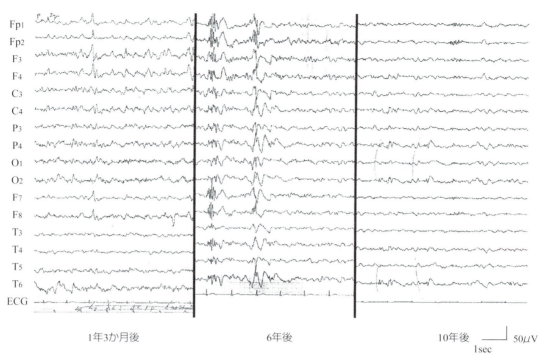

図5 脳波の経時的変化
【症例1】

主訴：在宅生活へ戻ること．

家族歴：特記すべきことなし．

既往歴：在胎40週，骨盤位のため帝王切開で出生した．身長52cm，体重3,677g，頭囲38cmと頭囲が大きかったため，県立病院で精査を受けたが異常は認められなかった．頸定5か月，つかまり立ち10か月，始語10か月であった．

現病歴：11か月時，日中遊んでいるときに突然けいれん重積状態となり救命センターに搬送され，急性脳症と診断された．けいれんはジアゼパム（セルシン®），フェニトイン（アレビアチン®）で止まらず，ペントバルビタール（ネンブタール®）で止められ，3日後よりバルプロ酸（デパケン®）が開始された．ICUに1か月収容され，その後小児病棟へ転棟したが，最重度の心身障害を呈する状態であった．在宅生活へ戻ることを目的に，発症後7か月の時点で当院へ転院した．

当院入院時所見（1歳6か月時，発症7か月後）：身長83cm，体重12.5kg，頭囲56.5cm，胸囲52cm，バイタルサインは正常であった．常に機嫌が悪く，ぐずってい

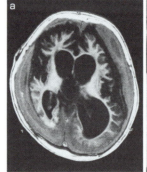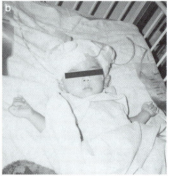

図6 頭部MRI T1強調画像と硬膜下ドレナージ
【症例2】
a) 著明な硬膜下血腫が認められる．b) 硬膜下ドレナージが施行された．

た．頸定は不良，痙直型四肢麻痺，四肢の関節拘縮あり．寝返りは不能，座位も不能で，追視はなかった．食事は経鼻－胃チューブより注入していた．短い強直発作が日に数回出現していた．

当院入院後の経過：頭部MRIで硬膜下血腫が発見されたため（図6-a），発症後1年の時点で硬膜下ドレナージが施行され（図6-b），機嫌の悪さと不眠は消失し

た．その後，再度硬膜下血腫が出現し不機嫌状態が認められたため，発症後1年3か月の時点で硬膜下－腹腔シャント術が施行された．脳神経外科的治療と並行して，小児科医は医療精査・てんかんの治療・経管栄養指導・排痰指導を行った．脱力に伴い顔面が蒼白になり1～2分持続するてんかん発作が週に何度か認められたため，抗てんかん薬をバルプロ酸（デパケン®）からフェニトイン（アレビアチン®）に変更し，発作回数は著明に減少した．

次のようなリハビリテーションが行われた．
①理学療法士：関節可動域訓練・頚定を促す訓練を行い，発症10か月後に頚定が得られた．
②作業療法士：良好な姿勢を保つための訓練を行い，理学療法士と協力して座位保持装置を作製した．
③言語聴覚士：嚥下訓練が行われ，唾液を嚥下する能力が向上し，吸引回数が減少した．
④臨床心理士：患児の反応性を向上させる訓練を行ったが，同時に家族が障害を受容する支援も続けられた．
⑤ソーシャルワーカー：退院後の療育環境の整備に協力し，退院後通園施設での療育が開始された．

発症1年5か月後に退院した．

当院に入院した当初，本症例は在宅生活への移行が難しいと考えられたが，脳神経外科的治療も行われ，在宅生活へ移行することができた．家族は在宅生活ができることを非常に喜んでいる．

退院後の経過：痙直型四肢麻痺と最重度の知的能力障害を呈し，月に1～2回のてんかん発作が認められ，全介助が必要な状況であるが，当院で理学療法を受けるのと並行して地域の通園センターに通っている．感染症に伴う脱水などで年に1～2回入院が必要となるが，在宅生活を継続している．

2. 重度障害を残した例

▶ 症例3：12歳9か月男児 ◀

診断名：溺水による低酸素性脳症後遺症
障害名：低緊張型四肢麻痺，最重度知的能力障害，てんかん
家族歴・既往歴：特記すべきことなし．
主訴：てんかんのコントロール，在宅生活へ戻ること．

現病歴：3歳9か月時，入浴中に母親がタオルをとりに風呂から出て戻ると，風呂おけの中で浮いていた．呼吸が停止していたためマウス・ツー・マウスを行ったところ水を大量に吐き呼吸を再開した．この間の時間は5分くらいであった．救急車で救命センターに搬送され，到着時の日本昏睡スケール（Japan coma scale：JCS）はⅢ-100であった．すぐに人工呼吸器が装着された．14日目に全身けいれんが頻発し，頭部CTで脳萎縮が認められた．抗てんかん薬としてバルプロ酸（ハイセレニン®）とクロナゼパム（リボトリール®）が開始された．発症1か月後に眼が合うようになった．発症40日後に呼吸器から離脱した．発症2か月後には経口摂取を開始し，左手が少し動くようになった．てんかんのコントロールと機能訓練を目的に発症3か月後に当院へ転院した．

当院入院時身体所見（4歳0か月時，発症3か月後）：身長107cm，体重17kg，バイタルサインに問題なし．全身の筋緊張は低下し，頚は何とかすわっていた．足関節に軽度の拘縮が認められた．座らせると座っていられたが，すぐに側方・後方に転んだ．寝返りはできず，腹臥位では時折頚を持ち上げた．幼児食を介助にて摂食可能で，お菓子は手づかみで食べた．母の話しかけに反応を示し，簡単な単語の理解はあるようであったが，有意語はなかった．更衣は全介助で，排泄はおむつを使用していた．てんかん発作は，突然体を突っ張り，前屈し，そのままの姿勢を1～2秒保ち，数秒で回復するもので，覚醒時にみられ，意識は軽度減損し，音刺激で誘発されることが多かった．発作回数は1日10～15回であった．

入院時検査所見：血液・尿一般検査には異常を認めなかった．薬物血中濃度はバルプロ酸69.3 μg/ml，クロナゼパム13.3 ng/mlであった．頭部MRIでは著明な広範性の脳萎縮が認められた（図7）．トリクロホスナトリウム（トリクロリール®）誘発による軽睡眠脳波では，右頭頂～後頭部または全般性に不規則棘徐波複合が頻発していた．

入院後の経過：入院当初てんかん発作が1日10～15回みられていたため，バルプロ酸とクロナゼパムを増量し，発作回数は1日0～1回に減少した．

リハビリテーション面については，以下のような評価・訓練が行われた．

①理学療法士：頸部・体幹のコントロール不良，筋収縮の持続が困難，上下肢の共同運動が困難，活動性が低下，上肢で支えると座位保持可能であった．訓練は頸部・体幹のコントロール，寝返り，立位保持能力を向上させることに力を入れ，プールでの訓練を積極的に取り入れた（図8～10）．

②作業療法士：肩関節の運動制限に対する関節可動域訓練，感覚刺激訓練や座位保持装置の作製を行った（図11）．

③言語聴覚士：ある程度の言語理解が保たれていると評価し，意志伝達手段を探す課題が出された．

④臨床心理士：知能の把握が困難であることが呈示され，知能の改善が訓練目標としてあげられた．

入院3か月後には頸定が得られ，5秒程の座位保持が可能となった．上肢の随意性がみられるようになり，話しかけに対する反応がよくなった．

退院時（入院6か月後）には頸部の挙上保持が可能となり，座位保持がかなり安定した．寝返りは半分まで

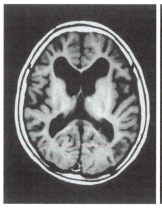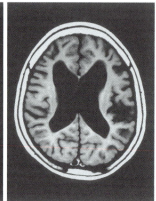

図7　頭部 MRI T1 強調画像
【症例3（4歳時）】

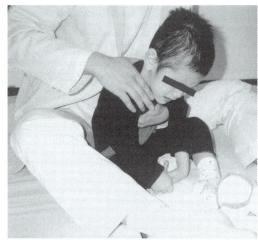

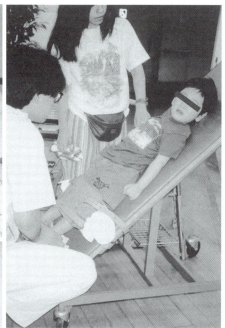

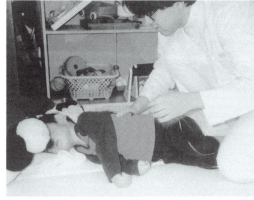

図8　理学療法士による訓練①
【症例3（入院1か月後）】
理学療法では頸部のコントロール・寝返り・起立台での立位保持の訓練が行われた．

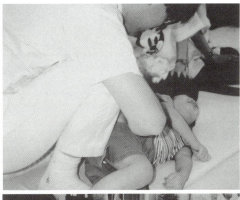
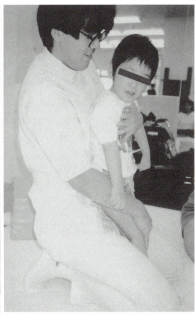
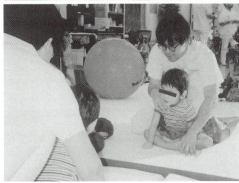

図9　理学療法士による訓練②
【症例3（入院3か月後）】
理学療法では寝返り・座位保持・立位保持の訓練が行われた．

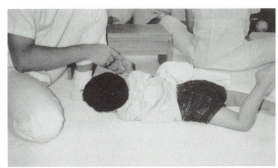

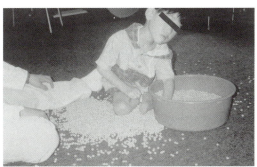

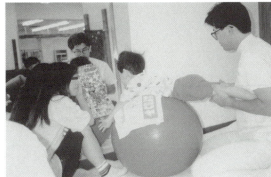

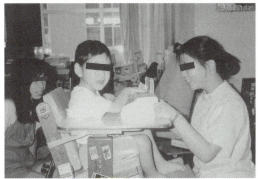

図10　理学療法士による訓練③
【症例3（退院前，入院6か月後）】
理学療法では寝返りや体幹のコントロールをつける訓練，立位保持訓練が行われた．

図11　作業療法士による訓練
【症例3（入院6か月後）】
作業療法では，感覚刺激訓練や座位保持装置の作製が行われた．

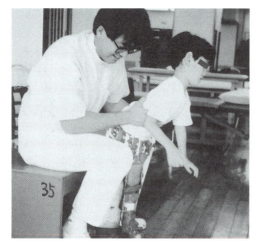

図12 理学療法士による訓練④
【症例3（退院1年後）】
理学療法では長下肢装具を用いての立位保持訓練が行われた．

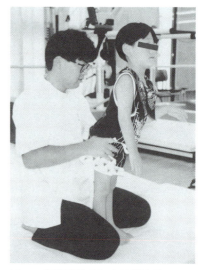

図13 理学療法士による訓練⑤
【症例3（退院2年後）】
理学療法では長下肢装具をはずしての立位保持訓練が行われた．

可能であった．欲しいものに手を出すが握ることはできなかった．食事は普通食を全介助で摂取，排泄はおまるまたはおむつを使用した．ごく簡単なことばの理解は認められた．てんかん発作はコントロールされていたが，脳波では広範性に棘徐波・多棘徐波が頻発しており，てんかん発作の出現が懸念された．頭部CT上，高度の脳萎縮と広範な低吸収域が認められ，機能がどこまで改善・維持できるかが経過観察のポイントであった．

退院後の経過：発症10か月後より前屈発作・驚愕様発作が1日5〜10回出現するようになり，抗てんかん薬（バルプロ酸，クロナゼパム）を増量し，発作は1日0〜2回に減少した．半年後には発作が再度増加してきたが，家族は抗てんかん薬の服用を自主的に中止してしまった．

その後12歳の現在に至るまで，頸部・上半身を前屈し，数秒間動作を止め，やがて回復して笑うという発作が1日に15〜16回みられており，高度の脳波異常も続いているが，てんかん重積状態に至ることなく経過している．

外来での理学療法を月1回ずつ継続しており，退院1年後には長下肢装具を用いての立位保持訓練を行い（図12），退院2年後には長下肢装具をはずしての立位保持訓練へと移行し（図13），現在に至っている．

小学校・中学校は地域の肢体不自由児特別支援学級に通った．

現在の所見（12歳9か月時，発症9年後）：座位保持・立位保持および座位移動が可能であるが，知的には最重度の知的能力障害を呈し，有意語が数個みられる程度である．日常生活には全介助を要している．てんかん発作は上記の発作が1日に15〜16回みられているが，抗てんかん薬の服用は家族が希望せず，投薬はしていないが，半年ごとに脳波検査は行っている．経時的な脳波所見を図14に示す．

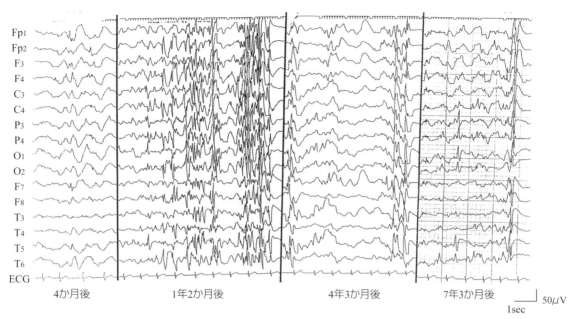

図14 脳波の経時的変化
【症例3】

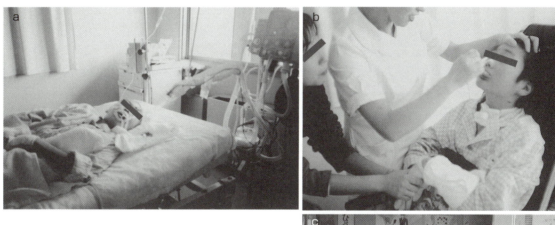

3. 軽度の障害を残した例

▶ 症例4：14歳9か月男児 ◀

診断名：急性脳炎後遺症

障害名：小脳性失調症，痙直型両麻痺

主訴：運動障害，視力障害

家族歴・既往歴：特記すべきことなし．

現病歴：11歳2か月時，突然の意識障害とけいれん重積状態が出現した．市民病院へ搬送され，ウイルス性脳炎の診断で，脳圧コントロール・γグロブリン療法・ステロイド療法などが行われた．意識障害，呼吸不全の状態が続き，呼吸管理が9か月間施行された．

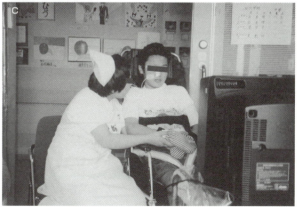

図15 臨床経過
【症例4】
a）発症後9か月間呼吸管理が行われた．b）発症後1年10か月間意識障害が持続した．c）発症1年10か月後より，意識状態と運動機能が改善してきた．

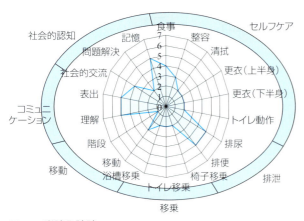

図16 当院入院時 FIM 56
【症例4】

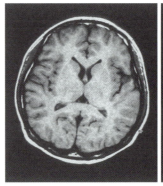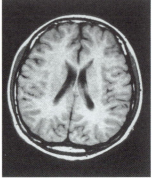

図17 当院入院時頭部MRI T1強調画像
【症例4】
異常を認めない

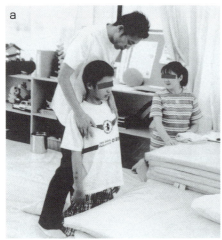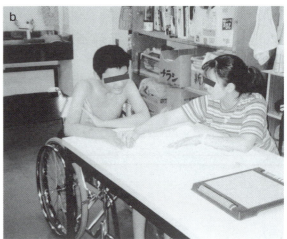

図18 入院1か月後の訓練
【症例4】
a）理学療法では下肢痙性の軽減の訓練や立位訓練が行われた．b）作業療法では更衣動作の訓練が行われた．視覚障害があるため，手さぐりで更衣動作を行っている．

呼吸器離脱後も遷延性意識障害が持続し，寝たきりの状態であった．発症1年8か月後に，市民病院から重症心身障害児施設へ転所となった．転所2か月後より意識状態と運動機能の改善がみられてきたため，リハビリテーションを目的として当院へ入院となった（図15）．

当院入院時身体所見（13歳3か月時，発症2年1か月後）：身長161cm，体重44kg，意識は清明でバイタルサインも正常であった．眼球運動に異常を認めなかったが，指を示すと大体の本数しかいえなかった．頚定は認められた．痙直型両麻痺を呈し，両下肢の深部腱反射は亢進し尖足の傾向があったが，感覚異常は認めなかった．仰臥位から側臥位になることは何とか可能であったが，寝返りなど自力での移動は不能であった．会話は可能であった．更衣・食事には全介助が必要であった．入院時の機能的自立度評価法（FIM）（1章 p5，13参照）は56であった（図16）．

当院入院時検査所見：血液・尿一般検査，頭部CT・MRI（図17），脊髄MRI，脳波に異常を認めなかった．視力は右0.09，左0.09で矯正不能であった．

入院後の経過：医療精査と並行して，リハビリテーション評価・訓練を施行した．

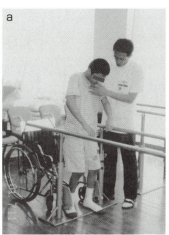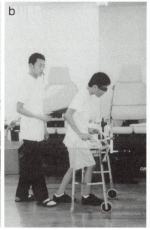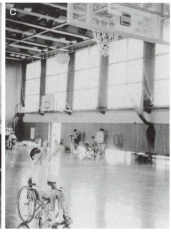

図19　入院2か月後の訓練

【症例4】
a),b) 理学療法では平行棒内や歩行器を用いての歩行訓練が行われた．c) 体育訓練では球技などが行われた．

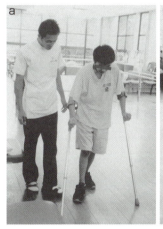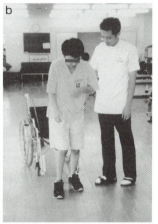

図20　入院3か月後の訓練

【症例4】
理学療法ではロフストランドクラッチを用いての歩行訓練(a)や独歩の訓練(b)が行われた．

視力は入院2か月後には右0.3，左0.8，3か月後には右0.7，左1.0，4か月後には右0.9，左1.0と発症前の視力に戻った．色の判別は入院3か月後より可能となった．

入院1か月後には寝返り・起きあがり・つかまり立ちが可能となった(図18, 19)．入院3か月後には立位保持が可能となり，独歩が5m，両上肢にロフストランドクラッチを使用しての歩行が何とか200m可能となった(図20)．更衣・書字動作なども可能となった．

視力・運動能力の回復が得られた入院2〜4か月後のWISC-III知能検査では全知能指数は74と境界レベルで，言語性知能指数は74，動作性知能指数は69で，情報処理速度の低下と注意集中力の低下が認められた．

退院前には，上肢の巧緻性をつける訓練(図21-a)や階段昇降などの応用歩行訓練に力が入れられた．また就学予定の学校へ何日か試験的に通って問題点の把握に努めた(図21-b)．

入院4か月後の11月に退院し，地域の中学校2年生の特別支援学級へ就学した．退院時FIMは103であった(図22)．入院中のリハビリテーションの概要を表に示す．

退院後の経過：学習面に多少の問題は認められるが，生活面に大きな問題はなく，翌年度より通常学級へ変更した．

現在の所見(14歳9か月時，発症2年4か月後)：登下校時には車椅子を使用し，母親が送迎しているが，学校生活では片手にロフストランドクラッチを使用しての移動で問題なく過ごしている．学習面にいくらかの問題はあるが，友人の協力を得て順調な学校生活を送っている．

発症3年後の知能検査(WISC-III)では，言語性知能指数86，動作性知能指数93，全知能指数88で，順序だった処理や系統的叙述の課題で低成績であるが，知

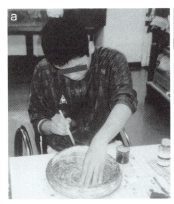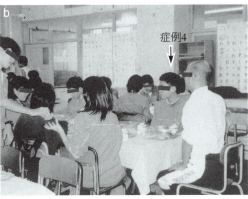

図 21　退院前の訓練と試験登校

【症例 4（退院前）】
a）上肢の巧緻性をつける訓練などが行われた．b）就学予定の学校への試験登校が行われた．

的には正常範囲となっている．

> **参考文献**
> ・塩見正司，他：急性脳炎・急性脳症．中山書店，2011
> ・栗原まな，他：急性脳症後遺症の検討．脳と発達 43：285-290，2011
> ・栗原まな，他：急性脳症罹患後に生じた視覚認知障害の検討．脳と発達 45：299-303，2013

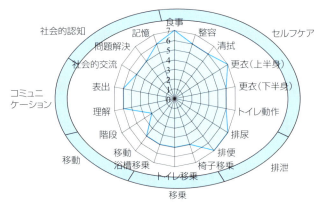

図 22　退院時 FIM 103

【症例 4】

表　症例 4：入院中のリハビリテーションの概要

		入院時	入院 2 か月後	退院時（入院 4 か月後）
機能		寝返り・起きあがり可能 視覚障害のため身辺処理に要介助	視覚の問題軽減 杖歩行可能となる	つかまり立ち・立位保持可能．独歩 5m，杖歩行 200m．日常生活動作自立
リハビリの内容	医師	医療精査，全身管理 車椅子処方	健康管理 抗てんかん薬の減量→中止	健康管理
	看護師	看護 障害受容への支援	看護	看護 退院準備
	理学療法士	下肢痙性の軽減 立位訓練 車椅子作製	立位訓練 歩行訓練	歩行訓練 応用歩行訓練 車椅子駆動実用訓練
	作業療法士	更衣動作訓練	上肢の巧緻性訓練	書字訓練 上肢の巧緻性訓練
	言語聴覚士	言語能力検査（正常）		
	臨床心理士	知能検査 障害受容への支援	知能検査（言語性知能指数 74） 学習の補助	知能検査（動作性知能指数 69，全知能指数 74）．復学への支援
	院内学級教師	学力の評価 学習	学習	復学への支援
	ソーシャルワーカー	社会的情報の提供 障害受容への支援	前籍校との調整	在宅生活・復学への支援

10. 脳外傷

小児の頭蓋骨は薄く柔らかく, 脳組織も柔らかいことから, 小児の脳外傷は成人の脳外傷とは異なった病態像を示す. すなわち陥没骨折や進行性頭蓋骨骨折 (growing skull fracture) がみられたり, 局所症状よりびまん性の症状を呈しやすかったりする. また神経機能の脱落症状が問題になるだけではなく, その後の発達全体への影響が大きい.

1 原因と発生頻度

小児の脳外傷の多くは交通事故によるもので, その他, 転落・転倒, そして最近は虐待によるものが増えている.

不慮の事故は, 乳児を除く小児の死因の大きな原因であり, 脳外傷は死因のかなりの部分を占めている. 2012年の不慮の事故による死亡数は人口10万人あたり1～4歳123人, 5～9歳102人, 10～14歳94人であり, 死亡を免れた例はこの何倍も存在するが, わが国全体における小児の脳外傷の詳細なデータは現在のところ得ることができない.

2 分類

日本外傷学会分類に基づく脳外傷の分類を表1に示す.

3 当院で入院リハビリテーションを行った症例の概要

15歳以下で脳外傷を受傷し, 当院において入院によるリハビリテーションを行った小児210例 (男児151例・女児59例) の概要を紹介する.

1. 受傷原因 (図1)

交通事故が多く, 特に幼児期は歩行中, 学童期は自転車乗車中が多かった. 転落・転倒などもあるが, 乳

表1 脳損傷の分類

局所性脳損傷	びまん性脳損傷
・脳挫傷 ・脳内血腫 ・硬膜下血腫 ・硬膜外血腫 ・くも膜下出血	・びまん性軸索損傷 ・びまん性脳腫脹

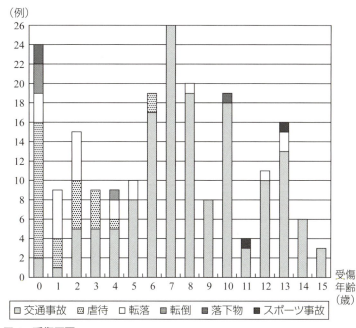
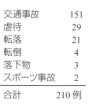

図1 受傷原因

幼児においては虐待によるものを忘れてはならない．

2. 急性期の状況

損傷分類は，急性硬膜下血腫 82 例，びまん性脳損傷 68 例，脳挫傷 65 例などであった．

急性期の意識障害の程度と持続期間は，グラスゴー昏睡スケール（Glasgow coma scale：GCS）8 以下の重症脳外傷が 146 例，急性期意識障害の持続は 11 日以上が 88 例であった．

急性期の治療（複数の治療あり）は，血腫除去 84 例，低体温療法 45 例，保存的療法 88 例などであった．

3. 障害像

後遺症を図 2 に示す．脳外傷後の高次脳機能障害の内訳を図 3 に示す．てんかんは受傷後 2 年未満での発症が多かった（図 4）．

4 リハビリテーションの概要

二次的な障害の予防，機能の改善，代償的な技術の習得，環境の調整などがリハビリテーションの基本である．

リハビリテーションは ICU に収容されている時期から開始されるべきで，この時期には合併障害の予防や機能障害の軽減に目標がおかれる．褥瘡予防，拘縮予防のための関節可動域訓練，排痰訓練などが中心となる．並行してソーシャルワーカーによる家族支援が開始される．

ICU を退室した時期には，理学療法士や作業療法士による姿勢保持の訓練が開始される．頚と体幹のコン

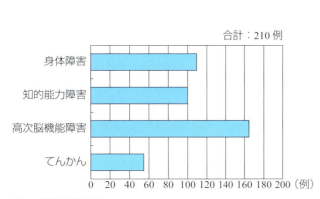

図 2　脳外傷後遺症

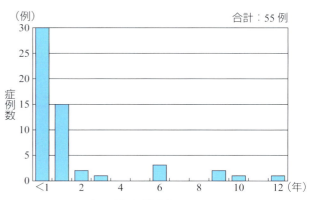

図 4　てんかんの出現時期（受傷後）
2 年未満が 81.8%

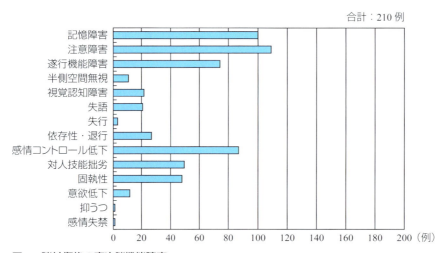

図 3　脳外傷後の高次脳機能障害
165 例/210 例にみられた

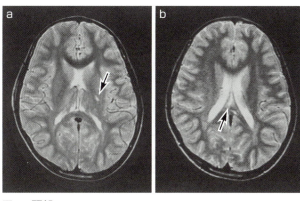

図5　頭部MRI
【症例1】
a）受傷翌日のFLAIR画像：左視床に高輝度域が認められる．b）受傷2か月後のT₂強調画像：脳梁に高輝度域が認められる．

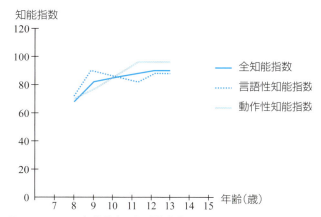

図6　WISC-R知能検査の経時的変化
【症例1】

トロールを獲得させる訓練にはじまり，日常生活動作（ADL）の訓練に移行していく．摂食・嚥下訓練も行われる．臨床心理士・言語聴覚士による能力評価と訓練，院内学級の教師による学習も開始される．必要に応じて車椅子や種々の補装具が作製される．

次の時期には，理学療法士による歩行訓練，作業療法士による感覚訓練・ADLの訓練，言語聴覚士・臨床心理士・教師によるコミュニケーション訓練や学習が行われる．ソーシャルワーカーは在宅生活に向けての情報提供や環境の調整を行う．

脳外傷においては，症例ごとに障害像が異なるため，リハビリテーションプログラムは個別に作成する必要がある．また障害が軽くみえる例においても，高次脳機能障害などのために退院後の生活で問題を生じることが多いので，その対策を検討しておくことが大切である．

退院にあたっては，家庭・学校などの環境を整え，関係者の間で情報を共有化しておくことが必要である．特に教育プログラムは，小児の障害に合わせて個別に作成することが必要となる．

5　リハビリテーションにおける問題点とその対応

多彩な障害像を示すことが多いので，症例ごとに適切なリハビリテーションプログラムを設定してリハビリテーションを進めていくことが必要である．リハビリテーションを行うにあたっては，チームアプローチが有効である．

将来の障害像についての予測がたてにくいので，短期間のリハビリテーション目標を設定し，経時的に目標をたて直していく．リハビリテーションを行うにあたっては，家族との連携が欠かせない．

障害が軽くみえても高次脳機能障害を伴っていることが多く，社会復帰に問題をもつ例が多い．したがって，障害像を正確に把握し，眼にみえない障害としての「高次脳機能障害」の有無に注意をはらう必要がある．高次脳機能障害を合併している例においては，家族や学校関係者などにその障害についての理解を深める必要があり，具体的な対応方法について検討しておくことが大切である．

また，後天性の障害であるため，障害の受容が容易でないが，これに対しては，情報の提供・家族への心理面からの支援・同じような障害をもった小児の家族との交流などを通して，少しずつ，家族が障害を受け入れられるように努めていくことが大切である．

6　症例提示

症例1：13歳7か月男児

診断名：脳外傷後遺症（びまん性脳損傷）
障害名：右不全片麻痺，高次脳機能障害（喚語困難，記憶障害，注意障害）
主訴：リハビリテーション
病歴：生育歴に特記すべきことなし．7歳8か月時，登校途中の道路横断中に軽自動車にはねられ，近くの

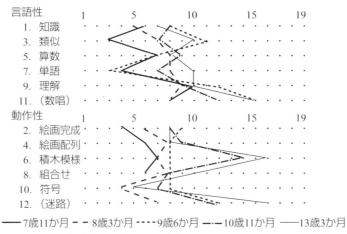

図7 WISC-R 知能検査下位項目の変化
【症例1】

脳神経外科病院に入院した．入院時意識障害はグラスゴー昏睡スケール（GCS）6 であった．翌日の頭部 MRI で左視床に挫傷が認められ（図 5-a），びまん性脳損傷の診断で保存的に加療された．8 日目に意識の改善がみられ，右不全片麻痺が認められた．受傷 2 か月後にリハビリテーションを目的として当院に転院した．

当院入院時身体所見（7 歳 10 か月時，受傷 2 か月後）：体格は中等，意識は清明で，バイタルサインに問題はなかった．右不全片麻痺があり，歩行は安定していたが走ると転倒しやすかった．右上肢機能はスピード・動作のコントロールともに低下していた．

当院入院時検査所見：血液・尿一般検査・頭部 CT・脳波に異常はなかった．頭部 MRI では脳梁体部から膨大部にかけて T_1 強調画像で低輝度，T_2 強調・プロトン密度強調画像で高輝度域が認められた（図 5-b）．

心理評価：WISC-R 知能検査で言語性知能指数 72，動作性知能指数 70，全知能指数 68 であり，喚語困難・記憶障害（特に視覚記憶と短期記銘力の低下）・注意集中力の低下が認められた．

言語評価：標準失語症検査・失語症構文検査で喚語困難が認められた．

その後の経過：1 か月間入院した後に退院し，その後は定期的な経過観察と頭部 MRI・脳波検査，心理・言語評価訓練を行った．頭部 MRI・脳波検査は半年～1 年に 1 回ずつ 4 年間行ったが，頭部 MRI は受傷後 3 年以降は正常であり，脳波は一貫して正常であった．心理・言語訓練は小学校を卒業するまで週 1 回ずつ個別に継続した．具体的な訓練の内容としては，心理訓練では漢字を視覚的に捉える練習・文章題ドリル，言語訓練では文章の聴き取り・読み・書き・作文が行われた．

WISC-R 知能検査の経時的変化（図 6）：全体的には受傷後 1 年間の回復が大きく，その後 3～4 年間はゆっくりと回復し，やがて一定値となった．受傷後 2 年間は動作性知能指数のほうが低値であったが，その後動作性知能指数のほうが良好になった．言語性知能指数と動作性知能指数の間に有意な乖離は認めなかった．

WISC-R 知能検査下位項目の変化（図 7）：受傷後の期間が短いほど評価点が低値で，折れ線が左に寄っていたが，その形は受傷後半年～1 年の時点で，数年後の傾向を表していた．動作性の下位検査は大きくばらついていた．本症例の WISC-R 知能検査の下位項目は，刺激の短い課題（類似・単語・数唱）で成績がよく，また有意味刺激よりも無意味刺激への反応が良好（絵画完成・絵画配列は低得点で，積木模様や迷路は高得点）であると考えられた．さらに視覚記憶が不良（絵画完成・符号は低得点）で，聴覚的に敏捷（数唱は高得点）であった．

神経心理学的検査の変化（表 2）：より多種の神経心理学的検査が可能となった 9 歳 5 か月（受傷 1 年 9 か月後）と 13 歳 2 か月（受傷 4 年 6 か月後）の検査結果を示

表2　症例1：神経心理学的検査の変化

	9歳5か月	13歳2か月	基準値
数唱	順唱：5桁 逆唱：4桁	順唱：7桁 逆唱：6桁	順唱：6桁以上 逆唱：5桁以上
論理記憶	即時再生：5/48語 遅延再生：0/48語	即時再生：6/48語 遅延再生：4/48語	即時再生：24/48語 遅延再生：18/48語
Trail Making Test	A：176秒 B：181秒	A：104秒 B：133秒	A：21秒* B：47秒*
語の流暢性	3分間で9語	3分間で15語	3分間で31～44語

基準値は成人の値を示す．＊は9歳児の基準値を示す．

す．数唱（順唱，逆唱），論理記憶（即時再生，遅延再生），Trail Making Test，語の流暢性のいずれも改善が認められた．しかし13歳2か月時点でも数唱以外の項は正常値を大きく下回っていた（小児の正常値はTrail Making Test以外にはないため，成人値より推測）．すなわち記憶障害と同時に思考の柔軟性に問題が認められ，いったん1つの考えや行動に入ってしまうとなかなか修正できずこだわりを生じてしまう面が示唆された．

　本症例の経過から，受傷後半年～1年の時点で高次脳機能障害がかなり正確に判定できることがわかった．受傷早期から退院後の生活で生じるであろう問題点を把握し，それをリハビリテーションプログラムに組み込むことが大切である．

学校生活上の問題点とその対応：本症例は前籍公立小学校の通常学級へ復学したが，以下のような問題がみられ，本人は劣等感に悩み親も落ち込む状況が続いていた．問題点としては，学習面では勉強についていけない，友人関係ではいじめられる・ばかにされる，行動面では忘れ物が多い・あきやすい・よく転び，顔や膝をけがする，などがあげられた．それらへの対応としては，当院から学校へ資料を送付・前もって場面を想定しシミュレーションを施行・心理訓練と言語訓練を週1回ずつ継続・補習・一度にいくつものことをしない・声に出しながら記憶する・メモ帳の利用（しかしメモすることを忘れる）・友人にばかにされても気にしないようにするなどを行った．中学校は障害児教育に力を入れている私立校に入学した．入学後も忘れ物は多いが，教師の理解と援助により精神面での安定がはかられ，本人の「忘れまい」とする意識にもつな

がっている．

▶ 症例2：13歳6か月男児 ◀

診断名：脳外傷後遺症（急性硬膜外血腫，びまん性脳腫脹）

障害名：小脳性失調症，高次脳機能障害，てんかん

主訴：リハビリテーション

家族歴・既往歴：特記すべきことなし．

現病歴：12歳1か月時，歩行中に乗用車と接触し，左頭頂部をフロントガラスに打撲し，救急病院に搬送された．意識レベルは日本昏睡スケール（Japan coma scale：JCS）Ⅲ-200であった．線状骨折，急性硬膜外血腫，びまん性脳腫脹の診断で，緊急に血腫除去術が施行された（図8）．意識障害は1週間持続し，呼吸管理が10日間行われた．5日目に左口角を引きつらせるけいれんがみられ，フェニトイン（アレビアチン®）が開始となった．受傷1か月後にリハビリテーションを目的に当院へ転院した．

当院入院時身体所見（12歳2か月時，受傷1か月後）：身長160cm，体重45kg，刺激を与え続けると開眼するが，無表情で反応を示さなかった．全身の筋緊張は低下しており，頸定は不良で，手足をわずかに動かすことができた．日常生活動作（ADL）は全介助で，食事は経鼻-胃チューブから注入し，排尿は留置カテーテルによっていた（図9）．

当院入院時検査所見：血液・尿一般検査は正常であった．頭部MRIでは左頭頂葉から前頭葉にかけてT₂強調画像・プロトン密度強調画像・FLAIR画像で高輝度域を，T₁強調画像で線状の高輝度域と低輝度域を認め，さらに左前頭葉低部にも同様の所見を認めた．また左前頭部にわずかな硬膜下液の貯留を認めた（図10）．覚醒時脳波では9～10Hz，30～40μVのα波を後頭部に認めたが左側の出現は悪かった．覚醒・睡眠時脳波ともにてんかん性発作波の出現はなかった．入院時の機能的自立度評価法（FIM）（1章p5，13参照）は22であった（図11）．

入院後の経過：入院中の1日のスケジュールを表3に示す．入院翌日より尿道カテーテルを抜去した．入院4日目よりプリンなどで摂食訓練を開始した．入院10日後には，発語はないながら，簡単な質問にうなずいて返答するようになり，入院2週間後には，片言

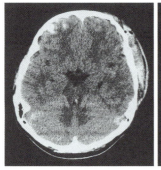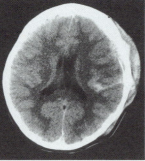

図8 急性期の頭部 CT
【症例2】
急性硬膜外血腫とびまん性脳腫脹が認められる.

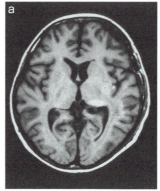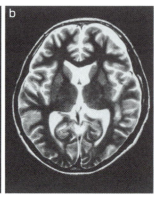

図10 頭部 MRI
【症例2（入院時）】
a）T₁強調画像：左頭頂葉から前頭葉にかけて，および左前頭葉低部に線状の高輝度域と低輝度域が認められる．b）T₂強調画像：左前頭葉にわずかな硬膜下液の貯留が認められる．

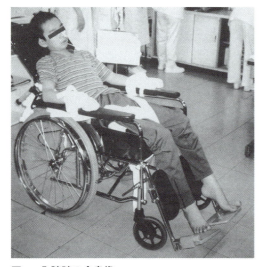

図9 入院時の全身像
【症例2】
遷延性意識障害が認められ，食事は経鼻一胃チューブから注入されている．

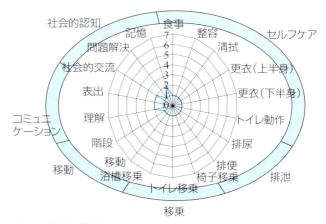

図11 当院入院時 FIM 22
【症例2】

表3 症例2：1日のスケジュール表

時刻	内容	
7：00	起床	
8：00	食事・食後洗面	
9：00	言語療法	
10：00	院内学級	
11：00	作業療法	
12：00	食事	
13：00	心理療法	
14：00	理学療法	
15：00	院内学級	主治医　栗原
16：00		受け持ち看護師　山田
17：00		言語療法士　田中
		院内学級教師　佐藤
18：00	食事・食後洗面	作業療法士　上田
19：00		臨床心理士　太田
20：00	就寝	理学療法士　田村

のことばを発するようになった（図12）．左上肢をぴくつかせる単純部分発作が出現したが，その後てんかん発作は認められなかった．入院後まもなくの時期には臥位をとらせると傾眠傾向を呈していたが，入院3週間後頃より意識がはっきりしてきた．左手の企図振戦・失調性構音障害・失語症・見当識障害が認められた（図13, 14）．

入院2か月後には，自分の1日の予定を把握することができるようになった．入院2か月後より外泊を開始した．この頃には企図振戦はほとんど消失したが，体幹のバランスは不良で，座位は手で支えてやっと可能な状態であった．理学療法はつかまり立ち，平行棒

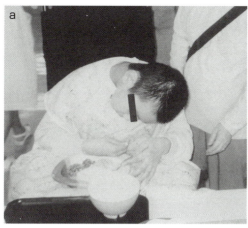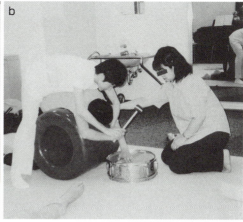

図12 入院10日後の姿勢

【症例2】
a）自力で食事摂取が少しずつ可能となった．b）作業療法では頸定を促す訓練と上肢を用いる訓練を行っている．

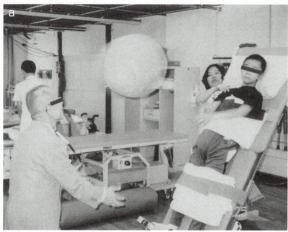

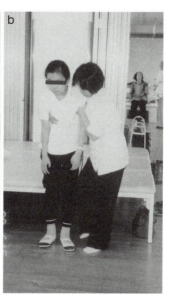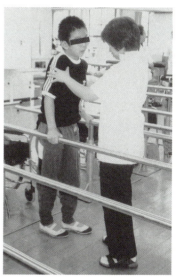

図14 入院1か月半後のリハビリテーション

【症例2】
理学療法では平行棒内歩行訓練が行われている．

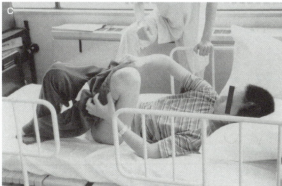

図13 入院1か月後のリハビリテーション

【症例2】
a，b）理学療法では，立位保持の訓練を行っている．c）作業療法では，日常生活動作の訓練を行っている．

内歩行へと移行していった．

入院3か月後に1週間の長期外泊をした．車椅子と畳の移乗，トイレの移乗と座位保持が可能となり，排泄が自立した．歯肉増殖がみられてきたため，抗てんかん薬をフェニトインからカルバマゼピン（テグレトール®）に変更した（図15）．

その後理学療法では，両上肢にロフストランドクラッチを持っての歩行訓練や階段昇降の訓練へと移行し

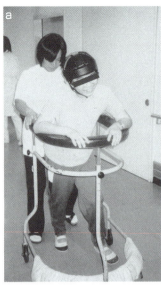
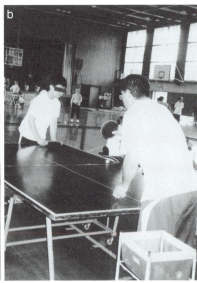
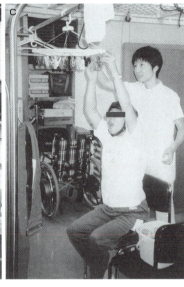

図15　入院3か月後のリハビリテーション
【症例2】
a）理学療法では歩行器を用いた歩行訓練が行われている．b）体育訓練では卓球やバレーボール投げなどが行われている．
c）作業療法では日常生活動作訓練が行われている．

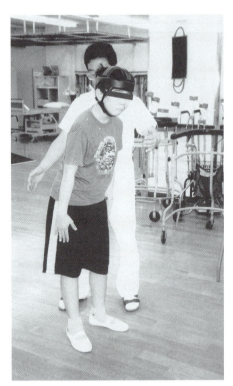

図16　入院4か月後のリハビリテーション
【症例2】
理学療法では立位保持訓練が行われている．

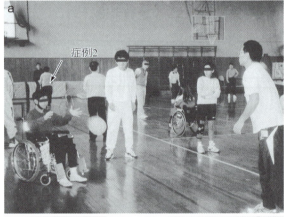
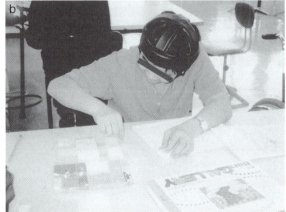

図17　入院5か月後のリハビリテーション
【症例2】
a）体育訓練ではグループでの球技が行われている．b）作業療法では上肢の巧緻性を向上させる訓練が行われている．

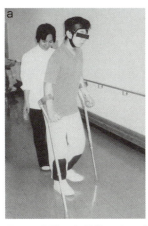 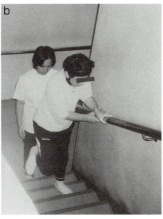

図 18 入院 6 か月後のリハビリテーション
【症例 2】
理学療法ではロフストランドクラッチを用いての歩行訓練(a)や，階段昇降訓練(b)が行われている．

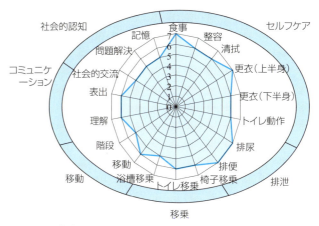

図 19 退院時 FIM 98
【症例 2】

ていった．
　作業療法では ADL を自立させるための訓練が行われた．言語訓練・心理訓練・院内学級では学習の遅れの取り戻しに力が入れられた．それと並行して，ソーシャルワーカーと院内学級教師による復学に向けての調整が行われた（図 16 〜 18）．

退院時所見（12 歳 9 か月時，入院 7 か月後）：身長 164cm，体重 62kg，両側のロフストランドクラッチを用いて歩行は実用化しており，ADL はほぼ自立していた．退院前には外泊を繰り返し，中学校への電車通学コースを実際に試行してみた．階段昇降は不安定で時間がかかるが，何とか通学は可能であった．退院時 FIM は 98 であった（図 19）．

退院後の経過：退院 3 か月後の時点（受傷 1 年後，2001 年 4 月）で，前籍中学校の通常学級へ，1 学年留年で復学した．学習面や体育授業の面に問題は残しながらも通学を継続し，夏休み（13 歳 5 か月時，退院 8 か月後）に再度 2 週間入院して評価・訓練を行った．

2 回目の入院時評価と訓練状況：身長 171cm，体重 70kg，全身の筋緊張低下と軽度の失調が認められ，片足立ちはできなかったが，日常生活に大きな問題はなくなっていた．リハビリテーション各スタッフは評価を行い，日常生活において適切な対応ができない面（傘をさして歩行するなど）への訓練を行った（図 20）．
　日常生活への適応は十分になっていたが，学習面で

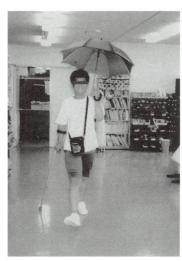

図 20 受傷 1 年 3 か月後のリハビリテーション
【症例 2】
応用動作の訓練が行われている．

は問題が認められた．WISC-III 知能検査では言語性知能指数 111，動作性知能指数 79，全知能指数 96，と言語性知能指数と動作性知能指数が有意に乖離していた．言語性検査では思考をまとめて言語表現することが不得手な傾向を示し，動作性検査では処理速度の低下と軽い保続傾向が認められ，つまずいたときの思考の切り替えが難しいことが懸念された．
　また，エピソード記憶（日常的なエピソードに関する記憶）と展望記憶（約束の履行といった未来の行為の遂行に関わる記憶）にも軽度の障害が認められた．
　頭部 MRI では，左側優位の軽度の脳萎縮が認めら

れた(図21).

入院中のリハビリテーションの概要を表4に示す.

> **参考文献**
> ・栗原まな,他(編・著):小児頭部外傷-急性期からリハビリテーションまで.医歯薬出版,2013
> ・栗原まな,他:小児外傷後てんかんの検討.てんかん研究 **29**:460-469,2012
> ・栗原まな,他:小児脳外傷後の高次脳機能障害への取り組み.神経外傷 **33**:152-158,2010
> ・野村忠雄,他:小児期受傷の外傷性脳損傷による高次脳機能障害.総合リハビリテーション **39**:577-583,2011

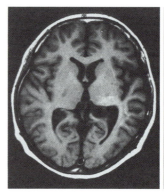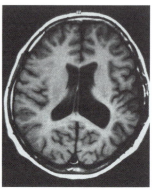

図21 頭部 MRI T₁ 強調画像
【症例2(受傷1年3か月後)】
左側優位の軽度の脳萎縮が認められる.

表4 症例2:入院中のリハビリテーションの概要

		入院時(受傷1か月後)	入院4か月後(受傷5か月後)	退院時(入院7か月後・受傷8か月後)	再入院時(受傷1年3か月後)
所見		遷延性意識障害 頸定不良,手足をわずかに動かす 日常生活動作は全介助	座位保持・膝立ち・立位保持・車椅子と畳の移乗可能,日常生活動作は部分的に介助を要する	両手ロフストランドクラッチでの歩行実用,日常生活動作ほぼ自立	両手ロフストランドクラッチで,歩行実用・安定,階段昇降には手すりが必要,日常生活動作は自立
リハビリの内容	医師	医療精査,全身管理,てんかんの治療,車椅子処方	健康管理 てんかんの治療	健康管理	医療精査 てんかんの治療
	看護師	看護 障害受容への支援(本人・家族)	看護	看護 退院準備	看護
	理学療法士	頸定・寝返り・座位保持訓練 車椅子作製	立位訓練 平行棒内の歩行訓練	歩行訓練 応用歩行訓練	応用歩行訓練
	作業療法士	座位保持訓練	座位の安定 両手動作の訓練	日常生活動作訓練	日常生活動作訓練 上肢の巧緻性訓練
	言語聴覚士	言語能力検査,コミュニケーションの確立	喚語困難に対する訓練 発語・書字訓練	喚語困難に対する訓練	軽い喚語困難あり 読解に時間を要する
	臨床心理士	知能検査(知的機能全般の低下・注意障害・記憶障害・保続) 障害受容への支援(本人・家族)	知能検査と訓練 学習の補助	知能検査(健常に近くなったが,スピードが遅い) 復学への支援	知能検査(全知能指数96,処理速度の低下,保続)
	院内学級教師	学力の評価学習	学習	復学への支援	
	ソーシャルワーカー	社会的情報の提供 障害受容への支援(本人・家族)	前籍校との調整	在宅生活・復学への支援	

11. 脳腫瘍

　小児期に発生する悪性新生物の第1位は白血病，第2位は脳腫瘍で，20〜25％を占める．小児脳腫瘍の特徴としては，頭蓋咽頭腫のような先天性腫瘍が多いこと，神経膠腫が多いこと，脳幹や小脳などテント下の発生が多いことがあげられる．

1 分類と発生頻度

　15歳未満の小児に発生する脳腫瘍は1984〜2000年に4,929例で，星細胞腫18.6％，髄芽腫12.0％，胚細胞腫9.4％，頭蓋咽頭腫8.9％，上衣腫4.6％の順に頻度が高い．小児脳腫瘍の好発部位を図1に示す．

2 臨床症状

　頭蓋内圧亢進症状として，頭痛・嘔吐・うっ血乳頭などが認められる．乳幼児では頭蓋内圧亢進症状が把握しにくいことが少なくない．

　小児脳腫瘍は正中部に発生することが多いため，水頭症を発生しやすい．また小児では頭蓋骨縫合が離開しやすいため，頭蓋内圧亢進症状を呈するより，頭囲拡大が前面に出ることも多い．

　脳腫瘍の発生部位により脳神経症状や水頭症の症状が出現する．脳幹部神経膠腫による動眼神経・顔面神経・外転神経症状や，第4脳室髄芽腫による失調症・水頭症などが典型的である．

　また頭蓋咽頭腫による下垂体前葉機能不全による小人症・後葉機能不全による尿崩症，視床下部過誤腫による思春期早発症など，内分泌異常を呈する場合もある．

3 検査所見

　神経放射線学的検査では，頭蓋単純X線撮影により，頭蓋内圧亢進症状としての指圧痕・頭蓋骨縫合離開，トルコ鞍の変形，頭蓋骨の変化，石灰化像などを検査する．頭部CT・MRI検査では，腫瘍や水頭症などの所見が把握できる．

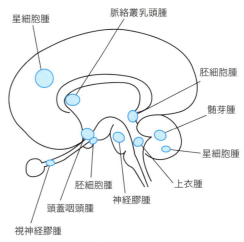

図1　小児脳腫瘍の好発部位

4 リハビリテーションの概要

　脳腫瘍の治療の中心は脳神経外科的治療で，大部分の例では手術的摘出が行われる．小児期の脳に対して放射線療法は，知能・発育に障害を生じる可能性があるため，慎重な検討が必要である．胚細胞腫などのように放射線感受性の高い場合には，局所的な照射が行われる．手術・放射線療法と併用して化学療法の行われる場合もある．

　脳腫瘍に対する治療と並行してリハビリテーションが行われる．症例によりリハビリテーションの内容は異なり，機能障害の種類と程度に応じたリハビリテーションプログラムが作成され，機能訓練が進められる．機能訓練は小児の発達に沿った形で行われる．

5 リハビリテーションにおける問題点とその対応

　脳腫瘍自体の治療が最優先され，リハビリテーションの内容は症例によって異なったものとなる．症例ごとに適切なリハビリテーションプログラムを作成して対応していくことが大切である．

6 症例提示

▶ **症例：12歳2か月男児**

診断名：脳腫瘍（第4脳室内星細胞腫）

主訴：在宅生活へ戻るためのリハビリテーション．

既往歴：在胎36週 2,820gで正常に出生した．その後，特記すべきことなく順調に発達していた．

現病歴：4歳8か月時，前頭部の頭痛を訴えて夜間2～3回覚醒するようになったため，某院を受診し，頭部単純X線検査を受けたが，異常なしといわれた．頭痛が続くため，某大学病院を受診し，頭部CT検査にて脳腫瘍を疑われ入院となった．初診時，症状はほとんどなかったが，継ぎ足歩行（tandem gait）はできなかった．入院後のMRIで第4脳室内に腫瘍がみつかり（図2-a），4歳9か月時に腫瘍全摘術を受けた．術後，放射線療法・化学療法は行われなかった．麻酔から覚めた後は日常会話が可能であったが，2日後より言語理解・有意語がなくなり，泣く・わめくのみになり，1か月間続いた．一過性の小脳性無言症と診断された．1か月後には経口摂取が可能となり，頭をふってYES，NOを伝えられるようになった．2か月後には簡単な日常の単語を発するようになったが，全身の筋緊張は低下し，頚定もなかった．3か月後に頚定がみられ，物に手をのばしてつかむことができるようになった．爆発的な発声だが，文章会話が可能となった．座らせると少しの間座っていられるようになった．術後4か月の時点で，リハビリテーションを目的に当院へ転院した．

当院入院時所見（5歳1か月時，術後4か月）：体格は中等で，バイタルサインに異常を認めなかった．臥位から座位に起きあがれ，座位を保つことができたが，体幹失調が強く，後方に倒れることが多かった．眼位は正常で，眼振はなかった．全身の筋緊張は低く，関節の過伸展と企図振戦が認められた．深部腱反射は正常で，病的反射はみられなかった．

当院入院時検査結果：頭部CT・MRIでは，第4脳室の拡大が残存していた（図2-b）．覚醒時およびトリクロホスナトリウム（トリクロリール®）誘発睡眠脳波は正常であった．

裸眼視力は右0.6，左0.4，矯正視力は右0.8，左0.8であった．

当院入院時リハビリテーション評価と訓練：

① 理学療法士：体幹失調が強いが，立位保持が数秒可能となっている．筋緊張は低い．座位を安定させ，立位訓練を行っていく（図3～8）．

② 作業療法士：スプーン・フォークを用いての食事動作や歯磨きは何とか可能である．日常生活動作の訓練を行っていく（図9）．

③ 言語聴覚士：新版K式発達検査で言語・社会領域は4歳2か月相当である．指示の理解が悪かったり，まとはずれの応答がみられたりで言語理解能力の低下がみられる．数唱は2桁で，聞き返しが多く，聴覚的記銘力の低下がみられる．失調性構音障害がみられる．これらの問題に対して言語訓練を行

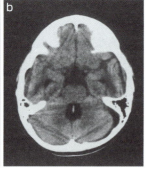

図2 頭部画像
a) 4歳8か月時：頭部MRI T₁強調画像；第4脳室内に腫瘍が認められる．b) 5歳1か月時（腫瘍全摘後4か月）：頭部CT；第4脳室の拡大が認められる．

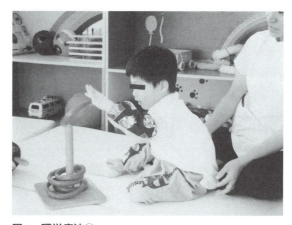

図3 理学療法①
【症例（5歳0か月，入院時）】
座位保持訓練．

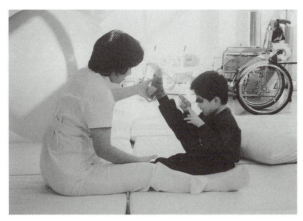

図4　理学療法②
【症例（5歳1か月時）】
座位を安定させる訓練．

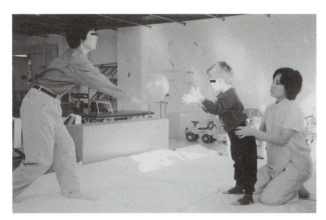

図5　理学療法③
【症例（5歳1か月時）】
立位訓練．

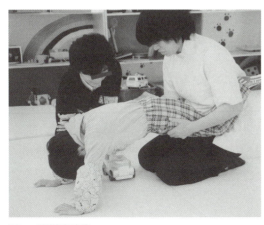

図6　理学療法④
【症例（5歳1か月時）】
体幹の支持性を高める訓練．

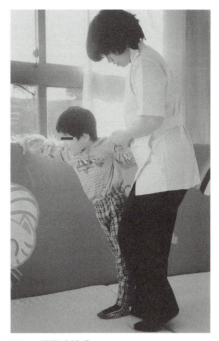

図7　理学療法⑤
【症例（5歳2か月時）】
歩行訓練．

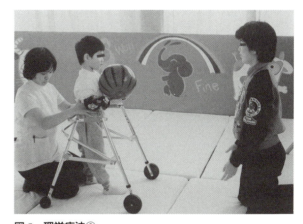

図8　理学療法⑥
【症例（5歳2か月時，退院前）】
歩行訓練．

う．

④臨床心理士：知能は田中ビネー検査で4歳0か月相当（知能指数79）であるが，生活能力は1～2歳相当である．母親がいないと拒否や緘黙が強い．

その後の経過：前記リハビリテーション訓練を2か月半行った後に退院した．

退院時評価：

①医師：筋緊張は依然として低いが，失調症状は改善

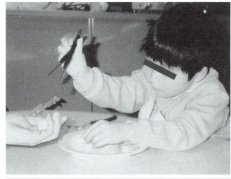
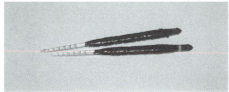

図9 作業療法
【症例（5歳2か月時，退院前）】
箸を工夫しての食事動作訓練．

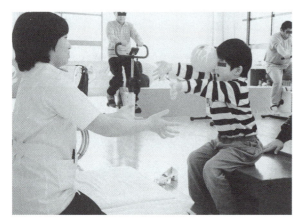

図10 外来における理学療法
【症例（7歳時）】
座位の安定をはかる訓練．

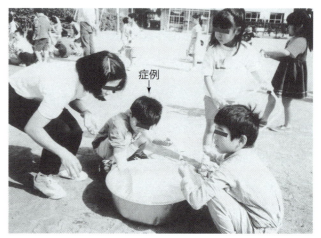

図11 普通小学校へ通学

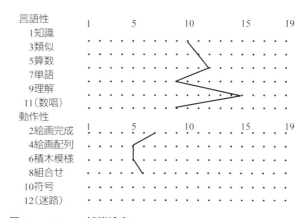

図12 WISC-R 知能検査
【症例（6歳10か月時）】
言語性知能指数 108，動作性知能指数 70，全知能指数 未算出

している．座位が安定し，四つ這いが実用化した．
②理学療法士：四つ這いが実用的になった．移動用に車椅子を作製した．
③作業療法士：スプーン・箸の形を工夫し食事動作は改善した．更衣は部分的にできるようになった．少し描画ができるようになった．
④言語聴覚士：ITPA 言語学習能力検査は3歳6か月相当で，下位項目にばらつきはない．聴覚的記銘力が改善している．摩擦音の獲得ができてきている．
⑤ソーシャルワーカー：退院後はもとの幼稚園に通うのがよいと思われるが，付き添いなどの点で検討がいる．

退院後の経過：外来において理学療法・作業療法を週1回ずつ継続した（図10）．

退院後まもなくより，母親が付き添ってもとの幼稚園に通園を再開した．幼稚園はずっと母親が付き添って通園した．6歳になり，歩行が数歩可能となった．病院での訓練は月1回理学療法を行うのみとなった．

小学校は地域の普通小学校へ入学した．学校では介助員が1人つき，母親は送迎のみ協力した（図11）．月に何回かは地域の「ことばの教室」に通級した．病院での機能訓練は終了となった．6歳10か月時の WISC-R 知能検査では，言語性知能指数108，動作性

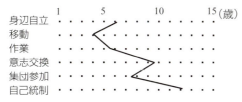

図 13　S-M 社会生活能力検査

【症例（6 歳 10 か月時）】
社会生活指数　79

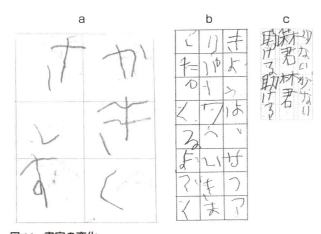

図 14　書字の変化
a) 6 歳時，b) 7 歳時，c) 9 歳時

知能指数 70（動作性知能指数は検査できない下位項目があるため比例算出で判定した），全知能指数は算出できなかった（図 12）．S-M 社会生活能力検査では，移動・作業・身辺自立の項目で評価点が低値で，自己統制・意志交換・集団参加の項目で評価点が平均域であった（図 13）．

6，7，9 歳時の書字を図 14 に示すが，少しずつ改善している．

小学 3 年生から介助員は授業中は離れるようになった．体育の授業もできる限り参加するようになった（図 15）．

10 歳 0 か月（小学 4 年生）時，脳腫瘍が再発し，再度摘出術が行われたが，経過は良好で，1 か月後には退院した．機能の低下は認められなかった．

現在の所見（12 歳 2 か月時）：筋緊張は低いが，自力歩行は 10m 程度可能である．学校の送迎は母親が行っているが，学校では車椅子は使用せず過ごしている．介助員が 1 人ついている．理解力は年齢相当であ

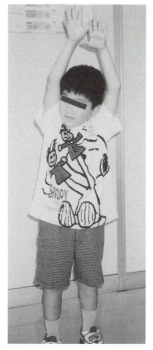

図 15　8 歳時

るが，書字スピードが正常の半分位に遅いため学習面でやや問題がある．

> **参考文献**
> ・脳腫瘍全国統計委員会：脳腫瘍全国集計調査報告－REPORT OF BRAIN TUMOR REGISTRY OF JAPAN（1984-2000），12th Edition. Neurol Med chir **49**（Suppl）：S1-96，2009
> ・児玉南海雄：標準脳神経外科学 第 13 版．医学書院，2014

12. 水頭症

1 原因

水頭症の原因は，原発性(発生過程の異常による脳室拡大，脊髄髄膜瘤やダンディ-ウォーカー症候群に伴うものなど)，続発性(出血，感染，外傷，腫瘍に伴うものなど)がある．

2 分類

水頭症は様々な原因により脳室やくも膜下腔に髄液が異常に貯留した状態のことである．髄液循環経路の閉塞によるものを閉塞性(非交通性)水頭症，髄液の産生過剰と吸収障害によるものを交通性水頭症という．

3 臨床症状

症状は，頭蓋縫合閉鎖前は頭囲拡大，大泉門膨隆，落陽減少などで，閉鎖後は頭痛，嘔吐，意識障害，行動の変化，学力の低下，うっ血乳頭，視神経萎縮などである．頭部CT検査や頭部MRI検査で診断する．

4 リハビリテーションの概要

水頭症の医学的治療においては，脳室拡大による脳損傷を可逆的なうちにくい止めることが重要である．水頭症の発見はもちろんのこと，シャントトラブルなどによる脳圧の亢進を早期に発見することが最も重要である．治療では脳神経外科医が重要な位置を占める．シャント術が一般的で，脳室腹腔(VP)シャント，脳室心房(VA)シャントなどがあるが，ほとんどはVPシャントが行われる．脳室内閉塞性水頭症においては第3脳室底開窓術なども行われる．

年齢が小さいうちは，相対的に頭部の割合が大きいため，頸定，座位保持，歩行の獲得などの運動発達は遅れることが多い．体が大きくなるにつれて重い頭部を支えられるようになっていくので，無理することなく本人の成長に合わせた理学療法を行うことが大切である．

水頭症の小児では，知的能力障害を伴うことが少なくないが，知的に正常範囲であっても非言語性コミュニケーション能力の低下があったり，会話が一方的であることが多い．視空間認知に問題をもつことがあるので，言語聴覚士や心理士による評価は必要である．就学後に問題点がみえてくることも多いので，就学前に正確な評価を行ったうえで，それに合わせた学校を選びたい．

5 リハビリテーションにおける問題点とその対応

水頭症においては医学的治療が最優先である．水頭症そのものの発見だけでなく，シャントトラブルなどで脳圧が亢進していることも早期に発見することが小児の一生に関わっていく．

身体障害だけでなく，知的能力障害，コミュニケーション障害，視空間認知障害など，本人の症状に合わせた個別の対応が欠かせない．

6 症例提示

▶ **症例：5歳女児** ◀

診断名：水頭症

主訴：発達の遅れ

病歴：在胎40週身長47.9 cm，体重3,085 g，頭囲33.5 cm正常に出生．7か月健診で頭囲が大きいことを指摘され，近くの病院で頭部CT検査を受け，著明な脳室拡大を認めたため，小児病院での治療が開始となった(図1, 2)．8か月時に第3脳室開窓術を受け，脳室拡大は軽減した．頸定10か月，座位10か月と少しずつ発達をしていたが，11か月時に脳室拡大を認め，VPシャント術が施行された．1歳時に腹腔内膿瘍を生じ，シャント再建術が行われた(図3)．当院では10か月からリハビリテーションを行っている(図4～6)．1歳半頃からことばが出はじめ，1歳9か月でつかまり立ちができ，二語文で話すようになった．2歳半で歩行が可能となり，会話が可能となったが，マイペースな会話であった．4歳になりおむつがとれ，上手ではないが幼稚園で駆けっこやダンスを他児と一緒に行っている．知能指数は83(田中ビネー検査)である．

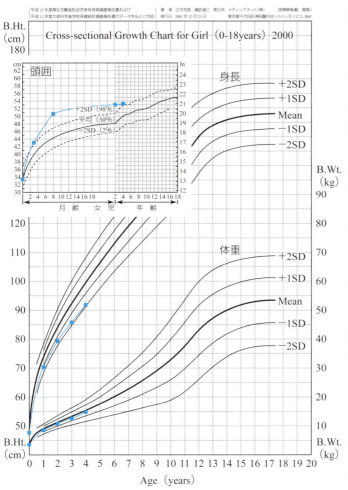

図1 成長曲線

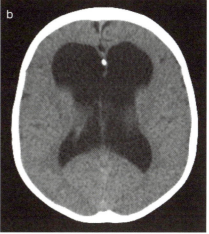

図2 頭部 CT

a) 1歳4か月時, b) 3歳10か月時.

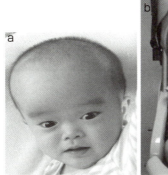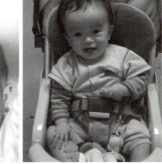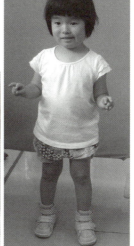

図3 症例の写真

a) 9か月, b) 1歳3か月, c) 4歳.
家族の了承を得て掲載.

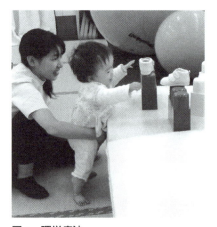

図4 理学療法
玩具で誘いながら立位訓練.

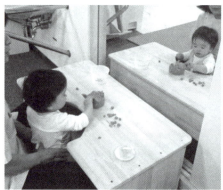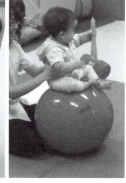

図5 作業療法

参考文献

- 山崎麻美：先天性水頭症．新井　一，他（編），小児脳神経外科診療ガイドブック．メジカルビュー社，68-80，2013

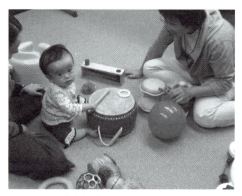

図6 言語聴覚療法

13. 二分脊椎

　胎生2〜4週に神経管が完成されるが，脊髄後面での癒合不全が生じ（二分脊髄），囊胞性腫瘤（脊髄瘤）を形成して，二分脊椎・脊椎形成不全などを介して背部に突出する．二分脊椎には他の中枢神経系奇形を合併することも多い．新生児脳神経外科とその後の治療の進歩により二分脊椎の小児の生命予後は延びている．

1 原因と発生頻度

　二分脊椎の原因は複雑で，遺伝性要因と環境要因の両方が作用していると思われる．環境要因としては妊娠中のアルコール・薬物（バルプロ酸やカルバマゼピンなど）・母体の発熱・葉酸欠乏などが報告されている．

　二分脊椎の発生頻度は地域的・人種的に大きな差があるが，近年その発生頻度は低下している．最も頻度の高いのは英国で，最も頻度の低いのは日本であったが，妊娠への葉酸投与によりヨーロッパでの発生頻度は低下し，わが国と同じ頻度になっている．わが国での発生頻度は出生10万人あたり1〜7人と報告され，過去30年間にわたり，減少傾向を認めない．現在最も発生頻度が高いのは米国で，出生10万人あたり10〜20人である．

　出生前診断として，母体血・羊水中のα-フェトプロテインの上昇，胎児エコー診断法がある．

2 分類

　二分脊椎の分類を図1に示す．大きく潜在性二分脊椎と顕在性二分脊椎の2つに分類される．

3 臨床症状

　潜在性二分脊椎では，5割の例で皮膚に脂肪腫・血管腫・発毛・皮膚洞などが認められる．潜在性二分脊椎の好発部位は腰仙部または仙骨部である．低年齢の時期には無症状であっても，成長期に脊髄係留症候群（tethered cord syndrome）などによる症状（下肢の運動・知覚障害，膀胱直腸障害など）の発現が認められる例があるので注意を要する．

　顕在性二分脊椎のなかでは，脊髄髄膜瘤が大半を占め，障害部位に応じた運動麻痺・感覚障害・排泄機能障害が認められる．アーノルド・キアリ（Arnold-Chiari）奇形の合併，水頭症の合併も多い．7〜8割は腰部ないしは腰仙部に発生する．

　脊髄の障害レベルにより治療・リハビリテーションの方針が異なってくるので，正確な障害レベルを把握することが大切である．表1に脊髄の障害レベルに対する臨床的診断方法を示す．

　脊髄の障害レベルにより二分脊椎を6群に分類したシャラード（Sharrard）の分類は，将来の移動能力を予測し，リハビリテーションのプログラムを作成するのに役に立つ（図2，表2）．

4 リハビリテーションの概要

　脊髄の障害レベルにより将来の移動能力は乳幼児期から予測できる（表2）．しかし関節の変形などがマイナスの要素となり，予測より機能が悪くなることもあ

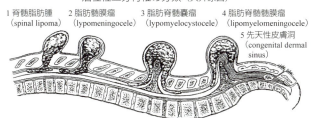
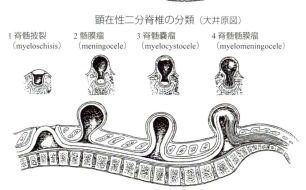

図1　潜在性二分脊椎および顕在性二分脊椎
癒合不全の発生病態およびニューロン成熟段階に基づく分類（大井原図）
（大井静雄：二分脊椎．小児科診療 65：583，2002 より引用）

表1 脊髄の障害レベルの診断方法

脊髄の障害レベル	反射		股関節		膝関節		足関節	
	膝蓋腱	アキレス腱	屈曲	伸展	屈曲	伸展	背屈	底屈
第12胸髄	×	×	×	×	×	×	×	×
第1腰髄	×	×	○	×	×	×	×	×
第2腰髄	×	×	○	×	△	×	×	×
第3腰髄	△	×	○	×	○	×	×	×
第4腰髄	△	×	○	×	○	×	×	×
第5腰髄	○	×	○	×	○	○	○	×
第1仙髄	○	×	○	○	○	○	○	×
第2仙髄	○	×	○	○	○	○	○	△

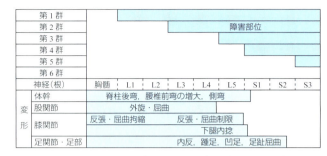

図2 シャラードによる障害レベルの分類と生じやすい変形
〔石堂哲郎(編著):二分脊椎のライフサポート.文光堂,2001より引用,栗原加筆〕

表2 シャラードによる障害レベルからみた移動能力

群	移動能力	必要な装具類		
		装具	車椅子	杖
第1群	車椅子移動 装具使用で立位保持・歩行可能例あり	△(骨盤帯付き長下肢装具)	○	○
第2群	車椅子移動が実用的 装具使用で歩行可能	○(長下肢装具)	○	○
第3群	装具使用で歩行可能	○(長・短下肢装具)	△	△
第4群	装具使用で歩行は十分可能	○(短下肢装具)		
第5群	装具なしで歩行可能 足変形のため足底板使用例あり	△(足底板)		
第6群	歩行に特別な問題なし			

〔石堂哲郎(編著):二分脊椎のライフサポート.文光堂,2001より引用,栗原加筆〕

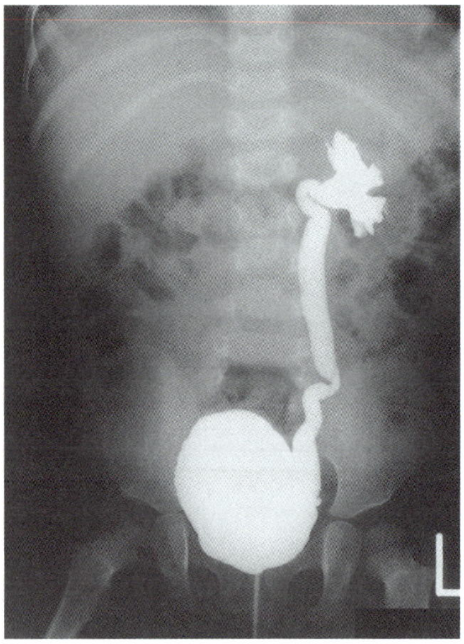

図3 経静脈的腎盂造影
左側に著明な膀胱尿管逆流が認められる.

る.図2にシャラード(Sharrard)による障害レベルの分類と生じやすい変形を示す.リハビリテーションの目標は,これらの変形を予防し,発達に応じた歩行訓練を行うことである.また自己導尿などを含む自立に向けた教育も年齢に応じて行っていくことが大切である.したがって,二分脊椎の医学的治療は専門領域の小児科・脳神経外科・泌尿器科・整形外科などからなるチームで診療することが望ましい.

二分脊椎においては,出生後まもなくの時期に両親に診断を告げ,治療方法を決定していかなければならない.

①小児科医:全身管理および成長・発達面での経過観察を担当する.

②脳神経外科医:顕在性二分脊椎においては早期に脳神経外科的治療を開始することが必要となる.一般には生後24〜48時間以内に修復術が行われる.9割の例で水頭症を合併し,8割の例で脳室−腹腔シャントが必要となる.その後も定期的な脳神経外科医の診察が欠かせない.

③泌尿器科医:新生児期からの診察が大切で,排泄の管理・尿路感染症の予防・腎機能の維持すなわち膀胱尿管逆流(図3)の予防をはかっていく.2歳までに経静脈的腎盂造影,膀胱造影,尿流動体検査により,腎・尿管・膀胱の形態や機能を把握する.排尿は,叩打・手圧排尿と間欠導尿が中心となる.叩打・手圧排尿は下腹部を叩打して膀胱を緊張させたり,手で膀胱部を圧迫して排尿する方法である.間

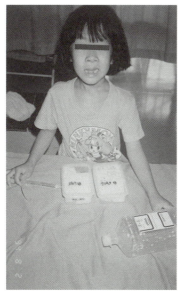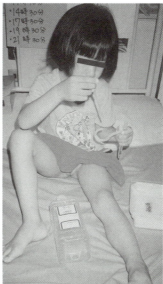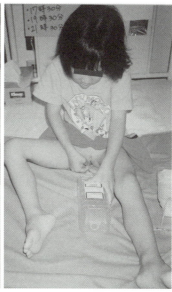

図 4　6 歳女児による自己導尿

欠導尿は時間を決めてカテーテルを使って尿を出す方法で，特に女児で多く用いられる．知的に問題がなく上肢機能のよい場合には 5～6 歳頃から自分で導尿できるようになることが多い〔清潔間欠自己導尿(clean intermittent self catheterization：CISC)：図 4〕．緊張の強い膀胱の場合には抗コリン薬(ポラキス®，バップフォー®)や塩酸イミプラミン(トフラニール®)などが有効なことが多い．

④整形外科医：整形外科的治療は，先天性であったり二次性であったりする筋骨格の変形を矯正することにより，脊柱を安定させ，下肢の関節を正しい位置に維持することである．脊柱の変形，特に胸部脊柱の変形は最も多くみられ，必要に応じて体幹装具を装着する．股関節脱臼，膝関節屈曲拘縮，内反足などに対してギプス治療や外科的治療が行われる．

⑤理学療法士：理学療法は二分脊椎のリハビリテーションの重要な部分を占めている．脊髄の障害レベル・年齢・発達に応じて機能訓練が行われていく．第 1 群では骨盤帯付き長下肢装具を用いて，第 2 群では長下肢装具を用いて歩行訓練が行われ，6～8 歳の頃には装具と杖を用いて何とか歩行が可能となる．しかし体重が増加するにつれて車椅子中心の生活になっていく．第 3 群では 6 歳頃までに装具を使って歩行が可能となっていく．第 4 群では短下肢装具を装着し，杖なしで歩けるようになる．第 5 群では足変形に応じて靴の中に足底板を敷くことがある．第 6 群では歩行に特別な問題はなくなる．

⑥作業療法士：作業療法では日常生活動作の獲得に向けた機能訓練を行なう．二分脊椎のリハビリテーションでは清潔間欠自己導尿(CISC)を獲得することは自立に不可欠であり，就学までに CISC の習得を目指す．

5 リハビリテーションにおける問題点とその対応

顕在性二分脊椎においては家族が子どもの障害を十分に受けとめる前に治療が開始されなくてはならず，家族への支援が欠かせない．医療面のみでなく家族の心のケアにも配慮しなくてはならない．

二分脊椎のリハビリテーションにおいては，多数の専門スタッフが長期にわたって関わり，小児の障害に合わせてリハビリテーションプログラムを修正していく必要がある．したがって家族・スタッフのつながりを潤滑にし，幼稚園・保育園・学校などと連携をとっていくことが大切である．乳幼児期からの一貫したリハビリテーションが小児の生活の質(QOL)を高めていく．

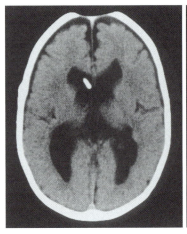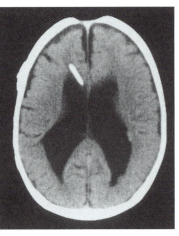

図5　頭部CT
【症例（1歳3か月時）】
シャントチューブが挿入されているが，脳室は拡大している．

6 症例提示

◆ 症例：7歳11か月男児 ◆

診断名：脊髄髄膜瘤，水頭症
障害名：第2仙髄以下の不全対麻痺
主訴：リハビリテーション
現病歴：在胎38週2,780g，APGARスコア9点で出生した．背部に縦2cm・横2.5cm・高さ2cmの赤色腫瘤がみられ，2日後に腫瘍切除術が行われ，脊髄髄膜瘤の診断がなされた．初期より水頭症がみられ，生後21日目に脳室－腹腔シャント術が行われた．術後4日目から発熱し，メチシリン耐性ブドウ球菌（MRSA）による髄膜炎の診断で，シャントチューブが抜去された．3か月時に股関節脱臼を指摘され，3か月間リーメンビューゲルを装着し，治癒した．水頭症が進行するため，10か月時に再度脳室－腹腔シャントが挿入された．頚定は3か月でみられ，6か月時には座れるようになった．8か月より座位移動をするようになった．1歳3か月時，全般的なリハビリテーションを希望して当院を受診し，精査・訓練を目的に入院となった．

当院入院時所見（1歳3か月時）：身長74cm（－1.5標準偏差），体重11.2kg（＋1.1標準偏差），頭囲52.0cm（＋3.2標準偏差），胸囲51.0cm（＋1.6標準偏差）と頭囲が大きく，やや長頭であった．大泉門は2.5×2.5

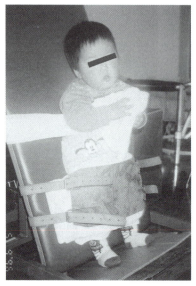

図6　理学療法①
【症例（1歳3か月時）】
起立台を用いての立位保持訓練．

横指開大していたが，緊満はなかった．眼位は正常であった．仙骨部に3cmの術創があった．肛門は泣いたり力を入れたりすると弛緩し，肛門反射は消失していた．上肢の筋緊張は正常であった．下肢は低緊張で，膝蓋腱反射はみられたが，アキレス腱反射は消失していた．足関節の背屈はできたが，底屈はわずかにできるだけであった．以上より第2仙髄レベルの障害と診断した．日常生活動作では，パンやビスケットを持たせると自分で食べたが，食事・更衣には全介助を要した．移動は座位移動を行いスピードは速かった．尿はほとんど常に排泄され，おむつの濡れていない時間（dry time）はほとんどなかった．便は泣くと肛門が開いて排泄された．有意語はなかったが，自分の名前や「マンマ（ごはん）」「わんわん（犬）」などのことばは理解していた．

入院時検査結果：血液・尿一般検査，腎エコー，脳波に異常を認めなかった．頭部CTでは水頭症が認められた（図5）．

当院入院時のリハビリテーション評価と目標：

①理学療法士：第2仙髄レベルの障害である．腹臥位をいやがる．座位移動が主体だが，わずかに膝立ち位を保つことができる．歩行の獲得を目標に訓練を行いたい（図6）．

②作業療法士：経験不足によると思われる触覚過敏が

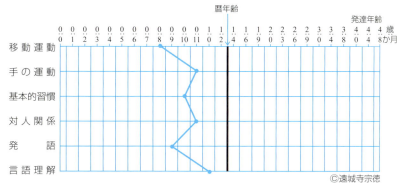

図7 遠城寺式乳幼児分析的発達検査の結果
【症例（1歳3か月時）】

あるので，様々な感覚刺激を経験させ，発達を促していきたい．座位移動を続けていると股関節の開排制限が生じる可能性があるので，椅子座位やつかまり立ちを増やしていきたい．転倒時の外傷予防のために保護帽を作製する．

③言語聴覚士：乳幼児精神発達診断法で7か月相当である．身体障害があるため経験が不足しているが，学習能力はしっかりしており，対人・対物関係は良好である．今後発語が期待できる．

④臨床心理士：遠城寺式乳幼児分析的発達検査の結果を示す（図7）．いろいろな経験を増やし，発達を促していきたい．

⑤ソーシャルワーカー：地域の通園療育につなげていきたい．

その後の経過：2か月間入院してリハビリテーションを行った後，外来でのリハビリテーションへと移行し，並行して地域の通園センターへ週1回通い始めた．

1歳6か月時：「でんしゃ」「おいしい」などのことばを話しはじめた．座位移動が主ではあったが，歩行器にしがみついて立ち，前に少し進むようになった．理学療法では歩行器を用いての歩行訓練，作業療法では型はめなどが行われた．仙骨部に褥瘡ができてしまった．

1歳8か月時：膝立ちが安定し，支えると立位を保てるようになった（図8，9）．手づかみで食事が食べられるようになった．便秘が解消されず，グリセリン浣腸を行うようになった．

2歳時：つかまり立ちが安定し，支えると歩行ができ

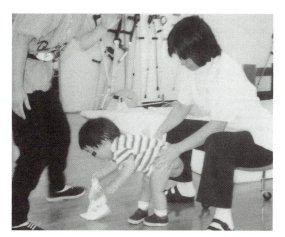

図8 理学療法②
【症例（1歳8か月時）】
歩行訓練．

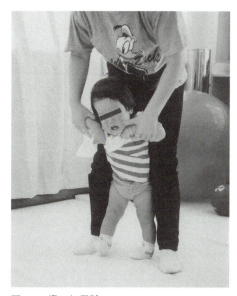

図9 1歳8か月時
支えると立体を保てる．

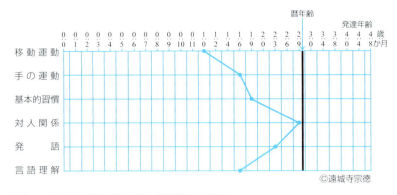

図10　遠城寺式乳幼児分析的発達検査の結果2

【症例（2歳10か月時）】
同時期に実施したMCC乳幼児精神発達検査の結果は，精神年齢　23.6か月，生活年齢　34か月，精神発達指数　69.4であった．

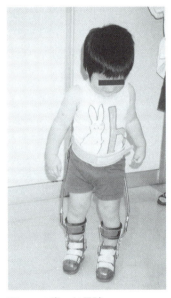

図11　3歳6か月時
ツイスター装具を使用して歩行が可能となった．

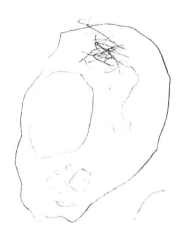

図12　4歳2か月時の描画
2歳半〜3歳児が描くレベルである．

るようになった．食事はスプーンで食べるようになった．通園センターに週3日通うようになった．

2歳6か月時：シャント不全が出現し，シャント再建術が行われた．伝い歩きが安定し，ツイスター装具を使用するとわずかの支えで歩行が可能となった．2語文が出現してきた．

2歳10か月：心理評価の結果を図10に示す．

3歳時：褥瘡に対する観血的縫縮術が行われ，褥瘡は治癒した．理学療法では後から両手を支持しての歩行訓練と歩行器を用いての歩行訓練が行われた．

3歳3か月時：再度シャント再建術が行われた．この頃には2〜3語文による会話が可能となった．

3歳6か月時：ツイスター装具を用いて独歩が可能となった（図11）．通園センターに週3日，幼稚園に週1日，スイミングスクールに週1回通うようになった．

3歳9か月時：ツイスター装具の使用を終了した．長距離の歩行や小走りが可能となり，階段は四つ這いで昇り，手すりを用いて降りることができるようになった．

4歳時：ボールを蹴ったり，走ったりすることが可能となり，理学療法は終了となった．上肢の巧緻性に問題があるため，作業療法は週1回継続し，絵を描いたり，はさみなどを使用する訓練を行った．描画の内容は2歳半〜3歳相当であった（図12）．通園センターは終了となり，幼稚園に毎日通うようになった．食事

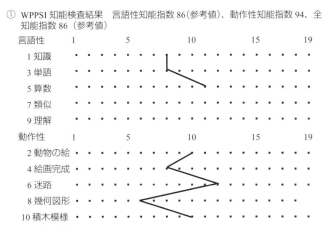

図13 心理検査
【症例（5歳6か月時）】

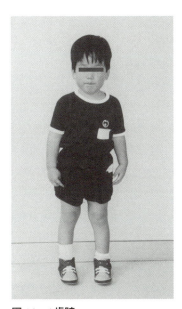

図14 6歳時

はスプーン・フォークを使用して自立し，更衣もボタンなどができない以外は自立した．

5歳6か月時：心理検査の結果を図13に示す．能力的には正常範囲内であると思われた．

6歳3か月時：地域の小学校の通常学級に入学した．鉄棒以外は他の小児と同じように授業を受けることができた．身長111cm（−0.9標準偏差），体重18.5kg（−0.7標準偏差），頭囲51.5cm（+2.1標準偏差），胸囲57cm（−0.1標準偏差）であった（図14）．

7歳11か月現在：通常学級で順調に過ごしている．鉄棒はできず，絵を描くのは苦手で，踵歩きの傾向がある．排泄に関しては問題が残っており，dry timeがほとんどないため，おむつを使用しているが，自分で管理することができるようになっている．いずれ尿集器の使用に変更する予定である．排便は1日おきにグリセリン浣腸により行われている．

参考文献

- 芳賀信彦：二分脊椎児に対するリハビリテーションの現況．Jpn J Rehabil Med **46**：711-720, 2009
- 芳賀信彦：小児二分脊椎に対するリハビリテーション．日本在宅医学会雑誌 **13**：114-118, 2012
- 石堂哲郎（編著）：二分脊椎のライフサポート．文光堂，2001

14. 脊髄損傷

小児期ないしは思春期の脊髄損傷は，身体面・精神面・発達面から検討する必要があり，成人の脊髄損傷のリハビリテーションとは少し異なっている．

1 原因と発生頻度

脊髄損傷の原因は，交通事故が最も多く，次いで10歳以下では転倒・転落が，10〜15歳ではスポーツ事故が多い．小児では横断性脊髄炎・血管障害・囊胞などの非外傷性の原因によるものも多い．また近年では暴力による脊髄損傷の頻度が増えている．わが国における脊髄損傷の推計発生頻度は人口10万人あたり4人で，19歳以下の例は1割未満である．15歳以下の小児の例はそのうちのわずかを占めるにすぎない．

2 分類

脊髄の損傷部位により分類する．

脊髄の損傷部位は，一般に低年齢である程高位のことが多いが，これは低年齢である程身体全体に対する頭部の比率が大きいためである．小児の脊柱は柔軟性に富んでいるため，骨折を生ずることなく強い捻転・屈曲に耐えられることから，脊柱の損傷なしに脊髄の損傷を受けていることが成人より多い．

また，機能障害の分類として，フランケル（Frankel）の分類やASIA（American Spinal Injury Association）の分類がある．

3 予防

脊髄損傷は予防が大切である．車のシートベルトやチャイルドシートの開発と着用，虐待の予防，スポーツ事故に対する教育と安全の確保などにより脊髄損傷の頻度は減少する．

4 急性期の治療

外傷などの発生時に脊髄損傷の可能性がある場合は，直ちに応急的に脊髄を固定し，損傷の拡大を防ぐことが大切である．病院における急性期の治療の第一は脊髄の固定である．急性期，特に受傷後8時間以内のメチルプレドニゾロン大量療法が有効といわれている．

呼吸筋の機能低下が認められる場合には，呼吸器装着が必要である．

受傷早期には消化器の機能は停止する．イレウスが消失するまでは，経鼻－胃チューブを挿入して胃液を吸引し，経静脈栄養が必要となる．徐々に経管栄養を開始し，経口摂取へと移行していく．同時に経口薬ないしは坐剤による排便コントロールも行っていく．

神経因性膀胱になることが多い．初期には膀胱排尿筋の収縮反射や尿意のない場合が多く，導尿が必要となるが，持続導尿は感染を起こしやすいので，できるだけ早期に間欠導尿にもっていく．

5 リハビリテーションの概要

リハビリテーションの目的は，年齢と脊髄障害の型に応じた最大限の自立機能の獲得・健康の維持・二次的な機能障害の予防である．すなわち第一に運動障害に対するリハビリテーションを行うこと，そして十分な教育を受けて将来の自立へ備えることである．

リハビリテーションを開始するにあたり，脊柱変形の予防に重点をおくことが大切である．

移動訓練は，脊髄損傷の型により異なっている．起立台を用いて，半傾斜位をとる訓練から開始される．臥位から座位をとる訓練，寝返りの訓練，プッシュアップ動作の訓練（図1）を行い，ベッドや車椅子への移乗動作の訓練，歩行訓練へと進めていく．

膀胱は急性期には弛緩性の状態であるが，その後痙

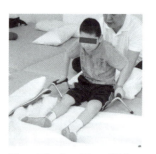

図1　プッシュアップ動作

性の状態に変化する．腎機能低下・尿路感染症・結石・失禁の予防と排尿管理の自立が目標となる．神経因性膀胱に対しては抗生物質や抗コリン薬が投与されるが，抗生物質の服用は発熱などの症状がみられるときのみに留めたい．

神経因性に腸管の動きが低下するので，排便コントロールに工夫が必要である．十分な水分の摂取と繊維素を含んだバランスのよい食事，経口薬や坐剤による下剤の投与，浣腸などが有効である．

褥瘡は脊髄損傷にみられる高頻度の合併症であり，極力予防に努めるべきである．褥瘡管理の原則は徐圧・乾燥・早期の治療であり，家族や患児への教育が大切である．

痙縮の治療には，バクロフェン（リオレサール®・ギャバロン®），ダントロレン（ダントリウム®），ジアゼパム（セルシン®・ホリゾン®）などが投与される．

復学にあたっては校舎の改造・教師への啓蒙などが必要で，リハビリテーションスタッフが学校を訪問して支援することなどが役に立つ．

6 リハビリテーションにおける問題点とその対応

小児における発生頻度は少ないため，小児の脊髄損傷を専門的に扱っているリハビリテーション施設は少ない．どこの施設でも，情報の収集を十分に行い，適切なリハビリテーションが行えるように努めていくことが大切である．

脊柱変形や腎・膀胱機能障害などの合併症を生じやすいので，合併症予防のための対策を早期から検討し，合併症の早期発見と治療に心がける必要がある．

後天性の障害であり，障害の受容が容易でないので，情報の提供・家族への心理面からの支援を早期から開始していく．また同じような障害をもつ小児の家族との接触の機会が得られるように支援したい．

知的面に障害がないことを利点として，自立への支援を積極的に行う．

7 症例提示

▶症例：10歳女児◀

診断名：前脊髄動脈症候群
障害名：第6頚髄以下の対麻痺
主訴：在宅生活に向けてのリハビリテーション
現病歴：8歳0か月時，学校で友人に背中を叩かれ，1時間後から上肢に力が入らなくなり，悪心・嘔吐が出現した．2時間後には四肢麻痺・呼吸困難が出現し，救急病院へ入院となった．
前院入院時所見：多呼吸，項部硬直，弛緩性四肢麻痺，肋間筋麻痺，第1胸髄以下の表在・深部知覚消失，下顎反射以外の反射の消失が認められた．
前院入院時検査所見：血液・尿一般検査・髄液検査・髄液培養・脊椎CT・ミエログラムには異常を認めなかった．脊髄MRIではT₁強調画像で第5頚髄〜第2胸髄にかけてガドリニウムで増強される異常陰影を認めた（図2）．
その後の経過：呼吸管理，ステロイド療法，気管切開などが施行された．その後仙骨部に巨大な褥瘡が形成

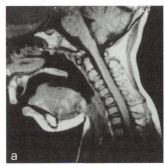 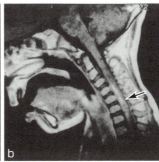 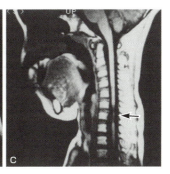

図2　脊髄MRI T₁強調画像
a) 発症1週間後：単純写では異常を認めない．b) 発症1週間後：ガドリニウムにて増強される異常陰影が第5頚髄〜第2胸髄に認められる．c) 発症9か月後：第7頚髄〜第1胸髄に著明な萎縮が認められ，第2胸髄以下も萎縮している．

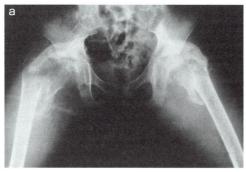
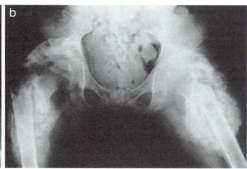

図3　股関節単純X線像
a）発症7か月後：両側大腿骨骨頚部骨折が発見された．股関節関節包に異所性仮骨が出現している．b）発症8か月後：異所性仮骨が著明になっている．

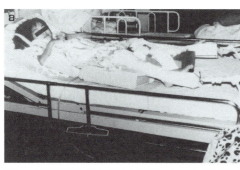
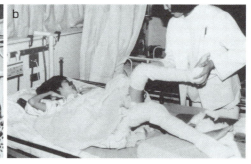

図4　骨折出現直後のリハビリテーション（発症7か月後）
骨折に対する保存的治療が行われている期間(a)でも，関節可動域訓練が行われる(b)．

され，皮弁形成術が施行された．8歳6か月時リハビリテーションを目的に当院へ転院となった．

当院入院時所見（8歳6か月時，発症6か月後）：意識は清明で，声はボリュームが小さくとぎれがちであった．両下肢は痙性のため屈曲位をとり，わずかな刺激で不随意な運動が頻回に出現した．呼吸困難はなかった．運動は第6頚髄以下の四肢麻痺，知覚は触覚・深部感覚が残存していた．知能は正常で，会話には問題を認めなかった．日常生活動作は全介助であった．

当院入院後の経過：入院1か月後，受傷機転不明の両側大腿骨骨頚部骨折が発見され，保存的治療がなされた（図3）．関節包の異所性仮骨が出現したため，骨代謝改善薬であるエチドロン酸二ナトリウム（ダイドロネル®）の服用を開始した．理学療法では，早期より関節可動域訓練を開始した（図4）．入院2か月後には車椅子乗車が可能となり，車椅子を駆動する訓練が開始された（図5）．車椅子は側弯予防のための脊柱保持シートをはめこみ，本児に合わせた滑り止め手袋の作

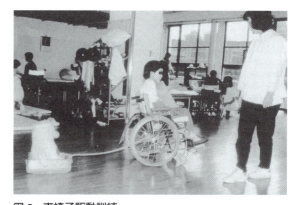

図5　車椅子駆動訓練
小児向けに工夫されている．

製（図6）などが行われた．障害をもった他の患者と早期から交流する試みが臨床心理士を中心に行われた（図7）．間欠導尿を行ったが，頻回に尿失禁を認め，膀胱内圧検査で過緊張型であったため，塩酸オキシブチニン（ポラキス®）の服用を開始し，尿失禁が減少した．作業療法では自助具を工夫し，自力での食事摂取

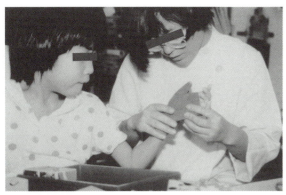

図6　車椅子駆動時の滑り止め手袋
作業療法士が作製する．

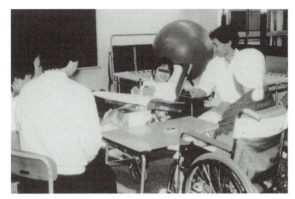

図7　障害をもつ他の患者との交流
臨床心理士が担当する．

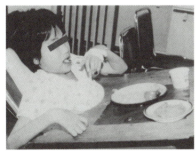 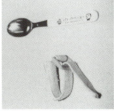

図8　作業療法①
スプーンをベルトで手に固定すると，自分で食事が食べられる．

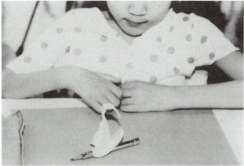

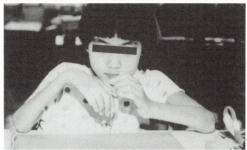

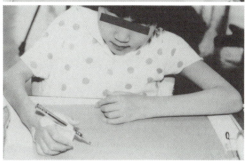

図9　作業療法②
作業療法士が作製した自助具を用いると，書字が可能となる．

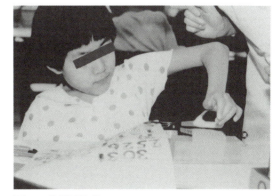

図10　作業療法③
はさみを台に固定すると，紙が切れる．

（図8）・書字（図9）・はさみの使用（図10）などが可能となった．入院5か月後より外泊訓練・復学への準備を開始した．理学療法士・ソーシャルワーカーが前籍校を訪問し，スロープの設置を依頼し，学校関係者に介助法の指導を行った．入院7か月後（発症1年3か月後）に退院した．3時間ごとの間欠導尿が学校生活の妨げとなっていたため，退院後最初の夏休みを利用して膀胱ろう形成術を施行した．

参考文献

- 坂井宏旭，他：わが国における脊髄損傷の現状．Journal of Spine Research **1**：41-51, 2010
- Lee JH, *et al*：Characteristics of pediatric-onset spinal cord injury, Pediatr Int **51**：254-257, 2009
- Frankel HL, *et al* : The value of postural reduction in the initial management of closed injuries of the spine with paraplegia and tetraplegia. Paraplegia **7** : 179-192, 1969
- Ditunno JF Jr, *et al* : The international standards booklet for neurological and functional classification of spinal cord injury. Paraplegia **32** : 70-80, 1994

15. ギランバレー症候群

1 原因と発生頻度

ギランバレー（Guillain-Barré）症候群は，原因不明の末梢神経の急性炎症性脱髄性疾患で，人口10万人あたり年間1～2人の発生頻度である．すべての年齢で発症し，自己免疫機序に基づくといわれている．

2 臨床症状

先行感染の後1～3週間して，弛緩性麻痺が下肢から出現し，次第に体幹，上肢へと進行していく．症状は日・週単位で進行し，半数の例で球麻痺を呈する．外眼筋麻痺や脳神経麻痺が認められる場合もある．深部腱反射が消失する例が多い．

3 検査所見

1）脳脊髄液

発症後1週間を経過してから，蛋白増加がみられ1か月位でピークを示す．細胞数は$10/mm^3$以下を示し，蛋白細胞解離がみられる．

2）電気生理学的検査

運動神経伝導速度の著明な低下，時に感覚神経伝導速度の低下が認められる．筋電図では運動単位電位（motor unit potential）の減少ないしは消失や，F波の異常が認められる．

3）その他

血清中にミエリン抗体の認められることがある．

4 診断基準

一般に用いられるアスベリー（Asbury）らの診断基準を表1に示す．

5 急性期の治療

血漿交換療法と免疫グロブリン大量静注療法の有効性が確立されている．

6 リハビリテーションの概要

リハビリテーションの基本は，障害の程度に応じ

表1 ギランバレー症候群の診断基準

[必要条件]
1. 二肢以上（通常四肢）における進行性の脱力．
2. 四肢深部腱反射低下．

[診断をより強く支持する所見]
1. 発症4週以内に症状がピーク．
2. 症状が左右対称性．
3. 軽度の感覚障害．
4. 脳神経麻痺（顔面神経麻痺・外眼筋麻痺・球麻痺など）の存在．
5. 症状の進行が停止して2～4週後に症状が改善し始める．
6. 自律神経障害（頻脈・不整脈・高血圧・起立性低血圧など）の存在．
7. 発症時に発熱を欠く．
8. 発症1週以降における髄液蛋白細胞解離（蛋白濃度上昇，細胞数は$10/mm^3$以下）．
9. 末梢神経伝導検査で異常（伝導速度低下・複合運動神経活動電位低下・伝導ブロック・F波遅延や出現率低下）．

[ギランバレー症候群以外の疾患を疑う所見]
1. 筋力低下の左右差が著明でかつ持続．
2. 発症時における，ないし持続性の排尿障害・胃腸症状（便秘など）の存在．
3. 髄液中細胞数が$50/mm^3$以上，ないし多核球の存在．
4. 感覚障害の存在．

〔Asbury AK, et al : Assessment of current diagnosis criteria for Guillain-Barré's syndrome. Ann Neurol 27（Suppl）: S21-24, 1990 より引用〕

て，生活の質（QOL）の向上を目指し，社会生活に戻ることである．

急性期の治療と並行して，呼吸排痰訓練・褥瘡形成の予防・関節拘縮を予防するための関節可動域訓練・筋力維持の訓練などの理学療法を開始する．

次の時期には，理学療法士による頸部や体幹のコントロールを獲得する訓練，座位・立位保持の訓練，歩行訓練へと移行していく．並行して作業療法士による日常生活動作（ADL）訓練が行われる．嚥下障害が認められる場合には，言語聴覚士による摂食・嚥下訓練が行われる．学習面は院内学級教師と臨床心理士が担当する．在宅生活に向けての支援は，ソーシャルワーカーによる情報提供・環境調整や，理学療法士・作業療法士による家屋改造へのアドバイスなどが行われる．復学にあたっては，院内学級教師とソーシャルワーカーを中心に調整が行われる．

7 リハビリテーションにおける問題点とその対応

症例ごとに障害像が異なっていることから，個別にリハビリテーションプログラムを作成して対応していく必要がある．

将来の障害像についての予測が立てにくいため，短期間のリハビリテーション目標を設定し，経時的に目標を立て直していく．家族との連携が欠かせない．

後天性の障害であり，障害の受容が容易でないことから，情報の提供・本人と家族への心理面からの支援・同じような障害をもった小児の家族との交流などを通して，少しずつ，本人と家族が障害を受け入れられるように努めていく．

8 症例提示

症例：12歳女児

診断名：ギランバレー症候群

主訴：在宅生活に向けてのリハビリテーション．

家族歴・既往歴：特記すべきことなし．

現病歴：9歳11か月時，1週間の風邪症状に続いて手・足の軽度のしびれが出現した．翌朝起きあがれず，水が飲み込めないため某院を受診し入院となった．数時間後より呼吸困難が出現し，呼吸器が装着された．この時点で四肢麻痺・外眼筋麻痺はピークであった．2週間の間に6回血漿交換が施行された．その後徐々に外眼筋麻痺は改善し，2か月後に呼吸器から離脱し，3か月後にリハビリテーションを目的に当院に転院した．

当院入院時所見（10歳2か月時，発症3か月後）：体格は中等で，バイタルサインに異常を認めなかった．経鼻－胃チューブ・中心静脈カテーテルが挿入されていた．脳神経症状はなかった．四肢遠位部に優位な筋萎縮があり，上肢のみわずかに動かせたが，他動的に動かすと痛みを訴えた．深部腱反射は消失していたが，知覚は正常であった．膀胱直腸障害はなかった．

検査所見では，頭部CT・脳波・知能検査は正常であった．運動神経伝導速度検査（正中・尺骨・腓骨神経）では反応がみられなかった．筋電図検査では長内転筋，外側ハムストリング，前脛骨筋のいずれも筋の随意的放電は認められなかった．

入院時の機能的自立度評価法（FIM）（1章p5, 13参照）は37で，コミュニケーション・記憶以外の全項目で評価点が低値であった（図1）．

当院入院後の経過：嚥下障害が軽度であったため，経口食事摂取を少しずつ進めていき，入院1週間後に経鼻－胃チューブ・中心静脈カテーテルを抜去した．筋力低下が認められるため，上肢スプリントを用いて摂食を行った（図2）．リハビリテーション訓練として，理学療法1時間，作業療法午前・午後各1時間，心理療法1時間を毎日行った．

理学療法では，膝・足関節の関節可動域訓練や寝返り・座位保持・立位保持訓練が行われ，車椅子が作製された（図3～5）．作業療法では，食事動作・更衣動作訓練，巧緻性訓練が行われた（図6）．言語療法では摂食訓練が行われ経管栄養が中止できた．心理療法では，本人と家族が障害を受容するための支援や知能検査がなされた（図7）．

入院2週間後より少しずつ外出を試みた．

入院1か月後より気管切開孔にスピーチバルブを装着し，さらに2週間後よりスピーチバルブにテープを貼って経過をみた．家庭への外泊を開始した．

入院2か月後に気管切開孔閉鎖術を施行した．この頃のリハビリテーションの内容は，関節可動域訓練，四つ這い移動・座位移動・車椅子移乗訓練，食事動作・更衣動作訓練，摂食訓練，障害の受容への支援であった（図8）．

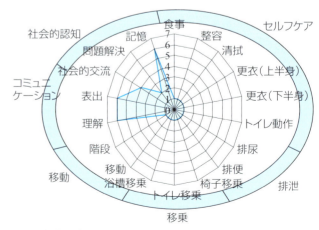

図1　当院入院時 FIM 37

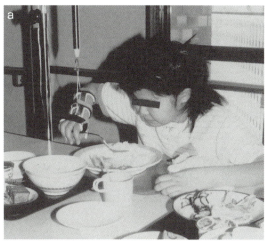
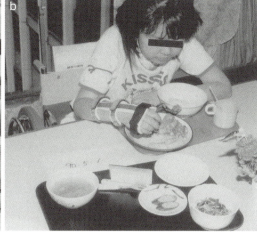

図2　食事動作訓練
a）入院1か月後：点滴台スプリングと上肢スプリントを用いると，自分で食事が食べられる．b）入院2か月後：上肢スプリントのみで，自分で食事が食べられる．

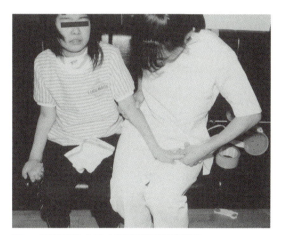

図3　理学療法士による関節可動域訓練

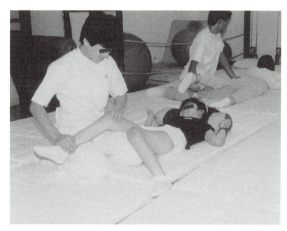

図4　理学療法士による関節可動域訓練と筋力強化訓練

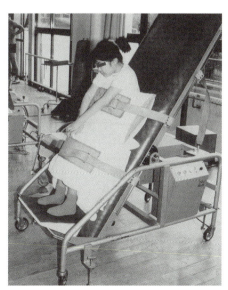

図5　起立台による立位保持訓練

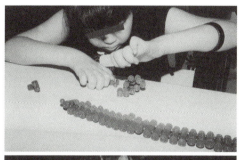
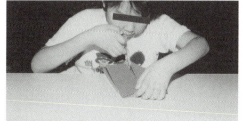

図6　作業療法での上肢の巧緻性訓練

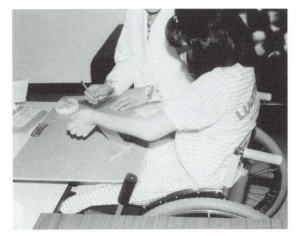

図7　臨床心理士による知能検査

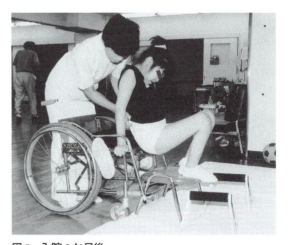

図8　入院2か月後
理学療法士による車椅子移乗訓練．

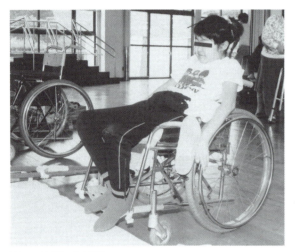

図9　入院4か月後
車椅子移乗訓練．

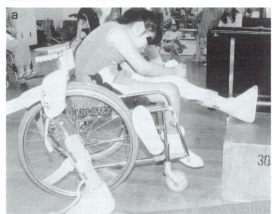

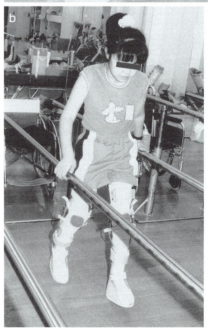

図10　入院6か月後
a）長下肢装具を自分で装着する．b）長下肢装具を使用して平行棒内の歩行ができる．

入院3か月後に前籍校へ1日登校してみた．

入院4か月後には前籍校へ週1日ずつ登校した．本人の登校中に，当院スタッフ（理学療法士・作業療法士・ソーシャルワーカー）が訪問し，学校の設備を検討した．昇降口にスロープを設置する・車椅子で対応可能な洋式トイレや机を設置するなどを学校へ要請した．この頃のリハビリテーションの内容は，車椅子移乗・車椅子駆動の訓練，更衣・排泄動作や書字訓練，障害受容への支援，復学に向けての支援などであった（図9）．

夏休み後（入院6か月後）は，午前中は毎日学校へ登校し，午後は退院準備・復学後の生活に対応するためのリハビリテーションが行われた．リハビリテーションの内容は，長下肢装具をつけての歩行訓練（図10）

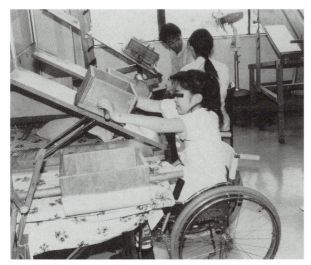

図11　作業療法における上肢の筋力強化訓練

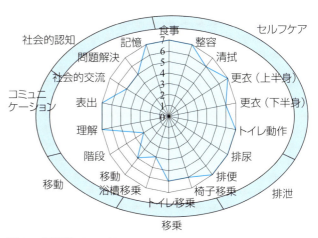

図12　退院時 FIM 109

や筋力強化（図11），ADL の向上であった．復学にあたり大きな問題のないことを確認した後，9月中旬に退院した．運動機能としては，車椅子移乗・車椅子駆動が実用化しており，4点歩行器で屋内歩行が可能で，ADL は自立していた．退院時 FIM は109で，移乗・移動・社会的認知面での評価点が低値であった（図12）．

なお本症例が入院したときには，まだ院内学級が設置されていなかった．

入院中のリハビリテーションの概要を表2に示す．

その後の経過：通常学級への通学を続け，1年後には両手でロフストランドクラッチを使用しての移動が実用化した．順調に在宅生活を続けている．

参考文献

- 佐久間啓：Guillain-Barré 症候群．有馬正高（監），加我牧子，他（編），小児神経学．診断と治療社，p255-260，2008
- Asbury AK, et al：Assessment of current diagnosis criteria for Guillain-Barré syndrome. Ann Neurol **27**（Suppl）：S21-24, 1990

表2 入院中のリハビリテーションの概要

		入院時(発症3か月後)	入院2か月後	入院4か月後	退院時(入院6か月後)
機能		上肢のみ動かせる	寝返り可能 起きあがり不能	寝返り可能 起きあがり可能 四つ這い位保持可能 長座位で移動可能	車椅子駆動実用 車椅子移乗実用 四点歩行器で屋内歩行可能 食事・更衣・排泄動作自立
筋力	肩・肘周囲筋	3+	4−	4	4
	手関節周囲筋	2	3−	3+	4
	股屈筋群	2	3−	3+	4
	中殿筋	1	2−	3	3+
	大腿四頭筋	0	1	2	3+
	膝以下の筋群	0	0	2−	2+
	体幹筋	2+	4	4	4
リハビリの内容	医師	医療精査,全身管理 経管栄養・中心静脈栄養の中止 車椅子・上肢スプリントの処方	気管切開孔の閉鎖 健康管理	健康管理 長下肢装具処方	健康管理
	看護師	看護 障害受容への支援 (本人・家族)	看護 母子分離	看護 家族への支援	看護 退院準備
	理学療法士	膝・足関節の可動域訓練 寝返り・座位保持訓練 車椅子作製	膝・足関節の可動域訓練 四つ這い・座位での移動訓練 車椅子移乗訓練	車椅子移乗訓練 車椅子駆動訓練 長下肢装具作製	長下肢装具装着にて杖歩行の訓練
	作業療法士	上肢スプリント作製 食事動作訓練 (点滴台スプリング使用) 更衣動作訓練 (かぶりシャツ)	食事動作訓練 (スプーン・フォーク使用) 更衣動作訓練 (かぶりシャツ・ウエストゴムのズボン)	更衣動作訓練 (ゆるめの服自立) 排泄動作訓練 書字訓練	書字訓練 上肢の巧緻性訓練
	言語聴覚士	摂食訓練 (経管栄養の中止) 言語能力検査(正常)	摂食訓練(普通食へ変更)		
	臨床心理士	知能検査(正常) 障害受容への支援 (本人・家族)	障害受容への支援 学習	障害受容への支援 学習 復学準備	復学への支援
	ソーシャルワーカー	社会的情報の提供 装具作製の調整 障害受容への支援 (本人・家族)	前籍校との調整	装具作製の調整 前籍校との調整	在宅生活・復学への支援

(当時院内学級の設置なし)

16. 筋疾患

1 分類

筋疾患は表1のように分類される．

2 臨床症状

疾患により症状は異なっているが，いずれも骨格筋に萎縮や筋力低下を認める．

先天性ミオパチー・先天性筋ジストロフィーの重症例などでは，新生児期から呼吸不全を呈する．筋疾患児のほとんどの例は筋力の低下とともに筋緊張の低下を示し，身体がぐにゃぐにゃした感じがある（フロッピーインファント：floppy infant）．また一部の例では発育・発達の遅れがみられる．デュシャンヌ（Duchenne）型を代表とする筋ジストロフィーの多くでは，幼児期に歩行に関する異常を訴え，腰帯筋・下肢近位筋の筋力低下の強い例では，立ち上がるときに床に手をついて臀部を上げ，次に手を交互に膝にあてて自分の体をよじ登るようにして立つ「登はん性起立（Gowers 徴候）（図 1）」が認められる．

顔面筋罹患があるかどうかは鑑別診断に役立つ．

表1 筋疾患の分類

1. 先天性ミオパチー
   ネマリンミオパチー，セントラルコア病，ミオチュブラーミオパチー，先天性筋線維不均等症
2. 筋ジストロフィー
   Duchenne 型，Becker 型，肢帯型，先天性筋ジストロフィー，顔面肩甲上腕型，福山型，筋強直性ジストロフィー
3. 筋強直性疾患
   Thomsen 病，Becker 型筋強直症
4. 重症筋無力症
5. 炎症性筋疾患
   皮膚筋炎，多発性筋炎，感染に伴う筋炎
6. ミトコンドリアミオパチー
   MELAS：mitochondrial myopahy, encephalopathy, lactic acidosis, and strokelike episodes
   MERRF：myoclonus epilepsy associated with ragged-red fibers
   Leber 遺伝性視神経萎縮症
   Kearns-Sayre 症候群
7. 代謝性筋疾患
   糖原病
8. 周期性四肢麻痺

3 検査結果

血液生化学検査において，血清クレアチンキナーゼ（CK），アルドラーゼ，LD，AST，ALT の上昇は筋線維の壊死を示していることが多い．CK が正常値の 10 倍以上のときにはデュシャンヌ型筋ジストロフィーや筋炎を疑う．

小児では協力が得られないため，筋電図検査は神経原性変化を伴う疾患を除くと判定が難しい．デュシャンヌ型筋ジストロフィーでは比較的判定しやすい．

骨格筋 CT 検査は，筋病変の部位や程度を把握するのに有効である．

頭部 MRI 検査は，先天性筋ジストロフィーで異常を認めることが多い．

近年，遺伝子が同定されてきている．また明らかな臨床診断や遺伝子診断が得られない場合には，筋生検による診断が有効なことが多い．

4 治療

デュシャンヌ型筋ジストロフィーでは，ステロイド療法の有効性が認められている．副作用に注意して服用を続けることにより，歩行可能期間の延長，呼吸機能維持，側彎予防，心筋症発症予防の効果がある．

5 リハビリテーションの概要

筋の萎縮や筋力低下を認めるため，リハビリテーションを行うにあたっては注意が必要である．特に乳児

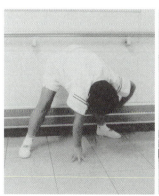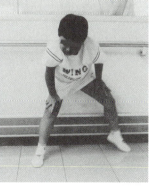

図1 登はん性起立（Gowers 徴候）

期は細心の注意を払うことが大切である．筋に疲労を残さない程度の負荷を与える筋力強化訓練や関節可動域訓練が中心となり，正常な小児の発達に準じて訓練を進めていく．また呼吸筋の筋力低下による呼吸不全を伴う例では，呼吸補助訓練が必要となり，呼吸不全の程度により呼吸器が導入される．

6 リハビリテーションにおける問題点とその対応

筋の萎縮や筋力低下を認めるため，筋に負担をかけないリハビリテーションプログラムを設定することが必要である．筋の萎縮や筋力低下のために運動量が減少し，関節の拘縮を生じやすいため，関節可動域訓練も必要となる．進行性疾患の場合には，機能低下の速度を少しでも遅くするような，また生活の質（QOL）を向上させるようなリハビリテーションプログラムの作成を目指し，機能障害の程度に合わせてプログラムを修正していくことが必要となっていく．

7 先天性ミオパチー

代表的な疾患としてはネマリンミオパチー，セントラルコア病，ミオチュブラーミオパチー，先天性筋線維不均等症があり，筋線維の構造異常により形態学的に分類される疾患群である．近年遺伝子座がわかってきており，研究が進んでいるが，今のところは根本的な治療法は発見されていない．

多くは出生時からフロッピーインファントの像を示すが，幼児期から成人期までの発症例があり，重症度も様々である．筋力低下・細長い顔・華奢な体つきで，運動の発達が遅れ，血清 CK が正常～やや上昇を示す．幼児期から学童期にかけて機能改善が認められるが，次第に機能の低下を呈してくる．

理学療法では，関節可動域訓練をはじめとして，機能の維持・向上のための訓練が行われる．重症例でなければ歩行が獲得できる．

肋間筋・横隔膜の筋力低下により換気が不十分となり，呼吸不全が生じる．肺炎・無気肺・脊柱や胸郭の変形は呼吸不全の増悪因子である．初期には，睡眠中の換気不全の症状がみられ，目覚めの悪さ・起床後の頭痛，全身倦怠感，顔色不良などの症状がみられる．

さらに進行すると日中でもチアノーゼ，鼻翼呼吸，下顎呼吸，頻脈，冷汗などが出現してくる．そのような状態に至る前に，気管切開をせずに，非侵襲的換気療法（noninvasive positive pressure ventilation：NPPV）を用いて有効な換気補助を行う．また，排痰のために強制深吸気と咳補助を行うカフマシーン®やカフアシスト®も用いられる．

▶ 症例 1：37 歳女性 ◀

診断名：ミオチュブラーミオパチー．

主訴：歩行機能の維持．

家族歴：特記すべきことなし．

現病歴：妊娠・出産に問題なく，在胎 39 週 2,750g で出生した．哺乳力は弱く，保育器に 1 か月収容された．始語 1 歳，始歩 1 歳 2 か月とほぼ正常であったが，3 歳時には転びやすいことが，5 歳時には走るのが遅いことが気になった．8 歳より某小児病院で経過観察されていたが，中学に入る頃から歩きにくくなってきたため，18 歳時にリハビリテーションを希望して当院を受診し，精査および訓練のために 1 か月入院した．

初回入院時所見（18 歳）：身長 149cm（－1.8 標準偏差），体重 35kg（－2.5 標準偏差），表情の少ない細長い顔貌で，眼球運動で上方視・左方視ができなかった．胸郭の発育は悪く，頸椎〜腰椎に屈曲制限があった．足関節に軽度の拘縮があった．手を振らずに，足を広げてゆっくり歩くことができた．物につかまったり，膝に手をついたりすると何とか立ち上がれた（図 2）．日常生活動作（ADL）はほぼ自立していたが，スピードは遅かった．

検査所見：血液・尿一般検査に異常を認めなかった．AST 21 IU/l，ALT 13 IU/l，LD 165 IU/l，CK 29 IU/l であった．頭部 CT と脳波は正常であった．筋生検の結果では，筋線維は細く大小不同を示し，筋線維間の結合織が増えていた．筋線維の壊死・再生の所見はなく，大半の線維に中心核が認められ，ミオチュブラーミオパチーと診断された（図 3）．

リハビリテーション評価および訓練：

①理学療法士：筋力評価と歩行訓練を行った．徒手筋力テストでは，上肢は概ね 3，下肢は概ね 4 の筋力である．歩行スピードは 10m を 13 秒で歩く．

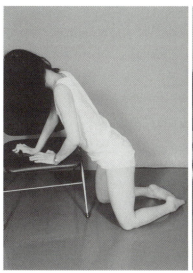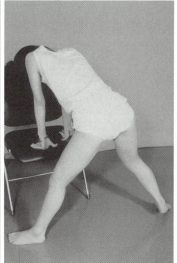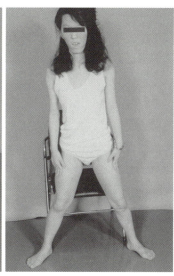

図2　18歳時の立ち上がり方
【症例1】

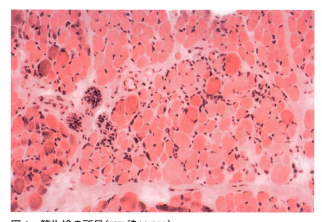

図3　筋生検の所見（HE 染×300）
【症例1】

②作業療法士：上肢を空中に保持して使うことが可能である．ADL の機能を維持する訓練を行った．
③言語聴覚士：口腔機能・言語機能に問題はない．
④臨床心理士：知能検査（WAIS）で，言語性知能指数77，動作性知能指数80，全知能指数78であった．
⑤職業前訓練士：作業能力は正常の 50〜70％ 程度であるが，訓練に参加する意欲をもっていない．本人はワープロや校正の技術をつけて家庭で何か行いたいといっているが，趣味の範囲であろう．
⑥体育指導員：拒否が強く，体育訓練は行えなかった．

その後の経過：外来において経過観察と理学療法を継続した．

32歳時，上気道炎から肺炎を合併し，自宅近くの大学病院へ入院したが，筋力の低下が著明となり寝たきりの状態となった．急性期の治療終了後に当院へ転院し，リハビリテーションを行った．入院中に，電動車椅子を作製し，自力での移動が可能となった．立位保持と平行棒内歩行が可能となった．ADL は，わずかな介助で可能となった．4か月半の入院後に退院した．

33歳時，上気道炎で10日間入院した．そのときにはカフマシーン® の導入を試みたが，本人の拒否が強く実用化しなかった．

37歳時には起床後に頭痛・倦怠感が認められるようになってきた．

37歳6か月時に呼吸苦を主訴に入院となった．肋間筋・横隔膜の筋力低下による低換気・呼吸不全の状態であり，鼻マスクによる NPPV を試みたが（図4），喀痰の排出が十分にできず，最終的には気管切開を行って人工呼吸器による呼吸補助となった．気管切開術施行1週間後より，理学療法士による呼吸訓練と関節可動域訓練が開始された（図5）．

その後は夜間睡眠中のみ呼吸器を装着して，在宅生活を続けている．

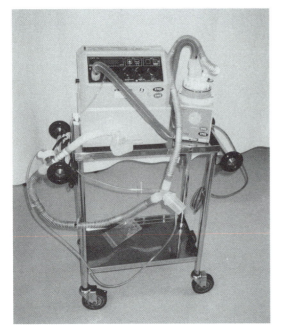

図4　鼻マスクによるNPPV

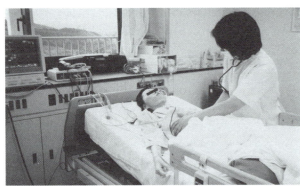

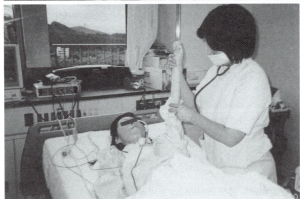

図5　理学療法士による呼吸訓練と関節可動域訓練
【症例1】

8　筋ジストロフィー

1. デュシャンヌ型筋ジストロフィー

　デュシャンヌ型筋ジストロフィーは，X連鎖劣性遺伝形式をとり，1987年に責任遺伝子であるジストロフィン遺伝子が同定された．筋ジストロフィーのなかでは最も頻度が高く，出生男児10万人あたり10～30人であると推定されている．

　臨床経過を表2に示す．

　乳児期には明らかな症状はなく，始歩も平均1歳6か月である．幼児期に，走るのが遅い・転びやすいといった主訴で気づかれることが多く，登はん性起立（Gowers徴候：図1）や腓腹筋の仮性肥大が認められるようになる．この時期には疲れない範囲で積極的に運動を行うことが望ましい．

　6～10歳の時期には，足・膝・股関節の拘縮が進み動揺性の尖足歩行となり，歩行障害が進行する．この時期には拘縮を予防するための関節可動域訓練が大切である．

　四肢の関節や脊柱の拘縮が進行し，12歳頃までに歩けなくなる．関節可動域訓練や起立台での立位保持訓練などを行って拘縮・側弯の進行を少しでも遅くするように努める．この頃から心不全に対する治療も必要になってくる．

　思春期以降は呼吸不全が問題となってくる．前述の先天性ミオパチーと同様の呼吸管理が必要となってくる．

　知的能力障害を合併する例もある．

　血清CK，アルドラーゼ，AST，ALT，LDは新生児期から高度の高値を示し，年齢とともに低下していく．

　筋生検所見は，結合織・脂肪の浸潤による構築の破壊，筋線維の円形化・大小不同・中心核・変性と再生である．

▶ 症例2：13歳男児 ◀

診断名：デュシャンヌ型筋ジストロフィー
主訴：歩行機能の維持．
病歴：在胎42週3,850gで出生した．歩きはじめは1歳3か月であったが，2歳になってもことばが出ないため，保健センターを受診した．市立病院を紹介さ

れ，血液検査と筋生検の結果からデュシャンヌ型筋ジストロフィーと診断された．歩行機能の維持を希望して，5歳時当院を受診した．

当院初診時所見(5歳時)：体格は中等で，脊柱の前弯，両側の腓腹筋の仮性肥大が認められた(図6)．歩行は可能だが転びやすく，駆け足は遅く，階段の昇降には手すりが必要であった．ADLには介助が必要で，ことばの理解力は1歳半相当，意味のあることばは2〜3個であった．

検査結果：AST 190 IU/l, ALT 250 IU/l, LD 1,224

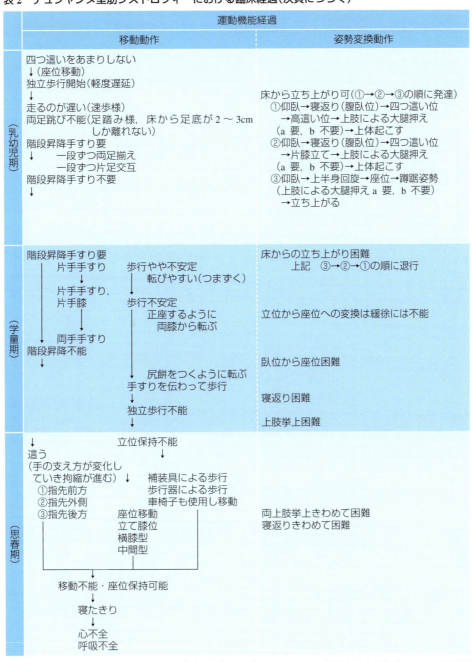

表2 デュシャンヌ型筋ジストロフィーにおける臨床経過(次頁につづく)

〔松家豊：筋ジストロフィー．岩谷力，他(編)，臨床リハビリテーション 小児リハビリテーションⅡ．医歯薬出版，p67-114, 1997より引用〕

IU/l，CK 14,720 IU/l，頭部CT・脳波検査は正常であった．

その後の経過：当院において理学療法士による歩行機能の維持訓練を行うのと並行して，地域の通園センターでの通園療育が行われた．

小学校は地域の小学校特別支援学級へ通学した．徐々に機能低下が進行し，11歳より歩行不能となり，車椅子での移動（自力駆動可能）となった．

中学校は肢体不自由特別支援学校へ通学した．

13歳時所見：身長150cm，体重44kg，左に凸の側弯

	変形・関節拘縮	問題になることがある症状	心肺機能	その他
（乳幼児期）	腰椎前弯 尖足傾向 股関節伸展制限	言語発達の遅れ 発熱時 運動時（後）の下腿痛	肺活量：正常児より低め	
（学童期）	肘回外制限 内反尖足傾向 膝関節伸展制限 胸椎側弯	会話が成立せず勝手に話す 落ち着きがない 学習面の問題 運動時（後）の足底痛 内向的		便秘傾向 骨折 開咬
（思春期）	手指の変形拘縮 胸腰椎側弯の進行	痰喀出困難 風邪が重症化しやすい 入浴時に動悸 早朝に頭痛 胸部苦悶感 呼吸不全		巨舌，肥満 口を閉じにくいための嚥下困難 褥瘡 るいそう 急性胃拡張 肺梗塞

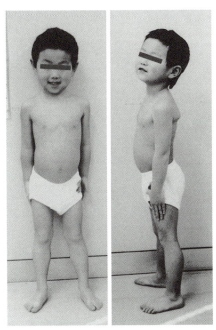

図6 全身像
【症例2(5歳時)】

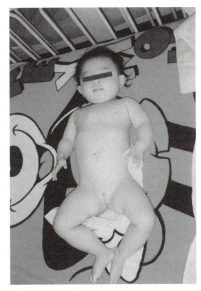

図7 1歳時全身像
【症例3(1歳時)】

がみられた．大腿の筋萎縮は著明で，下腿は仮性肥大が認められた．自分で起きあがることはできなかったが，座らせるとあぐら座位を保つことができた．知的には，田中ビネー検査で2歳5か月相当であった．AST 59 IU/l，ALT 393 IU/l，CK 2,831 IU/lで，心電図は正常であった．

今後，呼吸不全などの問題が生じてくるのは必至であり，また当院が自宅から遠かったため，自宅に比較的近く，筋ジストロフィーを専門的に診ている国立療養所を紹介し，当院での経過観察を終了とした．

2. 福山型先天性筋ジストロフィー

福山型先天性筋ジストロフィーは常染色体劣性遺伝形式をとり，遺伝子レベルでの病態機序が解明されている．わが国ではデュシャンヌ型筋ジストロフィーに次いで多い筋疾患である．

筋・脳・眼に特有な症状をきたすのが特徴で，筋緊張低下・筋力低下・知的能力障害・頸定の遅れなどを主訴に発見されることが多い．顔面筋罹患があり，乳児期には頬部は丸く緊満感があり，開口している．乳幼児期には運動の獲得がみられるが，6〜8歳頃をピークに機能が低下していく．関節拘縮は必発で，乳児期に手指関節の拘縮が，幼児期には股・膝関節の拘縮がみられ，その後肩関節の拘縮や頸椎の前屈制限が出現する．中等度の知的能力障害例が多い．10歳代より心筋障害が出現することもある．

血清CK，アルドラーゼ，AST，ALT，LDは新生児期から中等度〜高度の高値を示し，年齢とともに低下していく．

筋生検は，結合織・脂肪の増多を伴う基本構築の破壊と，筋線維の減少を認める．

頭部画像所見は，大脳・小脳の多小脳回や厚脳回が特徴的で，錐体路の走行異常・形成不全，白質髄鞘の淡明化などがみられる．

▶症例3：10歳女児◀

診断名：福山型先天性筋ジストロフィー
主訴：発達の遅れ．
家族歴：母方叔母に知的能力障害あり．
病歴：妊娠中は問題なく経過した．在胎38週2,490gで出生した．仮死はなかった．頸定5か月，寝返り9か月と遅れ，1歳になっても座れないため，近医より当院を紹介され，精査を目的に入院となった．
入院時所見(1歳時)：身長74.5cm(+0.2標準偏差)，体重8.7kg(-0.3標準偏差)，頭囲44.5cm(-0.3標準偏差)，胸囲47.5cm(+1.0標準偏差)であった．あや

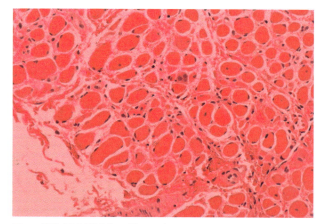

図8　筋生検の所見(HE染×40)
【症例3】

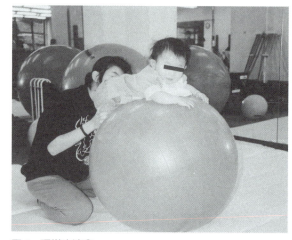

図9　理学療法①
【症例3(1歳時)】
バランス能力を向上させる.

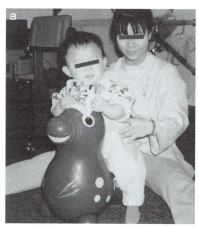
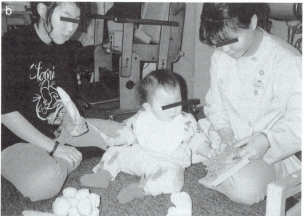

図10　作業療法①
【症例3(1歳時)】
玩具を用いて体幹のバランスを向上させ，座位保持を安定させる.

すと笑うが表情は乏しく，顔面はテカテカした感じがあった．筋緊張は低下し，股関節と膝関節に拘縮が認められた．両側の腓腹筋の仮性肥大が認められた．頸定はあったが，腹臥位で肘立て位はとれなかった(図7).

検査結果：AST 105 IU/l，ALT 87 IU/l，LD 886 IU/l，CK 6,312 IU/l，アルドラーゼ 17.0 IU/l であった．頭部CTでは白質にびまん性の低吸収域がみられ，多小脳回も認められた．

筋生検の結果は，筋線維の大小不同が著明で，少量の壊死線維が認められ，再生線維も散見された．中等度の間質結合織の増生があり，筋紡錘・血管系に異常を認めなかった(図8).

リハビリテーション評価および訓練：

①理学療法士：股関節・膝関節に拘縮があり，体幹の屈曲・回旋制限もある．家族にストレッチ法を指導した(図9).

②作業療法士：上肢に運動制限は認めない．上肢の巧緻動作能力は8か月相当である．遊びを通して上肢の巧緻性を向上させていく(図10).

③臨床心理士：MCCベビーテストで11か月相当の発達を示している．発達面で経過をみていきたい．

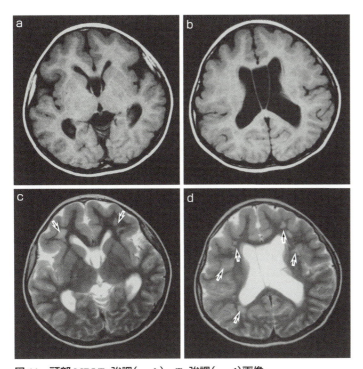

図11　頭部 MRI T₁強調(a, b)，T₂強調(c, d)画像
【症例3】
多小脳回，厚脳回と，T₂強調画像での白質の高輝度域(矢印)を認める．

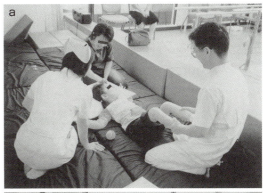

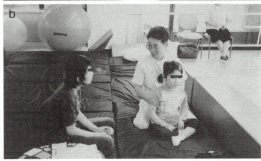

図12　理学療法②
【症例3(10歳時)】
関節可動域訓練と座位保持訓練が行われる．

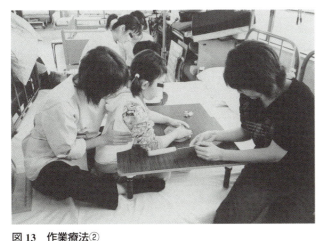

図13　作業療法②
【症例3(10歳時)】
座位保持訓練と上肢機能を維持する訓練が行われる．

その後の経過：1か月半入院した後は，外来で理学療法・作業療法を月1～2回継続しながら経過を観察した．2歳時には座らせると座れるようになった．3歳になって意味のあることばがいくつか出てきた．4歳より地域の通園療育を受け，座位での移動が少しできるようになった．車椅子の駆動ができるようになった．6歳で肢体不自由特別支援学校に入学した．この頃には指・肩・肘関節にも拘縮が出現し，万歳をしても上肢は肩の高さでしかあがらなくなり，できていた寝返りもできなくなった．8歳時に，急性上気道炎・脱水症に罹患し，横紋筋融解症を合併した．

10歳現在の所見：身長115cm(－3.3標準偏差)，体重20kg(－1.9標準偏差)，座らせると座っていられる．上肢は肘の高さでしか持ち上げられず，肩・肘関節に拘縮を認める．食事はテーブルに肘をついて何とか手づかみで食べることができる．股・膝・足関節にも拘縮を認める．簡単な日常会話は可能である．血液検査では AST 54 IU/l，ALT 80 IU/l，LD 472 IU/l，CK 2,859 IU/l，アルドラーゼ 12.4 IU/l である．頭部 MRI で多小脳回・厚脳回がみられ，大脳白質に T₂・プロトン密度強調画像で高輝度域が認められた(図11)．全般的な知能は2歳を少し超えるくらいである．リハビリテーション訓練は理学療法と作業療法を週1回ずつ継続しており，関節可動域訓練と筋力を維持する訓練を行っている(図12～14)．

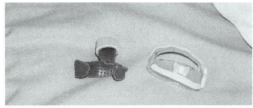
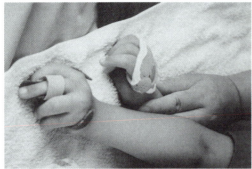
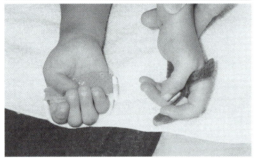

図14　上肢装具
【症例3(10歳時)】
手指関節の拘縮に対して，作業療法士が作製したスプリント．

> **参考文献**
> ・小牧宏文：筋ジストロフィーの治療戦略　国際ガイドラインをふまえて　筋ジストロフィーの治療の現状と今後の展開．脳と発達 **46**：89-93, 2014
> ・前野　崇：筋ジストロフィーの治療戦略　国際ガイドラインをふまえて　筋ジストロフィーのリハビリテーション．脳と発達 **46**：94-97, 2014
> ・加我牧子，他(編)：神経筋疾患．有馬正高(監)，小児神経学．診断と治療社，p352-402, 2008

17. 神経皮膚症候群

神経皮膚症候群とは，神経系と皮膚の両方に組織奇形をもつ疾患群をいう．発生学的には，神経櫛（neural crest）ないしは間葉系体細胞に突然変異が生じた結果生じる症候群である．

1 原因

原因としては，遺伝子異常，体細胞の突然変異，環境因子による影響などがいわれているが，その詳細は不明である．結節性硬化症・神経線維腫症の原因遺伝子が同定されている．発生頻度は疾患により異なる．

2 分類と発生頻度

代表的疾患としては，結節性硬化症，神経線維腫症〔フォン・レックリングハウゼン（von Reckling hausen）病〕，スタージ・ウェバー（Sturge-Weber）病などがある．

3 代表的疾患

1. 結節性硬化症

発生頻度は1万人に約1人と報告されている．知的能力障害，てんかん，顔面の血管線維腫，脳における石灰化を伴った上衣下結節・大脳皮質結節，網膜・腎血管平滑筋脂肪腫・心臓横紋筋腫や過誤腫などが認められる．てんかん〔ウエスト（West）症候群や部分発作が多く，難治例が多い〕の治療と，知的能力障害に対する支援が大切である．

2. 神経線維腫症

発生頻度は2,000〜4,000人に1人と報告されている．皮膚に多発する末梢神経線維腫，カフェオレ斑を特徴とし，骨変化や脳・脊髄腫瘍などの合併が多い．小児においては0.5cm径以上のカフェオレ斑が6個以上認められれば，本疾患の疑いが高い（図1）．腫瘍発生に注意をはらい，知的面への支援が大切である．

3. スタージ・ウェバー病

発生頻度は5万人に1人といわれている．顔面の単純性血管腫（片側性・三叉神経領域が多い），てんかん（難治例が多い），片麻痺，緑内障を認める．顔面の血管腫と同側に脳軟膜血管腫を合併することがある．対症療法が主で，脳軟膜血管腫が限局性のときには摘出術が行われる．

4 リハビリテーションの概要

近年遺伝子が発見されてきており，今後遺伝相談が重要な位置を占めるようになっていくと思われる．

神経皮膚症候群に対する根本的な治療法は今のところなく，腫瘍・運動障害・知的能力障害・てんかんなどの合併症に対する治療が中心となる．腫瘍に対する薬物が発売されてきている．

リハビリテーションスタッフによる支援としては，理学療法士による運動機能訓練，作業療法士による日常生活動作訓練，言語聴覚士による言語訓練，臨床心理士による発達支援などがある．

5 リハビリテーションにおける問題点とその対応

症例による症状の差が大きく，症例ごとに適切なリハビリテーションプログラムを作成する必要がある．

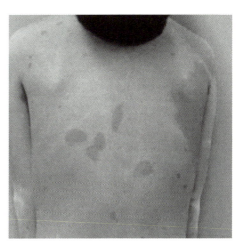

図1 カフェオレ斑

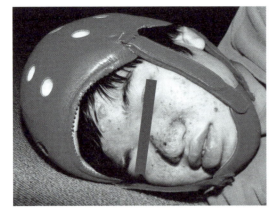

図2 結節性硬化症
【症例(17歳時)】

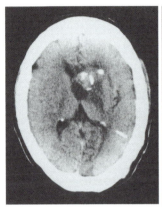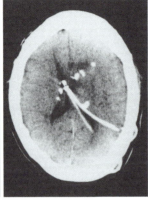

図3 頭部CT
【症例(17歳時)】
側脳室周囲の上衣下部分に多数の小石灰化像を認める．

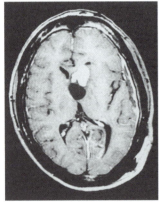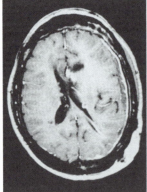

図4 頭部MRI T₁強調画像
【症例(17歳時)】
左側脳室前角部に腫瘍を認める．

6 症例提示

◆症例：37歳女性◆

主訴：てんかんのコントロール．

家族歴：特記すべきことなし．

現病歴：在胎39週3,240gで正常に出生した．生後7日からシリーズを伴う前屈発作が認められた．8か月時某大学病院を受診し，結節性硬化症・ウェスト(West)症候群と診断されACTH療法を受けた．4歳後半でレノックス・ガストー(Lennox-Gastaut)症候群へ移行した．9歳時に脳室周囲の石灰化・左側脳室の腫瘍が発見された．13歳時に脳腫瘍の亜全摘術を受け，星細胞腫・グレード1.5と診断された．同時に脳室-腹腔シャントが挿入された．

服用中の抗てんかん薬は，ゾニサミド(エクセグラン®)，フェニトイン(アレビアチン®)，クロナゼパム(リボトリール®)であった．

17歳時に，てんかんのコントロールを目的に当院を紹介された．

初診時所見(17歳時)：体格は中等で，バイタルサインに異常を認めなかった．顔面に2～7mm径の皮脂腺腫が多発していた(図2)．フェニトインの副作用と思われる，歯肉増生が著明であった．数mの歩行は可能であったが，意味のあることばは発することなく，日常生活には全介助が必要であった．てんかん発作は，30秒程持続する全身性強直間代発作が日に1～2回とミオクロニー発作が日に数回みられた．両側眼底には結節・変性巣が認められた．

検査結果：薬物血中濃度(トラフ値)は，ゾニサミド16.5μg/ml，フェニトイン21.6μg/ml，クロナゼパム10.9ng/mlであった．

頭部CTでは，側脳室周囲の上衣下部分に多数の小石灰化像を認め，左側脳室前角部に石灰化を伴う腫瘍(巨細胞星細胞腫の疑)を認めた(図3, 4)．

腹部CTでは，両側の腎上部に脂肪濃度の多数の腫瘤(血管平滑筋脂肪腫の疑)を認めた(図5)．

心エコーでは，左室中隔側・僧帽弁前尖・右室中隔側・右室後壁に腫瘤(横紋筋腫の疑)を認めたが，血行動態に影響はなかった．

トリクロホスナトリウム(トリクロリール®)誘発睡

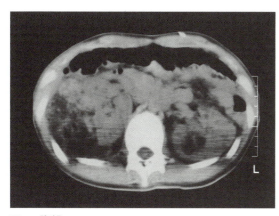

図5 腹部 CT
両側の腎に脂肪濃度の多数の腫瘤を認める.

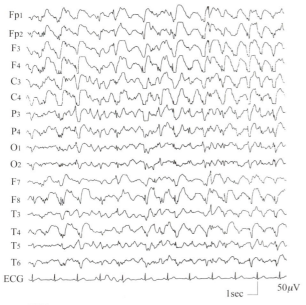

図6 脳波
【症例(17歳時)】

眠脳波では，頻回に 2.5〜3Hz 全般性棘徐波複合／多棘徐波複合が出現し，時に右前側頭部あるいは左中側頭部優位になった(図6).

その後の経過：地域の通所施設へ通い，散歩や軽作業(紙細工，粘土細工)などを行うのと並行して，理学療法士が運動機能維持のために定期的なアドバイスを行った．

21歳時，シャント不全が出現し，シャント再建術を受けた．

23歳時には左側脳室前角の腫瘍の増大を認めたが，家族は保存的治療を希望された．てんかん発作の増悪に対しては，ゾニサミド・フェニトインを増量し，フェノバルビタール(フェノバール®)を追加したが，発作の改善はほとんど得られなかった．

25歳になり機能の退行と活力の低下が出現し，頭部 CT で腫瘍の増大と脳室の拡大を認めた．シャント再建術により一時的に症状の改善をみたが，次第に傾眠傾向が出現し，永眠された．

参考文献

- 林 雅晴，他：神経皮膚症候群．有馬正高(監)，加我牧子，他(編)，小児神経学．診断と治療社，p144-167，2008

18. 変性疾患

変性疾患は進行性で非可逆的な神経系の病変を示す疾患で，遺伝子の異常によると思われる疾患群である．近年，遺伝子が同定されてきている．いずれの疾患も頻度は低く，同じ疾患でも障害の程度や退行の速度に個人差が認められる．

1 分類

変性疾患の代表的なものを表に示す．

2 リハビリテーションの概要

様々な疾患があるが，いずれの疾患においてもリハビリテーションの目標は，機能低下の速度を少しでも遅くすること・生活の質（QOL）を向上させること・介護者の負担を軽減することであり，リハビリテーションの内容には共通したところが多い（図1）．

病初期には，機能の維持が目標となるが，発達の進む時期には機能は向上してみえる．やがて機能の向上

表　代表的な変性疾患（発症年齢からみた一覧）

新生児期〜乳児期	幼児期	学童期
Alexander 病	Cockayne 症候群	脊髄小脳変性症
神経リポフスチン症	神経リポフスチン症	Lafora 病
Canavan 病	Leigh 脳症	毛細血管拡張性失調症
フコシドーシス	GM1 ガングリオシドーシス	神経リポフスチン症
ガラクトース血症	シアリドーシス	Hallervorden-Spatz 病
Gaucher 病	I-cell 病	捻転ジストニア
糖原病	マノシドーシス	Huntington 病
GM1 ガングリオシドーシス	MERRF	Joseph 病
GM2 ガングリオシドーシス	異染性白質ジストロフィー	瀬川病
プロピオン酸血症	Sanfilippo 症候群	Unverricht-Lundoborg 病
Sandohoff 病	Hunter 症候群	副腎白質ジストロフィー
Zellweger 症候群	副腎白質ジストロフィー	GM1 ガングリオシドーシス
Krabbe 病		MELAS
Niemann-Pick 病		Kearn-Sayer 症候群
Hurler 症候群		Wilson 病
Menkes 病		
メチルマロン酸尿症	Perizeus-Merzbacher 病	歯状核赤核淡蒼球ルイ体萎縮症
	Rett 症候群	

〔松坂哲雄，他：神経変性疾患．有馬正高（監），加我牧子，他（編），小児神経学，診断と治療社，p106-143, 2008より引用〕

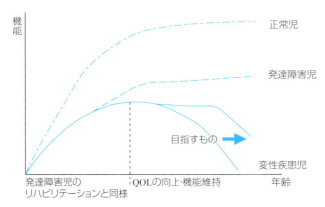

図1　変性疾患に対するリハビリテーション

がなくなり，次第に機能低下を示すようになる．理学療法士による粗大運動訓練，作業療法士による日常生活動作（ADL）訓練，言語聴覚士と臨床心理士による能力評価と能力低下部分への訓練が行われる．機能低下が進むにつれて医療の関わりが増えていく．やがて移動能力を失い，機能訓練は呼吸・排痰訓練や関節可動域訓練へと移行していく．また本人に対する訓練と並行して，家族や本人が障害を受容していくための支援，家族への介護法指導などが行われていく．

3 リハビリテーションにおける問題点とその対応

　リハビリテーションを積極的に行っても機能低下を防ぐことができない疾患であるため，家族は焦り・絶望感などの心理的な負担をかかえてしまう．家族が疾患の特性を十分に理解して小児のケアを続け，少しでも良好なQOLを保てるように支援していかなければいけない．そのためには医師を含むリハビリテーションスタッフと家族とのコミュニケーションが大切である．

4 症例提示

▶ 症例：18歳女子

診断名：脊髄小脳変性症
主訴：歩行障害
家族歴・既往歴：特記すべきことなし．
現病歴：10歳時，右足をひきずって歩くようになった．11歳時，何をするにもスピードが遅くなり，粗大運動能力の低下が認められるようになった．12歳時，階段昇降ができなくなり，某院を受診した．脊髄小脳変性症の疑いで甲状腺刺激ホルモン放出ホルモン（TRH）療法が試みられたが，改善は認められなかった．リハビリテーションを希望して当科を受診し，入院精査を行った．
初回入院時所見（12歳時）：身長141.7cm（-1.1標準偏差），体重24.5kg（-2.2標準偏差）とるいそうが認められ，胸郭は偏平狭小で，拇指球の萎縮が著明であった．企図振戦・ジスメトリーがあった．嚥下反射はほぼ正常で，深部腱反射は低下していたが，病的反射は認められなかった．ロンベルグ（Romberg）徴候は陰

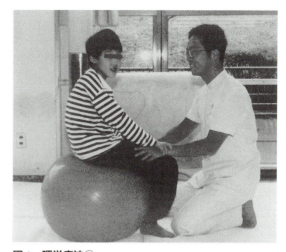

図2　理学療法①
【症例（12歳時）】
バランス訓練．

性であった．ADL面では，物につかまって立ち上がることはでき，右足をひきずり酩酊様に歩行し，階段昇降は手すりを使用して何とか可能であった．更衣や食事動作は可能だがスピードは遅かった．日常会話は可能だが，発声はスピードが遅く，口にこもり聞き取りにくかった．
初回入院時検査所見：血液検査で血算・生化学検査・内分泌検査・アミノ酸分析・免疫電気泳動に異常を認めなかった．一般検尿・尿代謝スクリーニングは正常であった．髄液一般検査・免疫電気泳動は正常であった．末梢運動・感覚神経伝導速度も正常であった．頭部CT・MRIでは，軽度の小脳萎縮が認められた．
リハビリテーションの概要：本症例の場合，家族は在宅での生活と今まで通っていた学校への通学を強く希望していたので，家族の希望に極力添う形でリハビリテーションが行われた．

　初回入院時に行われたリハビリテーションの内容として，理学療法士は筋力低下に伴う足関節の可動域制限とADL能力の低下を指摘し，関節可動域訓練・筋力強化訓練・バランス訓練を行った（図2）．作業療法士はADL訓練と上肢の巧緻性訓練を行った（図3，4）．言語聴覚士は軽度の嚥下障害に対し機能を維持する訓練を行った．臨床心理士は知能検査を行い，WISC-R知能検査で言語性知能指数50，動作性知能指数43，全知能指数42であり，抽象的思考力が低下し

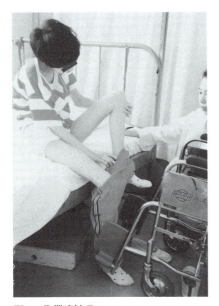

図3 作業療法①
【症例(12歳時)】
日常生活動作訓練.

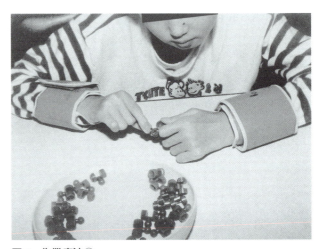

図4 作業療法②
【症例(12歳時)】
上肢の巧緻性訓練.

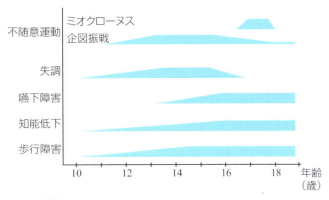

図5 経過表

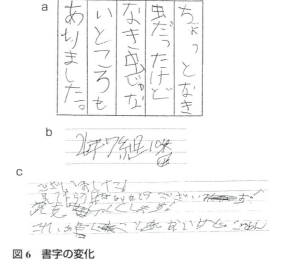

図6 書字の変化
a)7歳時,b)12歳時,c)15歳時.

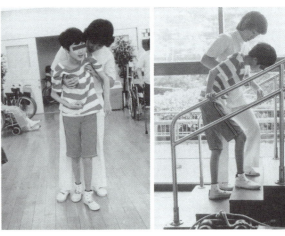

図7 理学療法②
【症例(13歳時)】
歩行訓練.

ていることを指摘した.

その後の経過(図5, 6):13歳より自力での立ち上がりが困難となり,つかまらないと立位を保てず,支えないと歩けなくなった.飲水時にむせるようになり,嚥下反射の低下が認められるようになった.手間筋の萎縮が著明となった.理学療法では歩行能力を維持する訓練が行われた(図7).

14歳時には体幹を支えてやっと歩けた.歩行障害が著明になるにつれて,理学療法の内容は歩行訓練・立位保持訓練から座位保持訓練へと移行していった(図8-a, b).記銘力低下が出現してきたが,知能指数は40〜50(WISC-R知能検査)に保たれていた.

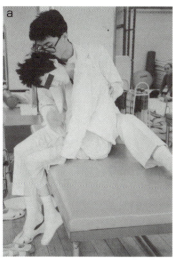
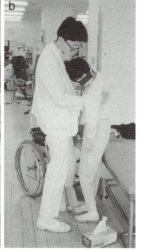

図8 理学療法③
【症例（14歳時）】
a）座位保持訓練，b）立位保持訓練.

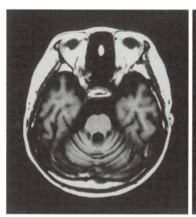

図9 18歳時

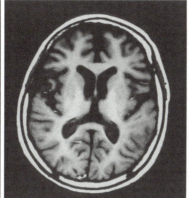
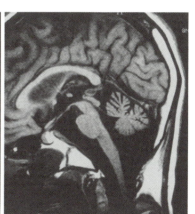

図10 頭部MRI T₁強調画像
【症例（18歳時）】
脳幹と小脳の萎縮が著明である．

　15歳時に歩行が不能となり，座位保持も困難となった．何度か肺炎に罹患したが経過は良好であった．座位保持も困難となった15歳からは関節可動域訓練が行われるようになった．またこの頃から家族への介護指導が積極的に行われるようになり，経管栄養管理の指導や吸引指導が行われた．心理面への支援は臨床心理士による母親への働きかけが中心であった．

　16歳時には日常生活は全介助を要するようになり，食事は経鼻－胃チューブからの注入となった．

　17歳時には頻回に誤嚥性肺炎を繰り返すようにな

り，ICUの入退室を繰り返し，寝たきりの状態となった．この時期には，呼吸理学療法・排痰訓練が中心となったが，これも家族へ指導した．

18歳時の入院時所見（図9）：身長150cm（－1.5標準偏差），体重28kg（－3.5標準偏差）とるいそうが著明であった．意識は清明であった．全身の筋緊張は著明に低下していた．右眼は外斜位を呈したが，追視は上下左右可能で，眼振は認められなかった．舌は軽度に萎縮し線維束攣縮（fasciculation）が認められた．呼吸は浅く，末梢に強い（特に手間筋）筋萎縮が著明であっ

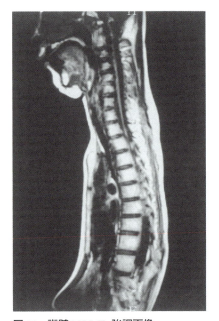

図11 脊髄MRI T₁強調画像
【症例(18歳時)】
脊髄の萎縮が認められる．

た．嚥下反射・深部腱反射は消失していた．病的反射は認められなかった．頸部・手指はわずかに動かせるが，寝たきりの状態で，栄養はすべて経管栄養から注入された．排泄はおむつを使用していた．ごく簡単な日常会話は理解していたが，発声は口にこもり聞き取りにくかった．

頭部MRIでは，全脳の萎縮が認められたが，特に脳幹および小脳で著明であった(図10)．脊髄MRIでは脊髄の萎縮が認められた(図11)．

その後の経過：家族は在宅での生活を望んでいた．自宅が当院から近くなかったため，自宅の近くに緊急対応をしてもらえる病院を確保した．外泊を繰り返した後に退院し，在宅生活を送っていた．18歳10か月時，誤嚥によると思われる急性呼吸不全が出現し，緊急対応病院へ入院し，呼吸管理などの処置を受けたが，その後腎不全となり18歳11か月時永眠された．

参考文献

・松坂哲雄，他：神経変性疾患．有馬正高(監)，加我牧子，他(編)，小児神経学，診断と治療社，p106-143，2008

19. 高次脳機能障害

　人間の脳は，呼吸，循環，嚥下など生きていくために欠かすことのできない機能にはじまり，知的能力，運動能力，視覚，聴覚などの基本的な機能，さらに知識に基づいて行動を計画し，実行する能力，すなわち耐性力，注意力，見当識，記憶，遂行機能など，より高次な機能が備わっている．この後者の機能を高次脳機能と呼ぶ．

　後天性脳損傷のために高次脳機能に損傷を受け，日常生活や社会生活に問題を生じているものを高次脳機能障害という．高次脳機能障害は，わかりにくい障害である（図1）．

1 原　因

　後天性脳損傷に伴う高次脳機能障害の原因には，脳血管障害，脳炎・脳症，脳外傷，脳腫瘍，変性疾患などがある．

2 臨床症状

　高次脳機能障害の症状を表1に示す．原因となる疾患によりその症状に多少の特徴があるが，ここでは脳外傷に伴う高次脳機能障害の内訳を示す（図2）．脳外傷後の高次脳機能障害では記憶障害，注意障害，感情コントロール低下などが多い．

　発達障害をもつ小児では，高次脳機能障害と類似した症状がみられる（図3）．例えば限局性学習症では，知的能力障害がないにもかかわらず，読字，算数，書字に能力低下がみられ，学業または日常生活で問題を生じる．注意欠如・多動症では，不注意，多動性，衝動性が認められ，学業または日常生活で問題を生じる．注意欠如・多動症を示す小児の一部に，読字困難を示す例がいる．自閉スペクトラム症を示す小児の一部には限局性学習症の症状を示す例がある．

3 小児の高次脳機能障害の特徴

　小児では，脳の可塑性により症状が改善し，発達に伴って症状が変化していくことが多い．さらに小児では神経症状や異常所見が把握しにくく，施行できる検査も少ない．そのため小児における高次脳機能障害の診断は難しい．

4 検査所見

　高次脳機能障害を検査するにあたっては，あらかじめ全般的な知能，視力・視覚，聴力・聴覚を検査して

表1　高次脳機能障害の症状

認知障害	記憶障害	覚えられない，思い出せない
	見当識障害	日付や場所がわからない
	注意障害	気が散りやすい，集中できない
	遂行機能障害	行動にまとまりがない，計画がたてられない，要領よくできない
	半側空間無視	片側をみおとす
	失語	話すことやことばの理解が難しい，読み書きが難しい
	失認	みているものがわからない
	失行	道具が使えない
社会的行動障害	依存性・退行	幼くなった
	欲求コントロール低下	がまんができない
	感情コントロール低下	すぐに怒る，気分にムラがある，場にそぐわない泣き笑い
	対人技能拙劣	対人関係がうまくいかない，相手の気持ちがわかりにくい
	固執性	こだわる，気持ちの切り替えが難しい
	自発性の低下	やる気がない
	抑うつ	落ち込んでやる気がでない
	病識欠如	障害を理解できない

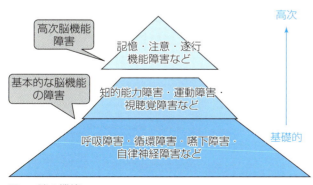

図1　脳の機能

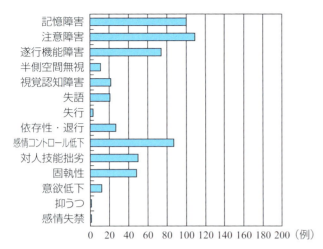

図2 小児脳外傷例にみられる高次脳機能障害
165例/210例にみられる.

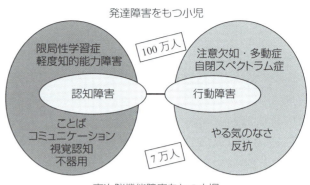

図3 発達障害と高次脳機能障害

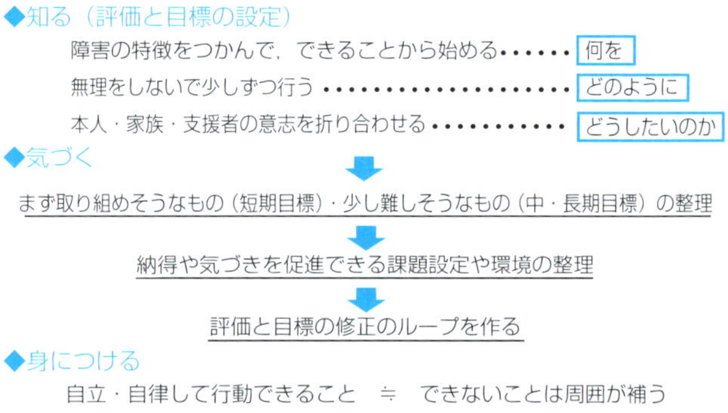

おく必要がある.
　高次脳機能障害に対する神経心理学的検査のなかで小児に行えるものは少ないが，比較的用いられることの多い検査を表2に示す．

5　リハビリテーションの概要

　小児のリハビリテーションを行うにあたっては家族の関わりが非常に重要であるが，高次脳機能障害では，さらに本人と家族をとりまく多くの支援者との関わり，および環境の調整が重要である．
　高次脳機能障害に対するリハビリテーションは，障害を正しく評価し，リハビリテーションの目標を設定することからはじまる．まずできることから，無理をせずにはじめ，本人・家族・支援者と調整を続けていく．次に，短期目標，中期・長期目標を定め，修正を加えながら課題を行い，環境を整理していく．
　課題を繰り返していくなかから，自立・自律して行動できることを身につけ，できないことは周囲から補って生活の質を向上させていく（図4）．
　具体的な対応法を表3に示す．

6　リハビリテーションにおける問題点とその対応

　高次脳機能障害はわかりにくい障害であること，小児では高次脳機能障害の評価が難しいこと，リハビリテーションを進めていく過程でその症状が変化してい

図4 高次脳機能障害への対応

くことなど，高次脳機能障害のリハビリテーションに特有なポイントがある．
　小児の高次脳機能障害に対応するためには，まず正しい評価が大切である．日常生活の様子，神経心理学的検査などを総合的にみて評価する．その結果に基づき，本人，家族，家族を取りまく周囲の支援者とのあいだに共通理解をもち，目標を設定し，生活のなかでリハビリテーションを行っていく．さらに適宜，目標を修正していく必要がある．

7　症例提示

▶ 症例：10歳男子 ◀

診断名：脳腫瘍術後（髄膜炎）
主訴：機能訓練，高次脳機能障害に対するリハビリテーション．
障害名：左不全片麻痺，左視野障害，てんかん，高次脳機能障害（視覚認知障害，注意障害，固執性，感情

コントロール低下）

現病歴：生来健康な小児．5歳5か月時，左手の脱力と眼の動きの異常がみられたため病院を受診し，右側頭部に脳腫瘍が発見された（図5）．開頭による腫瘍除去術が行われた．術後，歩行が可能となった段階で当院へリハビリテーションを目的に転院した．

当院初診時所見：体格は中等．歩行，走行は可能であったが，左上肢の動きが悪く実用的な動作はできなかった．多動がひどく，ほとんど診察することができなかった．行動が抑制できないため病棟での安全を確保できず，夜間は外泊をした．

検査所見：頭部MRIでは右側頭葉から前頭葉・基底核・視床にかけて広範な脳の欠損が認められた（図6）．脳血流SPECTでも同部位に広範な血流の低下が認められた（図7）．脳波では右大脳半球にてんかん性異常波が頻発していた（図8）．

表2　小児に用いられる神経心理学的検査

測定する能力		検査名	特徴
知的機能		WISC-IV 知能検査	全体的な認知能力と，言語理解・知覚推理・ワーキングメモリー・処理速度の4つの指標を測定
		K-ABC II	課題を遂行する処理過程を通して認知能力を測定
		DN-CAS 認知評価システム	全体的な認知能力とプランニング・注意・同時処理・継次処理の4つの認知機能を測定
注意	視覚	かな拾いテスト	選択的注意と処理速度を測定
		トレイルメイキングテスト	視覚探索と注意の転換を測定
		フロスティッグ視知覚発達検査	視知覚障害の種類と重症度を測定
記憶	言語	三宅式記銘力検査	単語の聴覚記銘力を測定
	非言語	ベントン視覚記銘力検査	簡単な図形の視覚記銘力を測定
遂行機能		ウィスコンシンカードソーティングテスト	概念形成とその転換を測定
言語機能		新絵画語い発達検査	言語理解の発達を測定
		標準失語症検査	言語症状のプロフィールや重症度を測定

表3　高次脳機能障害への対応法

記憶障害	反復練習をする，代償手段（手帳，携帯電話メモ）を利用する，環境を構造化する
見当識障害	安全を確保する，日付や時間がわかるようてがかりを作る（スケジュール帳など），日課を一定にする，環境を整理・統一化する
注意障害	環境を整え，はじめは刺激を制限する→少しずつ刺激を与え注意の集中をはかる
遂行機能障害	環境刺激を周囲でコントロールする，行動への手がかりを用意する
半側空間無視	環境を整備する，障害を認識し注意する訓練をする，視覚・聴覚的手がかりを利用する，動作を声に出して確認する
失語	失語の症状に応じた対応法がある，ゆっくり・はっきり・具体的な・焦らない言語対応をする
失認	環境を整備する，障害されていない感覚を有効に利用する工夫をする
失行	指示のしかたを統一する，道具の工夫をする，日常生活動作訓練のなかで動作を習得させる
依存性・退行	少しずつ自分で判断し，物事を進めていくような工夫をする
感情コントロール低下 固執性	環境・日課・対応法を整え，心理的な安定をはかり，コントロールできる経験を積み重ねていく，場合に応じて制止・注意・しかる・受け入れる・気をそらすなどの対応をする
対人技能拙劣	少人数の刺激の少ない対人関係からはじめる，集団生活・ディスカッションを通して技能を習得させていく
自発性の低下	好きな活動や体を使う活動からはじめる，スケジュールを作成する
抑うつ	刺激を減らし抑うつを予防する，気分転換をさせる，本人の訴えを聞く，見守る，安全を確保する
病識欠如	訓練のなかで本人への理解を深める，集団生活・ディスカッションを通して病識を高める

心理評価：WISC-III 知能検査(図9)では言語性知能指数 108，動作性知能指数 69，全知能指数 88 であり，言語性知能指数と動作性知能指数の間には優位な乖離が認められた．下位項目では視覚的な処理能力，特に知覚統合力，視空間認知力の低下が認められた．行動観察からは，話の理屈っぽさ，衝動的な行動，危険物に対する無頓着さ，注意力の低下，処理スピードの低下などが観察された．

その後の経過：1 か月入院した後に退院し，地域の小学校特別支援学級へ通学した．学習にあたっては，①言語面の能力に優れ，視覚情報の処理に問題がある，②言語面のなかでは 1 対 1 対応の知識の蓄積が最も得意である，③得意な課題でも達成には他児より時間がかかる，④状況や体調によって能力発揮が左右されやすい，⑤様々な情報が飛び交う状況では，その場の対応で手一杯になる，⑥理屈っぽく，衝動的で，危険の判断に無頓着といった本児の特徴に配慮して学習プログラムを作成してもらった．家族・学校関係者・病院スタッフとの間で連携を取り合い，比較的順調な学校生活を過ごしている．

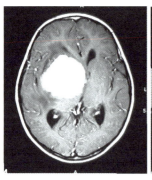
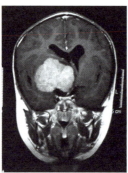

図5　術前の MRI（T₁ 強調画像）
右側頭部に巨大な脳腫瘍が認められた．

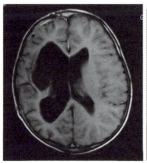
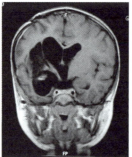

図6　術後の MRI（T₁ 強調画像）
右側頭葉から前頭葉・基底核・視床にかけて広範な脳の欠損がみられる．

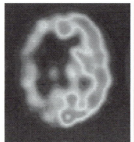
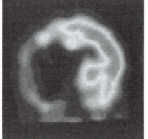

図7　脳血流 SPECT　a）水平断，b）矢状断
右側頭葉から前頭葉・基底核・視床にかけて広範な脳血流の低下がみられる．

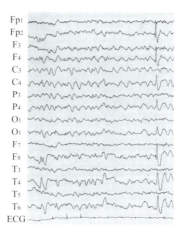

図8　脳波

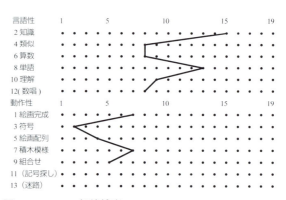

図9　WISC-III 知能検査
言語性知能指数 104，動作性知能指数 65，全知能指数 84

参考文献

- 栗原まな:小児高次脳機能障害の実態調査. 小児科診療 **73**:1622-1627, 2010
- 栗原まな:小児の高次脳機能障害 発達障害から後天性障害にいたるまで. 小児保健研究 **69**:206-210, 2010
- 栗原まな:小児の高次脳機能障害. 診断と治療社, 2008
- 栗原まな:わかりやすい小児の高次脳機能障害対応マニュアル. 診断と治療社, 2010
- 栗原まな:写真と症例でわかる小児の高次脳機能障害リハビリテーション実践ガイドブック. 診断と治療社, 2011

20. 重症心身障害

1 重症心身障害とは

重症心身障害とは，重度の知的能力障害および重度の肢体不自由が重複している状態で，大島の分類（図1）の区分1～4に該当する．

近年の医療の進歩に伴い，気管切開や呼吸器管理などの濃厚医療や濃厚介護を必要とする重症心身障害児が増加してきており，超重症心身障害児（超重症児）という概念が出現した．表1に示す判定基準でスコアの合計が25点以上の児を超重障児とする．

2 原因と発生頻度

重症心身障害の主な原因とその発生率を示す（表2）．

3 合併症

年齢別の合併症を図2に示す．最も多いのは呼吸器疾患で，低年齢での肺炎・気管支炎が多い．次に多いのは神経疾患で，てんかんが大半を占め，水頭症などもみられる．外科・整形外科疾患は年齢の高い例に多く，骨折・褥瘡・側弯などがみられる．消化器疾患ではイレウス・逆流性食道炎が多い．疾患とはいえないが，便秘を伴う例は多い．その他，尿路結石・皮膚化膿症・脱水症などもみられる．

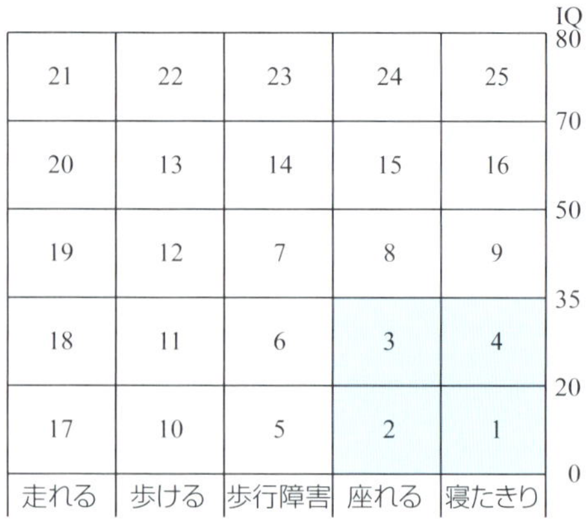

4 リハビリテーションの概要

重症心身障害児（者）のリハビリテーションを行うにあたっては，必然的に医療が中心となり，医師は精査，合併症の治療，気管切開の管理・指導，呼吸器の管理・指導，栄養管理，経管栄養指導，排痰・吸引指導などを行う．

リハビリテーション全般においても医師が，コーディネートしていくことがポイントである．

表1 超重障児の判定基準

Ⅰ．運動機能：座位まで
Ⅱ．呼吸管理　　　　　　　　　　　　　　　　（スコア）
　1．レスピレーター管理　　　　　　　　　　　＝ 10
　2．気道処置（気管内挿管，気管切開，鼻咽頭エアウェイなど）　　　　　　　　　　　　　　　　　　　＝ 18
　3．酸素療法　　　　　　　　　　　　　　　　＝ 15
　4．1回／時間以上の頻回の吸引　　　　　　　＝ 18
　5．ネブライザー　常時使用（インスピロンによる場合を含む）　　　　　　　　　　　　　　　　　　　＝ 15
　6．ネブライザー　3回／日以上使用　　　　　＝ 13
　7．IVH　　　　　　　　　　　　　　　　　　＝ 10
　8．咀嚼，嚥下に障害があり，経管，経口全介助を要するもの（胃腸瘻，十二指腸チューブなどを含める）＝ 15
　9．姿勢制御，手術などにもかかわらず内服剤で抑制できないコーヒー様の嘔吐に伴う処置　　　　　　＝ 15
他の項目
　10．血液透析　　　　　　　　　　　　　　　　＝ 10
　11．定期導尿（3回／日以上），人工肛門（各）　＝ 15
　12．体位交換（全介助），6回／日以上　　　　＝ 13

（判定：Ⅰ＋Ⅱのスコアの合計25点以上＝超重障児とする）

6か月以上継続する状態の場合にカウントする．
〔鈴木康之，他：超重症心身障害児の定義とその課題．小児保健研究 **54**：406-410，1995 より引用〕

IQ					
80	21	22	23	24	25
70	20	13	14	15	16
50	19	12	7	8	9
35	18	11	6	3	4
20	17	10	5	2	1
0	走れる	歩ける	歩行障害	座れる	寝たきり

図1　大島の分類
〔大島一良：重症心身障害の基本的問題．公衆衛生 **35**：648-655，1971 より引用〕

表2　重症心身障害の原因と発生率

発生時期	主な原因	発生率（人口1,000人あたり）
胎生期	遺伝子異常，染色体異常，脳形成異常，脳血管障害など	約0.6
新生児期	仮死などによる低酸素性脳症，高ビリルビン血症，頭蓋内出血，脳炎など	約0.4
生後5週以降	脳炎・脳症，頭部外傷，脳血管障害，低酸素性脳症など	約0.3

リハビリテーションスタッフの関わりのなかで，特に理学療法士の関わりが多い．次いでソーシャルワーカー・言語聴覚士・臨床心理士・作業療法士などの関わりが多い．

①理学療法士：呼吸・排痰訓練，姿勢保持訓練，関節可動域訓練，車椅子・姿勢保持装置・頭部保護帽の作製，介護法指導，福祉機器の導入などを行う（図3～12）．

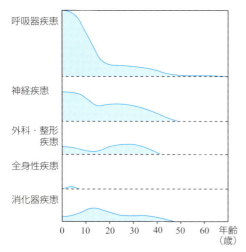

図2 年齢別合併症

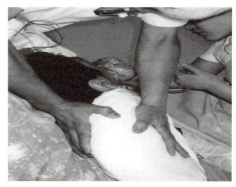

図3 理学療法士による呼吸・排痰訓練

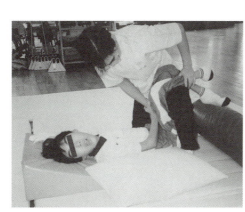
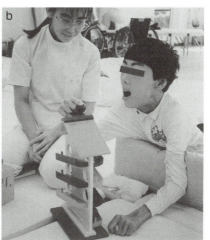

図4 理学療法士による
a）関節可動域訓練，b）姿勢保持訓練．

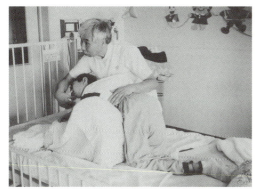

図5 理学療法士による姿勢保持訓練

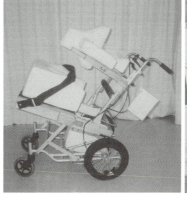
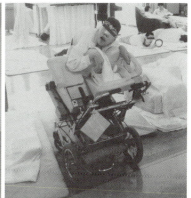

図6 うしろ向きに乗る車椅子

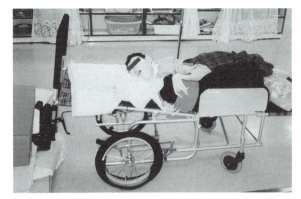

図7　姿勢保持装置①(介助型車椅子)

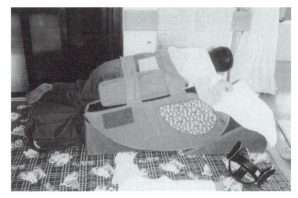

図8　姿勢保持装置②(クッションマット使用)

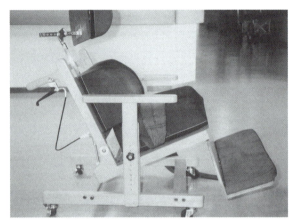

図9　姿勢保持装置③

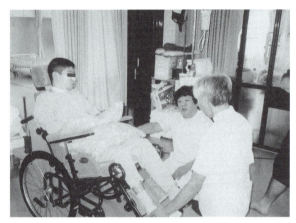

図10　理学療法士による車椅子の調整

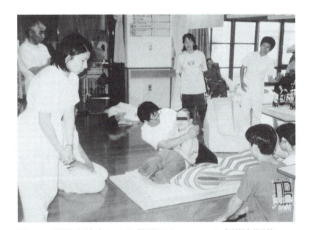

図11　理学療法士による施設スタッフへの介護法指導

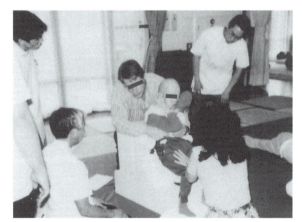

図12　理学療法士・作業療法士による座位保持装置の作製

②作業療法士：日常生活動作訓練，感覚訓練，補装具や自助具の作製などを行う(図13，14)．

③言語聴覚士：摂食・嚥下訓練，言語訓練，コミュニケーション機器の作製と訓練などを行う(図15)．

④臨床心理士：心理検査，感覚訓練，プレイセラピー，家族が障害を受容するための支援などを行う(図16)．

⑤リハビリテーション工学士：福祉機器の作製や開発を行う(図17，18)．

⑥ソーシャルワーカー：情報の提供，社会的面への支

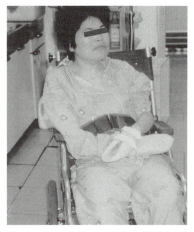

図13 作業療法士により作製された自傷予防のための装具

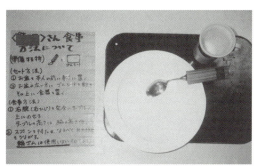

図14 作業療法士による食事動作訓練

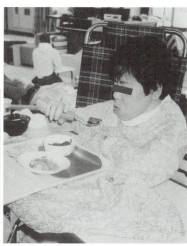

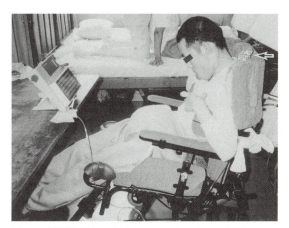

図15 言語聴覚士によるコミュニケーション訓練
スイッチ(矢印)を頭で押してトーキングエイドを使用する.

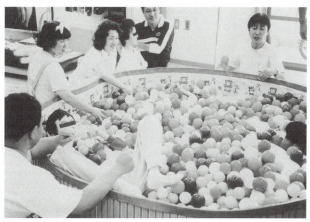

図16 臨床心理士による感覚訓練

援を行う.
　これらのスタッフは必要に応じて共同で支援を行っている．また，種々の福祉機器を用いたり，在宅生活への支援も行っている(図19, 20)．

5 リハビリテーションにおける問題点とその対応

　重症心身障害児(者)の医療・リハビリテーションは，小児の神経疾患のなかでも特殊な分野であり，ある程度の経験が必要である．生命に直結した面が多く，医師の関与が欠かせない．最近では，重症心身障害児(者)の寿命が伸びてきており，乳児期から成人期，時には老年期に至るまでの一貫した医療・リハビ

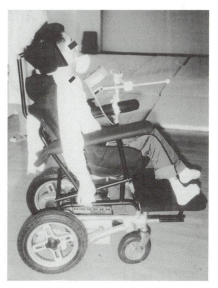

図17 リハビリテーション工学士により開発された電動車椅子
操作は顎で行う．

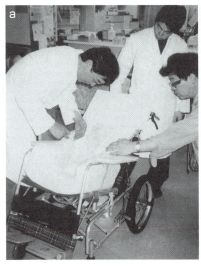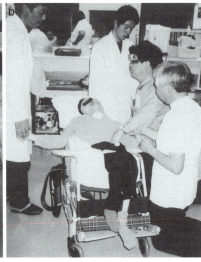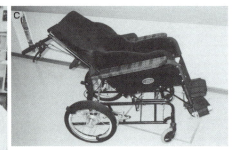

図18　福祉機器の開発・作製
a, b）リハビリテーション工学士による車椅子の作製，体の変形に合わせて作った姿勢保持装置を車椅子に組み込む．c）完成した車椅子．

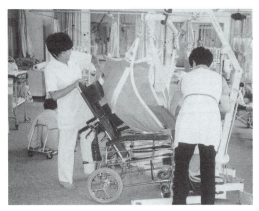

図19　リフター

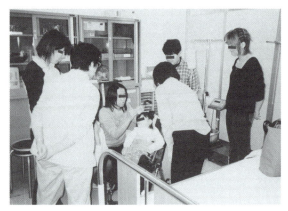

図20　通園施設の職員に対する経管栄養指導

リテーションが必要となってきている．

これらの問題点に対しては，熟練した小児科医を中心として，リハビリテーションスタッフが情報を提供しあいながら，チームアプローチを行っていくことが望ましい．

6　症例提示

市販されていない用具を作製することにより生活の質（QOL）が高められた，痙縮と身体変形が高度な症例を呈示する．

▶ 症例：32歳男性 ◀

診断名：脳性麻痺，知的能力障害，小頭症，閉塞性呼吸障害

障害名：痙直型四肢麻痺，知的能力障害，大島の分類1，超重障児スコア30

病歴：在胎42週3,692gで出生．出生時仮死があり，生直後からけいれんが出現したが詳細は不明である．酸素投与を3日間，経管栄養を10日間受け，1か月後に退院した．4か月時，頚定不良のため某院を受診し，脳性麻痺といわれた．2歳時，小頭症に対し，頭蓋骨切開術を受けた．3〜5歳時，某重症心身障害児施設に入所した．その後は在宅生活を送った．23歳より当院の重症心身障害児施設に入所中である．30歳時，受傷機転不明の左舟状骨骨折がみられた．31歳時，尿管結石がみられたが，自然に排石した．夜間奇声をあげて不眠状態になることが多くなったが，腹

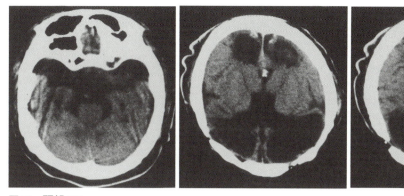

図21 頭部CT
脳室の拡大．特に側脳室後角の拡大が認められる．

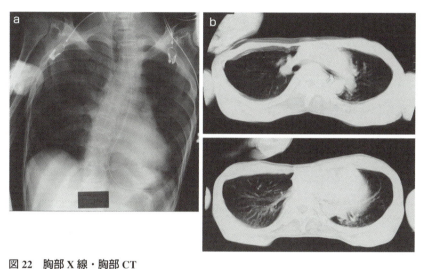

図22 胸部X線・胸部CT
a) 胸部単純X線写真，b) 胸部CT：左肺底部に陳旧性炎症所見を認める．

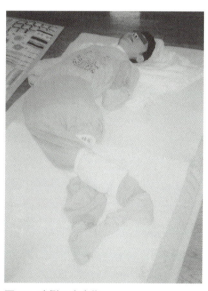

図23 症例の全身像

臥位では良眠することが多いので，腹臥位クッションを作製した．32歳時，インフルエンザAに罹患した際，呼吸不全に至り，以後経鼻-喉頭チューブが挿入された．唾液の誤嚥がみられるため，口腔からの持続吸引を施行中である．

現在の所見：身長161cm(-1.7標準偏差)，体重30kg(-3.4標準偏差)，頭囲48cm(-6.1標準偏差)，痙直型四肢麻痺で全身の緊張は強度に亢進している．頸定はみられる．四肢の関節には拘縮がみられる．経鼻-喉頭チューブと口腔からの唾液の持続吸引を施行中である．最重度の知的能力障害を呈し，意志表示は快不快を発声で示す程度である．自力での移動能力はなく，食事は経鼻-胃チューブから注入される．

検査所見：頭部CTでは，脳室の拡大，特に側脳室後角の拡大が認められる(図21)．胸部X線像では心陰影に隠れているが，胸部CTでは左肺底部に線状・網状陰影，すなわち陳旧性の炎症所見を認める(図22)．

服薬内容：塩酸エペリゾン(ミオナール®)，バクロフェン(リオレサール®)，センナ(アローゼン®)が投与されている．

リハビリテーションの内容：必要に応じて，理学療法士による呼吸・排痰訓練と関節可動域訓練が行われた．

また四肢の痙縮が強く，奇声とともに反張位となり，体幹を捻転するため(図23)，市販の車椅子・座位保持装置では対応できなかった．そこで，姿勢保持

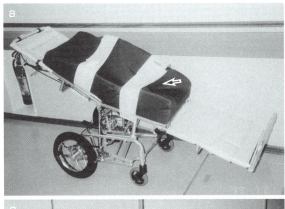
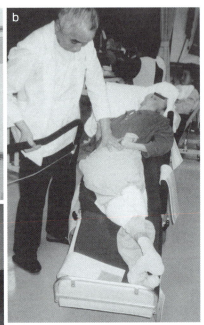
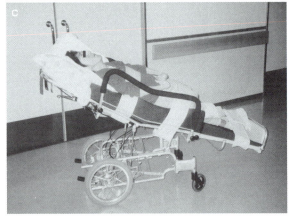

図 24　姿勢保持装置
a）側弯に合わせた弯曲がつけてある（矢印）．b）体を装置にぴったり装着させる．c）装着されている様子．

装置（介助型車椅子）を作製した（図 24）．また仰臥位では気道が閉塞気味となることから安眠ができなかったため，腹臥位クッションを作製した．ただし経鼻-喉頭チューブが挿入されてから後は，腹臥位クッションが必要なくなった．

①**姿勢保持装置（介助型車椅子）**：シートは，発泡樹脂素材を用い，側弯および捻転に合わせて採型した．フレームは，このシートに合わせて作製された．シートは左側形状が身体変形に合わせて隆起しており（図 24-a 矢印），さらに胸腹部・大腿部・下腿部を固定する幅広のベルクロ式のシートベルトをつけた（図 24-b，c）．この椅子は，食事介助時のみでなく，外出時にも用いられており，日常生活において生活の質（QOL）の向上がみられた．

②**腹臥位クッション**：腹臥位で上半身を 30°挙上した姿勢に保持するくさび型のクッションを作製した．材質は硬質ウレタンで，体が側方に落ちないように，両側に隆起がつけてある．上半身の体重のほとんどはクッション上面にかかるようになっている（図 25）．

仰臥位および腹臥位で睡眠中の脈拍と SpO_2 の変動を記録したが，腹臥位のほうが脈拍・SpO_2 ともに良好であった（図 26）．

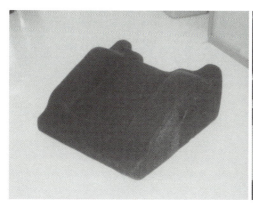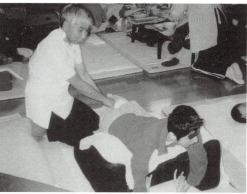

図25 腹臥位クッション

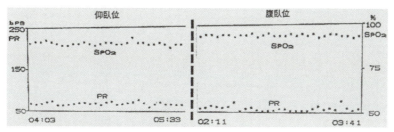

図26 睡眠中の脈拍とSpO₂の変動

参考文献

- 栗原まな：重症心身障害児(者)へのこれからのリハビリテーション．日本重症心身障害学会誌 **39**：29-31，2014
- 岡田喜篤，他(編)，江草安彦(監)：重症心身障害療育マニュアル，第2版．医歯薬出版，2005
- 岡田喜篤，他(編)，江草安彦(監)：重症心身障害通園マニュアル―在宅生活を支えるために，第2版．医歯薬出版，2004
- 栗原まな(編)：日本発達障害福祉連盟，日本発達障害学会．発達障害医学の進歩〈19〉重症心身障害児の療育―基礎的対応を中心に．診断と治療社，2007
- 栗原まな(編)：日本発達障害福祉連盟，日本発達障害学会．発達障害医学の進歩〈20〉重度重複障害の医学―障害と合併症への対応―．診断と治療社，2008
- 栗原まな(編)：日本発達障害福祉連盟，日本発達障害学会．発達障害医学の進歩〈21〉重度重複障害児(者)へのリハビリテーション．診断と治療社，2009
- 大島一良：重症心身障害の基本的問題．公衆衛生 **35**：648-655，1971

7 社会復帰(復学)への支援

入院でのリハビリテーションを終えた後には社会復帰することになるが，小児における社会復帰の状況は学校生活に反映される．生まれつきの障害をもった小児に対しても，後天性の障害をもった小児に対しても復学への支援は必要であるが，後天性の障害をもった小児においてはもとの学校への復学を希望することが多いため，特に支援を必要とすることが多い．ここでは後天性の障害に対して当院で入院リハビリテーションを行った例を通して，復学への支援状況を紹介してみたい．

1 対象の状況

当院において後天性の障害に対するリハビリテーションを行った学齢児38例の復学状況についてまとめてみた．障害の原因は，脳外傷18例，脳炎・脳症12例，脳血管障害5例，脳腫瘍2例，脳膿瘍1例である．

2 復学先

復学先を表1に示す．

復学先別にみた知能指数は，通常学級に復学した例（18例）が平均79，特別支援学級に復学した例（6例）が平均49であり，特別支援学校に復学した例（10例）では1例が50，1例が45であり，残り8例は25以下であった．

3 復学後の問題

日常生活動作（ADL）面では，階段移動の困難を訴えている例が多かった．学習面の問題は最も多く，特に国語・算数などの主要教科の学習に困難が目立った．落ち着きのなさ，集中力低下などの行動面の問題や，視野狭窄・気管切開・バランス不良などによる安全面の問題，いじめ・友人がいないといった友人関係の問題も多かった．また登下校時の送迎，授業中の付き添いも家族の負担となっていた．その他では兄弟の

表1 復学先（38例）

通常学級：18例
特別支援学級：6例
特別支援学校：10例
就学猶予→訪問学級→特別支援学校：1例
特別支援学級→特別支援学校：1例
ドーマン法：1例
定時制高校：1例

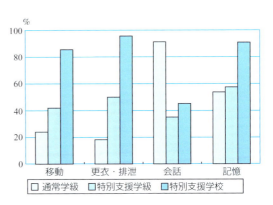

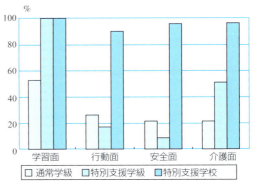

図1 復学後の問題点

問題が目立った．

復学先別に，問題点を示す（図1）．特別支援学校，特別支援学級，通常学級の順に問題が多いのであるが，現状では特別支援学校，特別支援学級，通常学級の順に支援体制が整っているので，実際に支援が必要になるのは，通常学級，特別支援学級，特別支援学校の順となる．

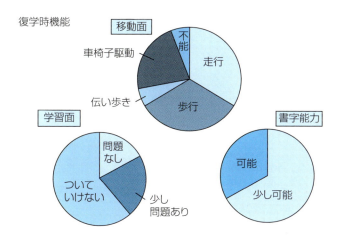

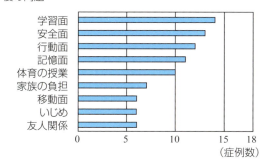

図2 通常学級に復学した18例のデータ

ここでは，新たな支援が最も必要となる，通常学級へ復学した例での問題点を取り出して示した（図2，表2）．問題点は，学習面，安全面，行動面，記憶面などに認められた．

4 復学に対する支援状況

復学先別の支援状況を図3に示す．全体的にリハビリテーションセンターからの支援が多かった．特別支援学校では学校からの新たな支援はなかったが，これはすでに学校の支援体制が整っているためであると思われた．通常学級に復学した例では，家族が様々な工夫をしている例が多かった．

具体的な支援内容を表3に示す．

1. リハビリテーションセンターからの支援

投薬，機能訓練などの入院中の支援を継続する他に，退院後，リハビリテーションスタッフ・学校関係者・家族との会議を開き情報を交換しながら経過観察したり，学校訪問や，学校への資料送付を行った．

表2 復学後の問題

症例	ADL面	学習面	記憶面	行動面	安全面	友人関係	家族の負担	その他	復学後の状況
1				緘黙，不登校		いじめ，友人がいない			緘黙，不登校
2	階段移動が困難	学力低下			階段が危険				問題ない
3	階段移動が困難				階段が危険		送迎		問題ない
4	階段移動が困難	笛が吹けない			階段が危険		付添		問題ない
5	階段移動が困難	学力低下，笛・図工が困難		協調性がない	階段が危険，集団移動が危険	いじめ，友人がいない	送迎		学力低下はあるが適応
6	階段移動が困難	学力低下		協調性がない	階段が危険	いじめ，友人がいない	送迎	給食を運べない	学力・行動面に問題が多い，特別支援学級への転級を検討中
7		学力低下		落ち着かない				弟が乱暴になった	問題ない
8		学力低下	問題あり	注意力低下，落ち着かない	ころびやすく危険	いじめ		友人にばかにされる	何とか適応，私立中学へ進級
9		学力低下	問題あり	注意力低下，自発性低下		いじめ，友人がいない		弟がいじめられる	学力・人間関係に問題多い
10					危険が多い				問題ない
11	移動不能	学力低下，体育に参加できない			危険が多い		付添		家族の希望で通常学級継続
12		学力低下		自己中心					問題ない
13		学力低下	問題あり	注意力低下					学力低下はあるが問題ない
14		学力低下		記憶力低下		友人がいない			学力低下はあるが問題ない
15		学力低下	問題あり		階段が危険	友人がいない	送迎		学力・人間関係に問題多い
16		学力低下		大声を出す	階段が危険	いじめ			学力・人間関係・介助面に問題が多く，特別支援学校に転校
17		書字スピード低下		不登校	階段が危険			靴の履き替えが不便	不登校
18		学力低下		落ち着かない	階段が危険		付添	てんかん発作，弟がばかにする	学力・人間関係に問題多い

2. 学校からの支援

スロープの設置・トイレの改造・手すりの設置といった校舎の改造，階段昇降機の購入，学習の補助・安全確保・ADL 介助のための介助員の配置などがあった．

3. 家族の工夫

家庭での補習，学校で使う道具の工夫（ボタンをベルクロに変更など），教師との話し合い，忘れ物をしないためにメモ帳を利用するなどがあげられた．

4. その他

登下校時の送迎やノートをとるなど，ボランティア・友人の協力があった．

5. リハビリテーションセンター・学校・家庭の連携

リハビリテーションスタッフ・教師・家族との話し合いを繰り返すことにより，学力面の問題はあるものの順調な学校生活が送れるようになった例が多かった．記憶障害・喚語困難などの高次脳機能障害のために友人からばかにされ学校生活への不適応を生じていた例では，リハビリテーションセンターでの心理療法の継続により高次脳機能障害の改善を得たり，メモ帳の利用で忘れ物を減らすなどの工夫を行い，問題が改善された．

5 順調に復学するための条件

順調に復学するためには以下の6点について考えることが大切であると思われた．すなわち，1. 小児側の条件，2. 学校側の条件，3. 家庭側の条件，4. リハビリテーションセンター・学校・家庭の連携，5. 情報の収集，6. 問題点を共有する仲間の存在である．

1. 小児側の条件

能力的に適切な学級を選択すること．身体障害，知的能力障害のみでなく，記憶障害・注意障害などの高次脳機能障害や行動の問題についても考慮する必要がある．

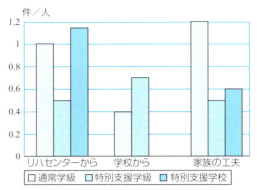

図3　支援状況

表3　具体的な支援内容

通常学級へ復学した例（18 例）への支援

リハビリセンターから	てんかん治療	5例
	理学療法	4例
	心理療法	3例
	作業療法	1例
	言語聴覚療法	1例
	学校訪問	1例
	学校との会議	1例
	器質性精神障害治療	1例
学校から	校舎改造	3例
	介助員配置	2例
	個別指導	1例
家族の工夫	補習	8例
	教師と話し合い	5例
	家屋改造	2例
	母運転免許取得	1例
	着脱しやすい衣服	1例
	メモ帳利用	1例
	私立校へ就学	1例
	ボランティア利用	1例

特別支援学級へ復学した例（6 例）への支援

リハビリセンターから	てんかん治療	3例
学校から	校舎改造	2例
	介助員配置	2例
家族の工夫	家屋改造	2例
	教師と話し合い	1例

特別支援学校へ復学した例（10 例）への支援

リハビリセンターから	てんかん治療	9例
	思春期早発症治療	1例
	学校との会議	1例
学校から	（−）	
家族の工夫	福祉施設の利用	4例
	家屋改造	1例
	母運転免許取得	1例

2. 学校側の条件

歩行が不安定であったり立位保持が十分でない小児に対して手すりを設置したり，車椅子を使用している小児に対してトイレを改造するなどの校内の環境整備が最低限必要である．ADL介助・学習補助・安全確保のために必要に応じて介助員が配置できること，教師の積極的な協力が得られること，障害をもった小児の教育について積極的に学ぶ姿勢があること，問題が生じた際の対応の選択がいくつかあること(通常学級から特別支援学級への通級，訪問学級など)．またADL手段として積極的に福祉機器を導入することも望ましい．

3. 家庭側の条件

小児にとって何が最適なのかを客観的に把握することが大切である．学習の補助ができ，生じた問題の解決に対し冷静かつ積極的に取り組めること．特に母親の働きは重要である．

4. リハビリテーションセンター・学校・家庭の連携

三者が情報交換を行い，問題点の把握と解決策を検討していかれること．

5. 情報の収集

障害をもった小児の教育に対する情報を得ること．環境を整え，少しずつ学級にならしていくこと(当院では退院前に復学先の学級に試験的に登校するプログラムを実施している)，教師に対する生徒の数を少なくすること(個別対応の併用など)，繰り返しいろいろな方法で説明すること，大切な部分を強調すること，行動をプログラムづけすること，家庭との連携を十分にとって情報を得ることなどが大切である．休学していた間の学習の遅れが取り戻せないことも学習面の問題につながっていくことから，障害発生早期からの院内での教育も大切である．

6. 問題点を共有する仲間の存在

情報を交換し，悩みを分かちあう仲間がいることは，障害を受容し，リハビリテーションをすすめていくのに大きな力となっていく．

6 症例提示

▶ 症例1：7歳10か月男児 ◀

診断名：低酸素性脳症後遺症

主訴：在宅生活へ戻ること．

病歴：6歳11か月時，スイミングスクールで泳いでプールサイドにあがった直後，突然心肺停止の状態となり，救急病院へ搬入された．蘇生により心拍が再開し，呼吸管理，低体温療法を受け，1か月後にICUから一般病室へ移った．顔面の間代性けいれんが認められたが，カルバマゼピン(テグレトール®)の投与により消失した．機能回復を目的に発症2か月後に当院へ転院した．

当院入院時所見(7歳1か月時，発症2か月後)：意識は清明であるが，頸定はなく，寝返りはできず，意志表示は泣く・笑う程度であった(図4-a)．経口摂取はできず，栄養は経鼻-胃チューブから注入されていた．

入院後の経過：

①医師：医療精査と抗てんかん薬の投与を行った．

②看護師：病棟生活における全般的な支援と同時に，家族が子どもの障害を受け入れていくための支援を行った．

③理学療法士：粗大運動の訓練・介護法指導・車椅子

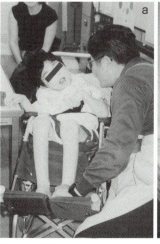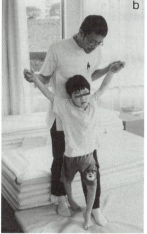

図4 全体像
【症例1】
a) 入院時(7歳1か月)，b) 退院時(7歳9か月)．

作製を行った．
④作業療法士：ADL 訓練を行った．
⑤言語聴覚士：初期には看護師・栄養士とともに摂食訓練を行い，入院2か月後に経管栄養から離脱できた．その後はコミュニケーション訓練を行った．
⑥臨床心理士：知的能力の把握と能力向上のための支援，家族が子どもの障害を受け入れていくための支援を行った．
⑦院内学級教師：学習を行うと同時に復学へ向けての調整を行った．
⑧ソーシャルワーカー：家族へ社会的な情報を提供し，在宅生活・復学に向けての調整を行った．

退院時所見(7歳9か月時，入院8か月後)：寝返りでの移動が主体で，座位をとらせると座っていることができ，わずかな介助で立位をとれ，脇の下をかかえると10m程度歩行が可能となった(図4-b)．食事は全介助が必要であるが，おにぎりなどは手に持たせると自分で食べることができた．排泄は教えられず，おむつを使用していた．意味のあることばがいくつかあるが，会話は成立しなかった．

　頭部MRIでは，広範囲な脳萎縮が認められた(図5)．

復学に向けての支援状況：本例においては，当初，家族が子どもの障害を受け入れられず，もとの機能に戻るまで入院していたいとの希望が強く，復学や退院に関する話をすることができるようになったのは，当院に転院した後5か月が過ぎてからであった．

復学へのアプローチ(表4)：
○年10月3日(7歳6か月時，入院5か月後)：家族に退院後のことについてはじめて意見をきいた．自宅からすぐそばの，小学5年生の兄が通学している，本人が入学する予定であったA小学校に行きたいとの意向を確認したため，市の教育委員会との調整を開始した．しかし来年度の予算・職員配置はすでに決定済みで，変更は困難であるとのことであった．
○年10月11日：A小学校担任が当院を訪問し，訓練を見学した後，家族・院内学級教師・ソーシャルワーカーで面談した．
○年10月30日：理学療法士と作業療法士が学校を訪問し，教師に介助法を説明した．また校内設備を点検

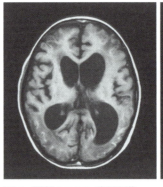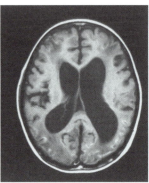

図5　頭部MRI T₁強調画像
【症例1】
広範な脳萎縮が認められる．

表4　症例1：復学へのアプローチ

○年10月 3日：復学について家族の意向を聴取．教育委員会に連絡．
○年10月11日：A小学校担任が当院を訪問．
○年10月30日：理学療法士と作業療法士が学校・家庭を訪問．
○年11月 7日：A小学校校長・担任・養護教諭が当院を訪問．
○年12月 5日：試験登校．同時に看護師と院内学級教師が学校を訪問．
○年12月12日：試験登校．
△年 1月14日〜1月17日：試験登校．
△年 1月31日：退院．
△年 2月 6日：医師・作業療法士・臨床心理士・院内学級教師が学校を訪問．

し，校内設備の改造依頼書を提出した．予算がないため，当面はトイレに手すりをつけることのみとなった．家庭も訪問し設備を点検したが，バリアフリーの家屋であるため改造の必要はなかった．

○年11月7日：A小学校校長・担任・養護教諭が当院を訪問し，訓練を見学した．その後，当院スタッフによる説明会や家族も加わっての討議を行った(図6)．
○年12月5日：本人の試験登校に合わせて，担当看護師と院内学級教師が学校を訪問し，1年生児童全体に説明を行った(図7)．
○年12月12日：試験登校した．
△年1月14日〜1月17日：試験登校した．
△年1月31日：退院した．
△年2月6日：小児科医師・作業療法士・臨床心理士・院内学級教師が学校を訪問した．授業を参観した後，1年生の保護者・ボランティア予定者・教諭・市教育委員会担当者に説明をし，質疑応答をした(図8)．

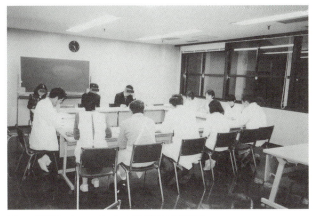

図6 当院スタッフによる復学前の説明会
【症例1】

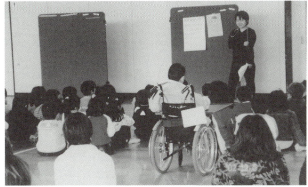

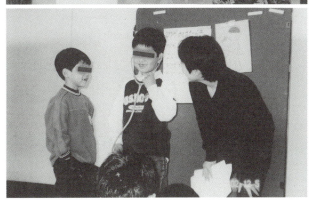

図7 復学前の学校訪問
【症例1】
担当看護師による児童への説明.

ここに至るまでの間，保護者・院内学級教師・ソーシャルワーカーを中心として，さらに院内学級の本校の校長と教頭・市教育委員会の担当者・A小学校の担当者との間で調整が続けられた．

退院後の学校生活は，母親またはボランティアが必要に応じて介助に付き添い，3月末までは通常学級に所属し，4月からは特別支援学級へ移籍した．

その後も当院は，必要に応じて関わりを続けている．

▶ **症例2：11歳6か月男児** ◀

診断名：脳外傷後遺症(6歳時の交通事故によるびまん性軸索損傷後の高次脳機能障害)
(急性期MRIでは脳梁に異常輝度域が認められていた)
所見：理学的・神経学的に特記すべき所見なし．
当院での検査結果：頭部CT，MRI，SPECT，脳波に異常なし．
心理評価：検査全体を通して，本人の衝動性や注意集中の困難さが課題への取り組みや結果に大きな影響を与えているように思われた．行動面，社会性面においても幼さがみられ，他人と安定した関係を作っていく能力の低さがうかがえた．

WISC-III知能検査で，言語性知能指数92，動作性知能指数90，全知能指数90と正常であった．

記憶検査(神奈川リハビリテーションセンター日常記憶テスト)では，短期記憶(数秒前までの記憶)とエピソード記憶(日常的な出来事に関する記憶)は比較的良好であったが，展望記憶(約束の履行といった未来

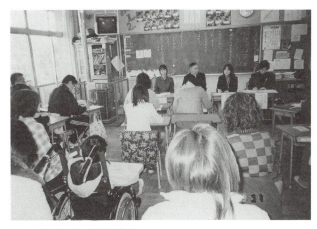

図8 復学直後の学校訪問
【症例1】

の行為の遂行に関わる記憶)は正常の6割の能力であった．
言語評価：読書力検査では読書年齢が小学2年生1学期相当であった．

ITPA言語学習能力検査では，言語学習年齢が8歳

表 5　症例 2：学校生活で配慮してほしいこと（学校への依頼）

- 学習を繰り返せるような機会を作る．
- 教育環境における変化を少なくする．
- 新しいことを学ぶときには，具体例を示し，抽象的な表現は避ける．
- 注意力が持続したら，譽めてあげる．
- 一度にいくつものことに取り組まない．
- 今注意を向けることが何かを，本人に周囲の人が手がかりを与える．
- 知的課題に対して疲れやすいので，適度に休憩をとらせる．
- 物忘れについては，メモの習慣をつける．特に「忘れ物」の問題は本人の意思とは関係なく，記憶力の低下に原因があるので，メモをとる工夫と同時にまわりの人が気にかけてあげるべき点である．
- 本人に自信を失わせないように，できないことを指摘するよりも，できることを指摘したり，成功体験を多くして，本人が強くなるように指導することが大切．

表 6　症例 2：本人と取り決めたこと

- 学校で習ったことは，家に帰ってからひととおり復習する．
- 宿題は忘れずにやる．
- 一度にいくつものことに取り組まない．
- 今やるべきことは何かを考えてから勉強にとりかかる．
- 勉強は 30 分くらいしたら 5 分の休みをとる．
- 忘れ物をしないように，メモ帳をいつもポケットに入れておく．

3 か月相当であった．

以上の結果から，学校生活において配慮してほしい点を学校に伝えた（表 5）．

同時に，本人とは表 6 に示す項目を取り決めた．

このような試みを通して，本人なりに努力するようになり，忘れそうなことは友人に声をかけてもらうなどの工夫を自分から行うようになり，学校生活上，大きな問題が消失している．

参考文献

- 栗原まな，他：後天性脳損傷児の就学に関する検討．脳と発達 **31**：38-43, 1999
- 栗原まな，他：小児頭部外傷－通常学級へ復学した症例の検討－．リハ医学 **38**：653-661, 2001
- 栗原まな：リハビリテーション外来での脳外傷児のみかた．臨床リハ **14**：896-901, 2005

8 障害の受容

　ドローター(Drotar)らが呈示した「先天奇形をもつ小児の誕生に対する正常な親の反応」を図1の上段に示す．ショック，否認，悲しみと怒り，適応，再起の順に経過していくという仮説である．

　図1の下段に後天性の障害をもつ小児の親の反応を示す．後天性の障害をもつ小児のリハビリテーションをするなかで，筆者が作成した図である．生まれつきの障害をもつ小児の親の場合と異なり，後天性の障害をもつ小児の親においては，健康なときの小児に直接触れた経験があることから小児への思い入れがより強く認められ，障害の受容に苦慮することが多い．

　いずれの反応も定量化はできないが，生まれつきの障害をもつ小児と後天性の障害をもつ小児の親とでは，障害受容の過程がいくらか異なっている．しかし，障害を受容していくということではどちらも同じである．

1 家族へのアンケートを通して

　後天性の脳損傷に対し当院において入院によるリハビリテーションを行い，発症後2年以上が経過した小児56例の家族へのアンケートを通して，障害の受容について記載してみたい．

1. 対象となった小児の内訳

　脳損傷の受傷時年齢は，10か月〜13歳9か月(平均8歳7か月)で，アンケート時の年齢は10歳2か月〜28歳5か月(平均15歳3か月)である．

　脳損傷の原因は，脳外傷26例，脳炎・脳症22例，脳血管障害5例などである．

　アンケート時の障害としては，運動障害が40例に，知的能力障害が44例に残っており，歩行が可能な例が36例，日常生活が自立している例が32例などである．

2. アンケートの内容と結果

　郵送による無記名式アンケートを行った．

　1) 障害を受け入れられるようになった時期（図2）

　「家族が障害を受け入れられるようになったのはいつですか」という問いに対しては，脳損傷受傷後2〜15年たったアンケート時も40%余りの家族が「障害を受け入れられていません」と回答している．

　2) 障害を受け入れられるようになったきっかけ（複数回答あり）（図3）

　障害が受け入れられるようになったきっかけは，家族でがんばったこと・配偶者に助けられたこと・子どものがんばる様子や笑顔をみてなど，自分の家族との

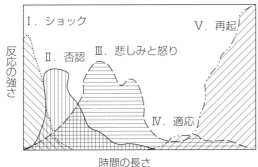
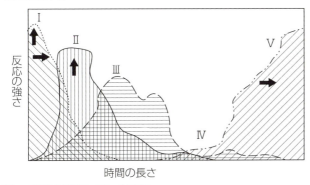

図1　障害を受容していく過程
後天性障害の場合のほうが反応がより強く，再起するまでにより長い時間がかかる．
（Drotar D, et al : The adaptation of parents to the birth of an infant with a congenital malformation : a hypothetical model. Pediatrics 56 : 710-717, 1975 より引用．栗原改変）

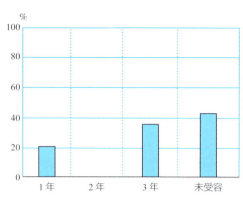

図2　障害受容の時期

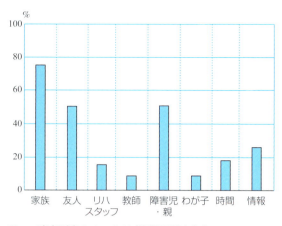

図3　障害受容のきっかけ(複数回答あり)

関わりが最も多い回答であった．次に，友人の助け，他の障害をもつ子どもやその家族との交わりなどの回答が多く，ほとんどは人との交わりがきっかけとなっていた．

3) 相談できる人

家族，親類，リハビリテーションセンタースタッフ，友人，教師などの順であった．

4) 現在困っていること

「困っていることがある」と回答したのは86%であった．その内訳としては，移動面，障害を理解してもらえない，学習についていけない，不登校になっている，劣等感が強いなどであった．

5) 将来の方針

将来の方針としては，自立させたい，家業を手伝わせたい，思いやりのある人間に育てたい，得意なことが生かせる生活をさせたいなどの回答がみられた．

6) 自由記載の内容

次のような記載がみられた．

突然の障害に対するショック，何気ない一言に傷ついた経験，障害を受容するまでの苦労，心理的な面に対するリハビリテーションの重要性，兄弟の問題，病気の子ばかりが中心になり反省する，同じ障害をもつ子どもとの交わりの重要性，励まされたことによる立ち直り，苦労を乗り越えた喜びや幸せ，この経験を社会に還元したい，奇跡を信じ前向きにがんばっていく，ひっそりと暮らすのではなく地域の人と関わり合いながら生きてほしい．

2 家族会の活動の紹介

脳性麻痺など生まれつきの障害の小児をもつ家族の会はあちこちに存在しているが，後天性の障害をもった小児の家族の会は少ない．そのため，当院では，入院中の小児の家族の交流会を小児科主催で院内において開催してきたのであるが，2001年秋からは家族が主催・運営する会「アトムの会」へと変遷し，院内で定期的に開催されるようになった．勉強・意見交換だけでなく，レクリエーションなども行われている．会員同士のつながりが生まれ，障害の受容に役立っている(図4，5)．

3 障害を受容していくための支援

図6に障害を受容していくための支援内容を示す．医師を中心としたすべてのリハビリテーションスタッフからの専門的な情報提供に加え，臨床心理士による心理面の支援，ソーシャルワーカーによる実践的な支援が受容の助けとなっている．また同じような障害児をもつ他の家族との接触は，障害を受容する過程で大きな助けとなっている．

最近では，インターネットを通して情報収集や家族交流が行われるようにもなっている．さらに，病院を退院した後の，長期にわたる経過観察や訪問指導も大切な役割を担っている．

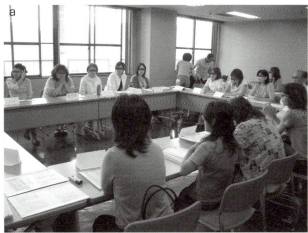

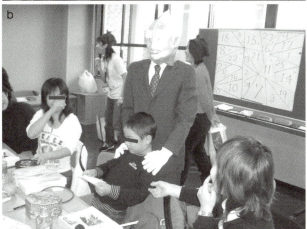

図4　後天性脳損傷児をもつ家族の会「アトムの会」
a) 定例会，b) クリスマス会：当院のスタッフがテレビのヒーローに変身．

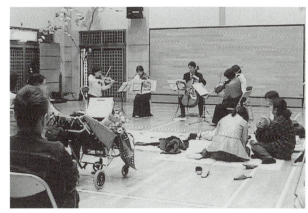

図5　筆者らが弾く，障害児のための
ミニコンサート（公民館にて）

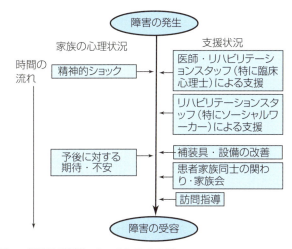

図6　障害を受容していくための支援

参考文献

- 栗原まな＋アトムの会：ふたたび楽しく生きていくためのメッセージ〜高次脳機能障害の子どもをもつ家族との対話．クリエイツかもがわ，2010
- 栗原まな，他：後天性脳脊髄障害児に対する家族の障害受容．小児健康研究 **61**：428-435, 2002
- Drotar D, et al：The adaptation of parents to the birth of an infant with a congenital malformation：a hypothetical model. Pediatrics **56**：710-717, 1975
- 中田洋二郎：発達障害と家族支援−家族にとっての障害とはなにか．学習研究社，2009

9 地域リハビリテーション

1 神奈川県総合リハビリテーションセンターの位置づけ

神奈川県総合リハビリテーションセンター(神奈川リハセンターと略)は神奈川県の中央にあり，2つの病院(写真内の→)と3つの社会福祉施設[知的能力障害児(者)施設，重症心身障害児施設，肢体不自由者更生施設]をあわせもっており，障害児(者)の医療とリハビリテーションを総合的に行っている(図1).

神奈川リハセンター小児科では，病院・福祉施設・家庭の連携をとりながら，いわゆる「地域リハビリテーション」を展開しているので，その内容を紹介したい．

小児科が関連している分野を図2に示す．神奈川リハビリテーション病院での外来・入院診療，知的能力障害児(者)施設，重症心身障害児(重障児と略)施設での診療が活動の中心になっている．そのほか，在宅障害児の支援として，発達障害児訪問事業，家族短期入所事業，重障児訪問事業，重障児親子教室などの事業が行われている．

また県央・県西地区在住で療育を必要とする小児の多くは神奈川リハセンターを受診することになるため，地域の保健センター，通園事業とのつながりも必然的に生じてくる．さらに重障児や後天性脳損傷児をもつ家族から立ち上げられた家族会への支援や，教育機関との連携もある．

2 対象疾患

すべての障害を対象としているが，神奈川リハセンターの機能を最大限に活用するという面から，リハビリテーションスタッフの協力が必要な疾患に力を入れている．脳性麻痺，知的能力障害，てんかんなどの疾患をもつ小児を中心として，後天性脳損傷(脳外傷，脳炎・脳症，脳血管障害などによる後遺症)のリハビリテーションにも力を入れている．

3 病院における療育支援

1. 外来

小児神経疾患の診療が9割以上を占めており，対象疾患の内訳は発達遅滞・知的能力障害・脳性麻痺・てんかん・脳外傷後遺症や急性脳症後遺症などである．それぞれの疾患に対する医療精査および医学的治療を行う臨床心理士や言語聴覚士などの協力を得て，評価・訓練も行う．

療育支援が必要な小児については，ソーシャルワーカーが積極的に関わっていく．

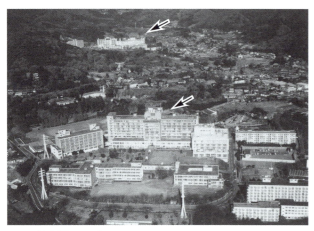

図1　神奈川リハビリセンター
2つの病院(矢印)を中心にリハビリテーションを行っている．

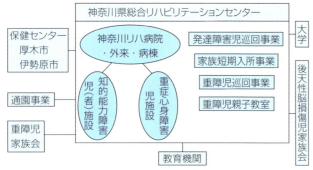

図2　神奈川県総合リハビリテーションセンター小児科の関わり

2. 入院

発達障害ないしは後天性障害に対する精査・医学的治療・評価・訓練，また，これらの障害をもつ小児の合併症の治療を行う．

3. 院内学級

当院に入院する小児の入院期間は1か月から3か月が多く，長いときには6か月以上に及ぶこともある．平成7年に院内学級が併設されてからは，入院学童の学習の問題がかなり解消された．学級内には年齢，知能，運動能力の面から様々なレベルの児童が混在しているが，院内学級教師の対応により，学習の補助，集団での学習の経験，家族へのアドバイス，復学への支援などが行われている．

4 福祉施設における支援

1. 重症心身障害児施設

神奈川県は日本でも1, 2を争うほど重障児施設の入所床数が少なく，重障児の在宅生活が推奨されている県であり，県内の重障児施設は役割が分担されている．神奈川リハセンターの重障児施設は長期措置入所者は15歳以上が対象となっており，長期入所者の平均年齢は約50歳である．入所者の主病名としては脳性麻痺や脳炎・脳症後遺症が多く，合併症としてのてんかんは7割の例に認められる．入所定数40床の内の30床は長期入所枠で移動がないが，残りの10床（5歳以上で利用可）は日帰りから3か月余りの入所に利用され，家族の休養，本人の評価・施設体験などを目的に年間延べ300人余りの重障児（者）が利用している．

2. 知的能力障害児（者）施設

知的能力障害をもつ人を有目的有期限で受け入れ，社会適応能力をつけるために，評価・訓練・治療を行う施設である．小児科の関わりは健康管理，てんかんの治療，強度行動障害プログラム（6章 p71, 72参照）が中心である．

3. 家族短期入所事業

在宅生活を支えるために，地域の関連機関（療育施設・幼稚園・保育園・学校）などと連携しながら，療育相談や指導など，個々に応じた様々な地域福祉事業を行っている．家族短期入所事業（母子で宿泊する4泊5日コース・2泊3日コース，父子で宿泊する1泊2日コース，日帰りコース），家族セミナー，外来療育指導，療育相談などがあるが，母子で4泊5日する事業が中心となっている．年間の利用者概数は，4泊5日コースが50家族，1泊2日コースが30家族，1日コースが350家族である．

4泊5日コースは図3に示すようなスケジュールで構成される．事業内容を図4に示す．発達障害児をもつ家族への支援事業であり，5日間昼夜一緒に過ごす児童指導員の他に，小児科医，言語聴覚士，臨床心理士，看護師が適宜関わっていく．兄弟姉妹も一緒に連れてくることができる．子どもについての心配なことを相談しながら，他の家族とともに5日間を過ごすこの事業は，障害児をもつ家族にとって，子どもを理解し，養育態度を見直し，親の気持ちを整理するのに役だっている（図5）．支援内容は，子どもの行動を観察して評価すること，家族が子どもの障害の理解を深めること，養育態度を見直すことなどである（表1，

	第1日目		第2日目		第3日目		第4日目		第5日目	
	子供	親	子供	親	子供	親	子供	親	子供	親
			起床		起床		起床		起床	
8:00			朝食		朝食		朝食		朝食	
9:00			自由		自由		自由		自由	
10:00			行動観察	セッション2	行動観察	セッション4	行動観察	セッション6	行動観察	個別面接
11:00				担当との話		担当との話		担当との話		担当との話
12:00			昼食		昼食		昼食		昼食	
13:00	はじめの会		自由		自由		自由		終わりの会	
14:00	医療面接		行動観察	セッション3	行動観察	セッション5	行動観察	セッション7		
16:00	行動観察	セッション1		担当との話		担当との話		担当との話		
	自由		自由		自由		自由			
17:30	夕食		夕食		夕食		夕食			
18:00	入浴など		入浴など		入浴など		入浴など			
20:00	就床	懇談会	就床	懇談会	就床	懇談会	就床	懇談会		
22:00										

図3 家族短期入所事業：4泊5日コースのスケジュール
「セッション」の時間は対象者の入所目的に合わせた支援を行う．

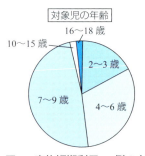
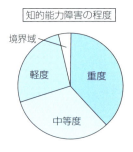
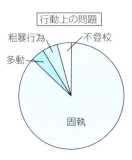

図4 家族短期利用50例の内訳

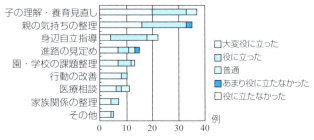

図5 家族が期待した事柄とその満足度

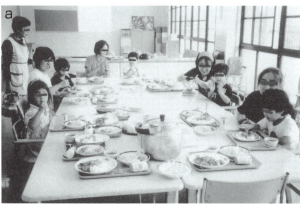

図6 家族短期入所事業の様子
a) 昼食時, b) 散歩時.

表1 家族短期入所事業(4泊5日コース)の支援内容

支援項目	%
① 行動観察評価	28
② 日常生活動作訓練	0
③ 問題行動の改善	0
④ 医療・専門相談	0
⑤ 障害の理解促進	14
⑥ 養育姿勢見直し	38
⑦ 養育環境の相談	10
⑧ 進路処遇の相談	10

表2 在宅重症心身障害児(者)療育訪問事業の支援内容

支援項目	%
① 退所後指導	1
② 施設入所の検討	4
③ 日常生活動作訓練関係	2
④ 日常介護指導	8
⑤ 運動機能訓練	0
⑥ 感覚知覚訓練	43
⑦ 医療関係指導	5
⑧ 問題行動の助言	0
⑨ 養育関係指導	36
⑩ その他	1

県央・県西地区の重障児(者)に対し,年間延べ約150回の訪問が行われている.

図6).

4. 在宅重症心身障害児(者)療育訪問事業

重障児施設の職員による地域巡回が行われている.

主に児童支援員が訪問にあたるが,必要に応じて医師を含む他の職種が加わる.支援内容は,感覚知覚訓練や養育に関した面の指導が中心である(表2).児童相談所からの依頼により,地域の重障児の家庭や通所施

設を訪問する．年間延べ約 150 回の訪問が行われている．

5．発達障害児訪問事業
年間延べ約 180 回の家庭訪問がされており，個別に療育状況の把握と助言などが行われている．

6．在宅重症心身障害児（者）親子教室
在宅で過ごしている重障児（者）で施設に接したことがない家族を対象として，重障児施設への 1 日入所体験をする事業である．医師・児童支援員・看護師が中心となって診察・相談・医療指導・施設見学など行うが，理学療法士・臨床心理士・栄養士なども関わり，福祉機器の紹介・体験利用，介護法の指導，栄養指導なども行われる．

7．保健センターとの連携
近隣の市を中心として，乳幼児の経過検診にはじまり，異常の疑いのある小児の精査・治療，障害をもった小児の精査・治療，家族への指導などを行っている．

8．通園事業との連携
近隣の市町村の通園事業からの依頼により，小児の精査・評価を行い，情報を提供し，必要に応じて経過を観察する．また神奈川リハセンターを受診した小児で通園事業への参加が必要な場合には，もよりの通園事業に紹介する．

9．教育機関との連携
教師・施設職員の研修会で定期的に指導を行っている．また神奈川リハセンターで経過をみている小児で学校の問題が認められるときは，教育機関と連絡をとりあい，個別に対応している．

10．家族会への支援
重障児の家族会「ちゅーりっぷの会」，後天性脳損傷児の家族会「アトムの会」への支援を行っている．小児科医，児童支援員，児童相談所の職員を中心として，神奈川リハセンターのほかの職種が必要に応じて

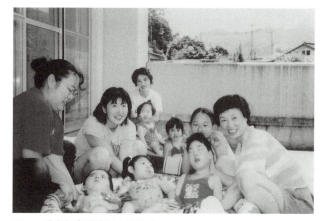

図 7　重症心身障害児の家族会

（家族の許可を得て掲載）

参加している．家族会では，情報交換・医療相談・勉強会・レクリエーションなどを行っている（図 7）．

参考文献
- 日本リハビリテーション医学会診療ガイドライン委員会リハビリテーション連携パス策定委員会（編），日本リハビリテーション医学会（監）：リハビリテーションと地域連携・地域包括ケア．診断と治療社，2015
- 前田浩利（編）：地域で支える みんなで支える，南山堂，2013

10 福祉機器

1 福祉機器とは

福祉機器とは，身体に障害をもつ人々の生活が便利になるために利用される器具や機器などの総称である．1975年の厚生省（現・厚生労働省）心身障害研究報告書「福祉機器の開発普及に関する研究」のなかで，福祉機器は次のように定義づけられている．

①心身障害者，寝たきり高齢者等の日常生活を便利または容易ならしめるための機器
②心身障害者，寝たきり高齢者等の治療訓練を行う機器
③喪失した機能を代替する機器
④心身障害者の能力開発を行う機器

福祉機器の一部（義肢・装具・杖・補聴器・義眼など）は，1950年以降，身体障害者福祉法のもとに「補装具」として公費で支給されていた．1969年からは，在宅の重度障害者に対して浴槽・便器・特殊寝台などの「日常生活用具」が支給・貸与されるようになった．

1993年に「福祉用具の研究開発及び普及の促進に関する法律」が制定され，福祉機器は「福祉用具」とも呼ばれるようになった．また，「介護機器」「介護用具」「自助具」「コミュニケーション機器」などとも呼ばれている．医学的リハビリテーションで用いられるものは「リハビリテーション機器」や「リハビリテーション用具」とも呼ばれる．

その後，障害者自立支援法（2006年）や障害者総合支援法（2013年）が施行され，制度の概要は少しずつ改定されている．

2 福祉機器の役割

福祉機器は，日常生活・社会生活で，障害をもつ人の自立を助け，介護者の負担を減らし，生活の質QOLを向上させる．当初，福祉機器は障害をもつ個人の器具（補装具・日常生活用具）であったが，時代の流れとともに，障害をもつ人のQOLを向上させ，介護者や家族の負担を減らすための機器，さらには障害をもつ人が生活している環境の整備（住宅関連機器）にまで広がってきている（図1）．

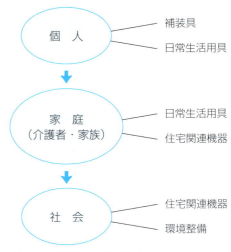

図1 福祉機器の役割の拡大

3 福祉機器の種類

福祉機器には多種多様なものがあり，義肢のように身体の一部として使用されるもの，特殊寝台のように重度の障害をもつ人に便利なもの，車椅子や階段昇降機のように移動に便利なもの，コミュニケーションに便利なもの，学習を行う際に便利なものなどがある．そのなかで，法律で給付・貸与される福祉機器は補装具と日常生活用具である．

1. 補装具（18歳未満の場合）

身体障害者手帳を所持している小児に対して給付される．補装具は医療機関からの意見書（処方）と保護者の所得証明書などを添えて，市町村長に申請する．補装具は，判定医による意見書・採型立ち会い，仮合わせ・完成適合チェックを受けた後に申請者に納品される．

補装具の種類を表1に，代表的な補装具を図2～7

表1　補装具種目一覧（2006）

種目	名称			種目	名称		
義肢				車いす	前方大車輪型		
装具					リクライニング式前方大車輪型		
座位保持装置					片手駆動型		
盲人安全つえ	普通用	グラスファイバー			リクライニング式片手駆動型		
		木材			レバー駆動型		
		軽金属			手押し型A		
	携帯用	グラスファイバー			手押し型B		
		木材			リクライニング式手押し型		
		軽金属		電動車いす	普通型（4.5 km/h）		
義眼	普通義眼				普通型（6.0 km/h）		
	特殊義眼				手動兼用	切替式	
	コンタクト義眼					アシスト式	
眼鏡	矯正眼鏡	6 D未満			リクライニング式普通型		
		6 D以上10 D未満			電動リクライニング式普通型		
		10 D以上20 D未満			電動リフト式普通型		
		20 D以上		歩行器	六輪型		
	遮光眼鏡	前掛式			四輪型（腰掛付）		
		6 D未満			四輪型（腰掛なし）		
		6 D以上10 D未満			三輪型		
		10 D以上20 D未満			二輪型		
		20 D以上			固定型		
	コンタクトレンズ				交互型		
	弱視眼鏡	掛けめがね式			座位保持いす（児のみ）		
		焦点調整式			起立保持具（児のみ）		
補聴器	標準型箱形				頭部保持具（児のみ）		
	標準型耳掛形				排便補助具（児のみ）		
	高度難聴用箱形			歩行補助つえ	松葉づえ	木材	A 普通
	高度難聴用耳掛形						B 伸縮
	挿耳型（レディ）					軽金属	A 普通
	挿耳型（オーダー）						B 伸縮
	骨導型箱形				カナディアン・クラッチ		
	骨導型耳掛形				ロフストランド・クラッチ		
車いす	普通型				多点杖		
	リクライニング式普通型						
	手動リフト式普通型						

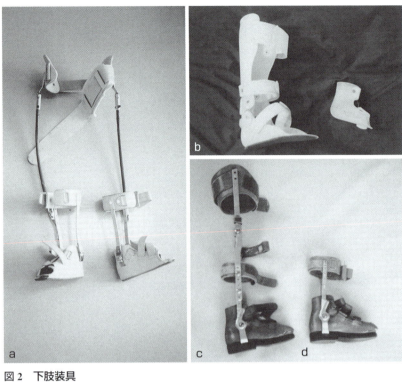

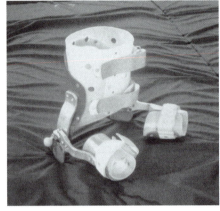

図2　下肢装具
a）ツイスター付短下肢装具，b）プラスチック短下肢装具，c）長下肢装具，d）短下肢装具．

図3　体幹装具

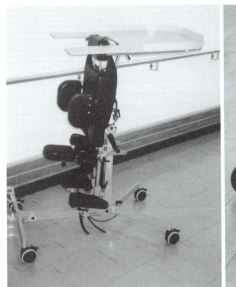

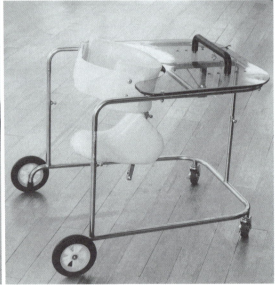

図5　歩行器

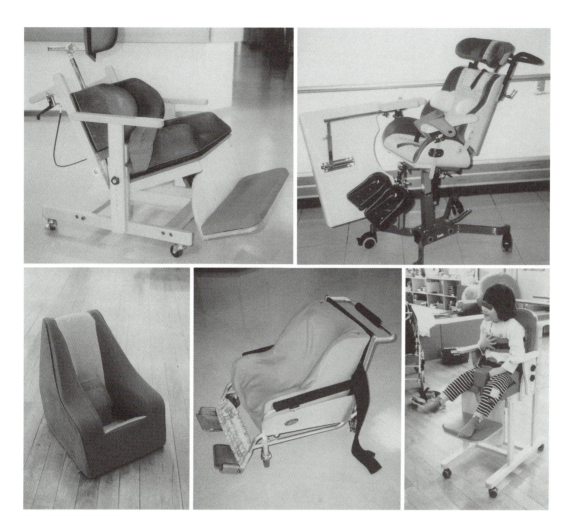

図4 座位保持装置

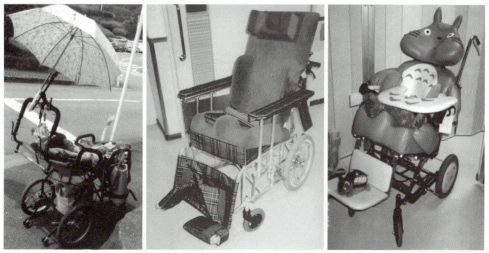

(ご家族のご希望により,目かくしなしで掲載)

図6 手押し型車椅子

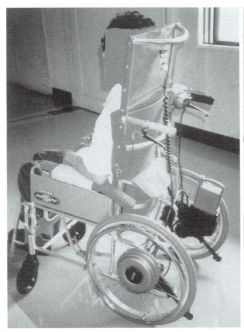
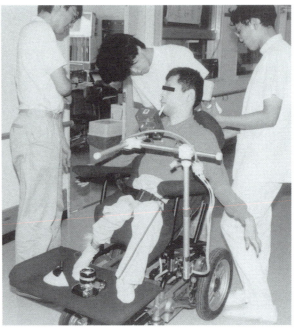

図7　電動車椅子

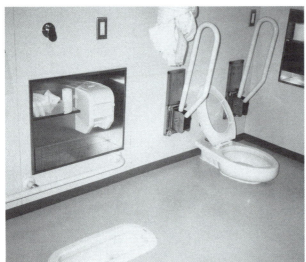
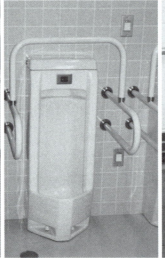
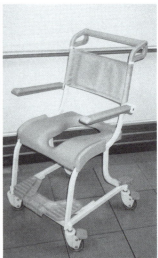

図8　特殊便器

に示す．

2. 日常生活用具

　日常生活用具とは，在宅生活を行う重度身体障害児（者）に対して，市町村が給付あるいは貸与する機器である．申請は市町村長に行い，診査を行った後に給付・貸与を決定する．日常生活用具と補装具の違いは，補装具は判定医の意見書・採型立ち会い・仮合せ・完成適合チェックが必要であるのに対して，日常生活用具は市の判断で給付・貸与が決定されることである．

　日常生活用具の種類を表2に示す．代表的な日常生活用具を図8〜14に示す．

4 社会環境の整備

　建物の段差の解消などによる物理的障害の除去（バ

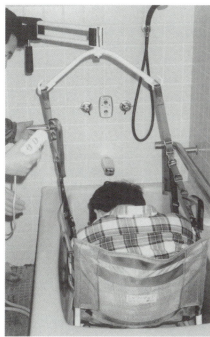
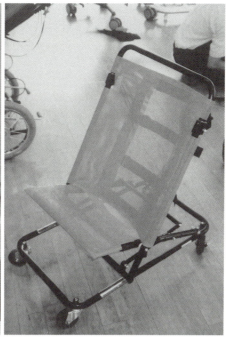

図 9 入浴補助用具

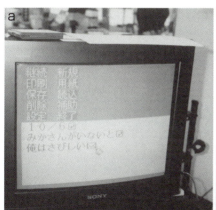
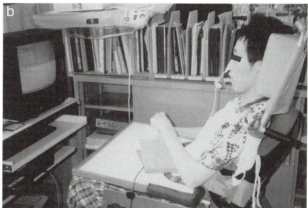
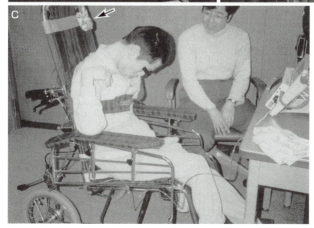

図 10 重度障害者用意志伝達装置

a, b) 意志伝達装置．左前腕を上下させてワンセンサースイッチを作動させる．c) 車椅子の背もたれについている空気圧で作動するスイッチ(矢印)によってコミュニケーション機器を用いる．

表2　日常生活用具参考例（2006）

種目		対象者
介護・訓練支援用具	特殊寝台	下肢又は体幹機能障害
	特殊マット	
	特殊尿器	
	入浴担架	
	体位変換器	
	移動用リフト	
	訓練いす（児のみ）	
	訓練用ベッド（児のみ）	
自立生活支援用具	入浴補助用具	下肢又は体幹機能障害
	便器	
	T字杖・棒状のつえ	平衡機能又は下肢もしくは体幹機能障害
	歩行支援用具→移動・移乗支援用具（名称変更）	
	頭部保護帽	平衡機能又は下肢もしくは体幹機能障害　てんかんの発作等により頻繁に転倒する知的障害児（者）・精神障害者
	特殊便器	上肢障害
	火災警報器	障害種別に関わらず火災発生の感知・避難が困難
	自動消火器	
	電磁調理器	視覚障害
	歩行時間延長信号機用小型送信機	
	聴覚障害者用屋内信号装置	聴覚障害
在宅療養等支援用具	透析液加湿器	腎臓機能障害等
	ネブライザー（吸入器）	呼吸器機能障害等
	電気式たん吸引器	呼吸器機能障害等
	酸素ボンベ運搬車	在宅酸素療法者
	盲人用体温計（音声式）	視覚障害
	盲人用体重計	
情報・意思疎通支援用具	携帯用会話補助装置	音声言語機能障害又は肢体不自由者であって発声発語に著しい障害を有する者
	情報・通信支援用具※	上肢機能障害又は視覚障害
	点字ディスプレイ	盲ろう，視覚障害
	点字器	視覚障害
	点字タイプライター	
	視覚障害者用ポータブルレコーダー	
	視覚障害者用活字文書読上げ装置	
	視覚障害者用拡大読書器	
	盲人用時計	
	聴覚障害者用通信装置	聴覚障害
	聴覚障害者用情報受信装置	
	人工喉頭	喉頭摘出者
	福祉電話（貸与）	聴覚障害又は外出困難
	ファックス（貸与）	聴覚又は音声機能若しくは言語機能障害で，電話では意志疎通が困難
	視覚障害者用ワードプロセッサー（共同利用）	視覚障害
	点字図書	
排泄管理支援用具	ストーマ装具	ストーマ造設者
	紙おむつ等（紙おむつ，洗腸用具，サラシ，ガーゼ等衛生用品）	高度の排便機能障害者，脳原性運動機能障害かつ意思表示困難者　高度の排尿機能障害者
	収尿器	高度の排尿機能障害者
居宅生活動作補助用具	在宅改修費	下肢，体幹機能障害又は乳幼児期非進行性脳病変

※情報・通信支援用具とは，障害者向けのパーソナルコンピュータ周辺機器や，アプリケーションソフトをいう．

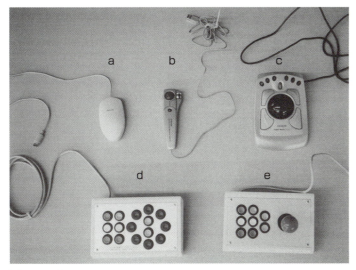

図11 マウス
a）通常，b）ハンディーマウス，c）トラックボール，d）ボタンマウス，e）ジョイスティックマウス.

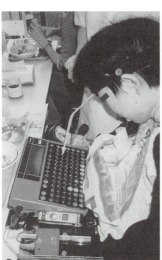
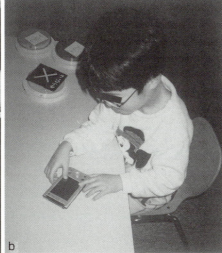
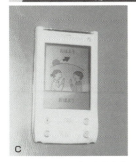

図12 携帯用会話補助装置
a）額につけたポインターで押すコミュニケーション機器，b，c）コミュニケーションの導入に用いている.

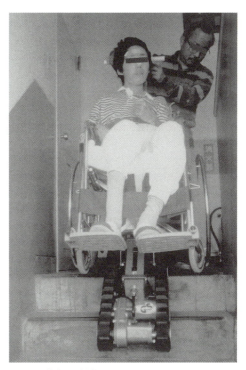

図13 階段昇降機

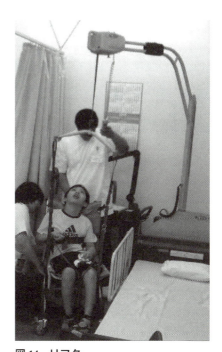

図14 リフター
家族の了承を得て掲載.

リアフリー）や，点字ブロック設置などによる周辺環境整備によって，障害をもつ人の社会生活が改善されていくことが大切である．

参考文献

- 千野直一，他（編）：リハビリテーション工学と福祉機器．金原出版，2008
- 飛松好子，他（編），日本義肢装具学会（監）：装具学．医歯薬出版，2013

索　引

和　文

あ・い
アーノルド・キアリ（Arnold-Chiari）奇形　119
アスベリー（Asbury）らの診断基準　131
アテトーゼ型　56
アトムの会　176
アルドラーゼ　137
移動動作　3
胃ろう　53, 54

え・お
遠城寺式乳幼児分析的発達検査法　24
大島の分類　160
音声出力式コミュニケーションエイド（VOCA）　40

か
介護機器　182
介護用具　182
拡大・代替コミュニケーション（ACC）　40, 49
拡大・代替コミュニケーション訓練　61
家族会　176
カフアシスト®　138
カフマシーン®　138
環境操作　69
看護師　44
関節可動域（ROM）　5, 6
関節可動域訓練　35

き
記憶障害　155
機能障害　1
機能的自立度評価法（FIM）　5, 13, 105

急性脳炎　90
急性脳症　90
教師　44
強度行動障害　71
強度行動障害判定基準表　71, 72
局所関連性てんかんおよび症候群　76
局所性脳損傷　101
ギランバレー症候群　131
筋強直性ジストロフィー　33
筋疾患　137
緊張性頸反射　23

く・け
グラスゴー昏睡スケール（GCS）　102
クリニカルパス　5, 14
経管栄養　53, 54
痙直型　56
血清クレアチンキナーゼ（CK）　137
結節性硬化症　147
言語検査　26
言語障害　48
言語聴覚士　39
顕在性二分脊椎　119

こ
更衣動作　3
構音検査　27
交叉伸展反射　22
高次脳機能障害　155
交通性水頭症　116
抗てんかん薬　78
後天性失語症　80
後天性の障害　175
広汎性発達障害日本自閉症協会評定尺度（PARS）　68
硬膜下血腫　101
国際生活機能分類（ICF）　1

ことばの鎖　48
こどものための機能的自立度評価法（WeeFIM）　5, 13
コナーズ（Conners）の評価スケール　74
コミュニケーションエイド　49
コミュニケーション機器　4, 182

さ・し
作業療法士　36
耳音響放射（OAE）　49
自助具　4, 182
視性立ち直り反射　23
失語（症）　48, 155
失行　155
失認　155
自閉スペクトラム症/自閉症スペクトラム障害　67
自閉スペクトラム症治療教育プログラム（TEACCH）　68, 69
社会的行動障害　155
社会的不利　1
社会復帰　168
シャラード（Sharrard）の分類　119
重症心身障害　160
手掌把握反射　22
障害者自立支援法　182
障害者総合支援法　182
焦点性か全般性かが決定できないてんかんおよび症候群　76
焦点発作　76
衝動性　73, 74
小児自閉症評価尺度（CARS）　68
食事動作　3
職能指導員　45
神経因性膀胱　126
神経線維腫症〔フォン・レックリング

ハウゼン（von Reckling hausen）病〕 147
神経皮膚症候群　147
進行性頭蓋骨骨折（growing skull fracture）
　　101
人工内耳　49
新生児マススクリーニング　64
新版K式発達検査　24
新版構音検査　27

す・せ
遂行機能障害　155
水頭症　116
頭蓋内圧亢進　111
スタージ・ウェバー（Sturge-Weber）病
　　147
清潔間欠自己導尿（CISC）　121
成長　16
整容動作　3
脊髄小脳変性症　151
脊髄髄膜瘤　116, 119
脊髄損傷　126
摂食・嚥下障害　52
潜在性二分脊椎　119
選択的セロトニン再取込み阻害薬
　　（SSRI）　68
選択的ノルアドレナリン再取込み阻害
　　薬（SNRI）　74
先天性筋ジストロフィー　137
先天性筋線維不均等症　137, 138
先天性ミオパチー　137, 138
セントラルコア病　137, 138
全般性てんかんおよび症候群　76

そ
ソーシャルスキル・トレーニング　74
ソーシャルワーカー　42
足底把握反射　22
粗大運動能力評価　58

た
体育指導員　47

多動性　73, 74
田中ビネー知能検査Ⅴ　24
ダンディ-ウォーカー症候群　116
蛋白細胞解離　131

ち
地域リハビリテーション　178
チームアプローチ　2, 35
知的能力障害（知的発達症）　64
知能検査　24
注意欠如・多動症／注意欠如・多動性
　　障害（ADHD）　73
注意障害　155
超重障児　160
聴性脳幹反応（ABR）　49

て
低酸素性脳症　93
デュシャンヌ型筋ジストロフィー
　　137, 140
てんかん　76
てんかんおよびてんかん症候群の国際
　　分類　76
てんかん性脳症　77
てんかん全般発作　76
てんかん部分発作　76
てんかん発作・てんかん症候群国際分
　　類　76
てんかん発作の国際分類　76

と
トイレ動作　3
登はん性起立　137
頭部保護帽　79
トーキングエイド　40
特殊症候群　76
徒手筋力テスト（MMT）　4, 35
跳びはね反応　23
ドローター（Drotar）　175

に・ね
日常生活動作（ADL）　3
日常生活用具　182
二分脊椎　119
乳幼児健診　28
乳幼児精神発達質問紙　24
入浴動作　3
認知障害　155
ネマリンミオパチー　138

の
脳外傷　101
脳血管障害　82
脳梗塞　82
脳挫傷　101
脳室心房（VA）シャント　116
脳室腹腔（VP）シャント　116
脳出血　82
脳腫瘍　111
脳性麻痺　56
能力障害　1

は
ハイリスク要因　28
発達　16
発達検査　24
パラシュート反射　23
反射　16

ひ
非侵襲的換気療法（NPPV）　138
ビデオ嚥下造影（VF）　52
びまん性軸索損傷　101
びまん性脳損傷　101
標準失語症検査　27

ふ
復学　168
福祉機器　182
福祉用具　182
福山型先天性筋ジストロフィー　143

不注意 73, 74
プッシュアップ動作 126
フランケル（Frankel）の分類 126
フロッピーインファント（floppy infant） 137

へ・ほ

閉塞性（非交通性）水頭症 116
変性疾患 150
ボイタ法 56, 57
包括的分類（八木・大沼） 78
膀胱尿管逆流 120
ポーテージ乳幼児教育 65
歩行分析 43

歩行補助具 4
補装具 182
ボバース法 57

ま・み

マカトンサイン 50
ミオチュブラーミオパチー 137, 138
未分類てんかん発作 76

む・め・も

ムーブメント教育 65
メチルフェニデート 74
モロー反射 23

よ

葉酸欠乏 119

ら・り・れ

ランドー・クレフナー（Landau-kleffner）症候群 80
理学療法士 35
リハビリテーション 1
リハビリテーション機器 182
リハビリテーション工学士 43
リハビリテーション用具 182
臨床心理士 41
レーダーチャート 5, 13

欧文

ABR（auditory brain-stem response） 49
ACC（augmentative and alternative communication） 40, 49
ADHD（Attention-Deficit/Hyperactivity Disorder） 74
ADHD の評価スケール（ADHD Rating Scale-IV） 74
ADL（activities of daily living） 3
ASIA（American Spinal Injury Association）の分類 126
CISC（clean intermittent self catheterization） 121
DENVER II デンバー発達測定法 24
DN-CAS 認知評価システム 26
DSM-5 64, 67, 73

FIM（functional independence measure） 5, 13
GCS（Glasgow coma scale） 102
Gowers 徴候 137
ICF（International Classification of Functioning, Disability and Health） 1
ITPA（Illinois Test of Psychlinguistic Abilities）言語学習能力診断検査 27
K-ABC II 26
MMT（manual mascle test） 4, 35
NPPV（noninvasive positive pressure ventilation） 138
OAE（otoacoustic emissions） 49
PVT（Picture Vocabulary Test）-R 27
ROM（range of motion） 5, 6

S-M 社会生活能力検査 27
SNRI（selective noradrenalin re-uptake inhibitor） 74
S-S 法 26
SSRI（selective serotonin re-uptake inhibitor） 68
VF（video fluorography） 52
VOCA（voice output communication aid） 40
WeeFIM 5, 13
WISC-IV（Wechsler Intelligence Scale for Children-IV）知能検査 25
WPPSI（Wechsler Preschool and Primary Scale of Intelligence）知能検査 25
α-フェトプロテイン 119

著者略歴

栗原 まな（くりはら・まな）

神奈川県総合リハビリテーションセンター小児科部長
東京慈恵会医科大学小児科准教授

昭和52年　千葉大学医学部卒業
東京慈恵会医科大学，国立大蔵病院，都立北療育園，神奈川県立こども医療センター，英国Hummersmith病院などを経て，昭和64年より神奈川県総合リハビリテーションセンター小児科に勤務．

専門医資格：日本小児科学会，日本小児神経学会，日本リハビリテーション学会，日本てんかん学会

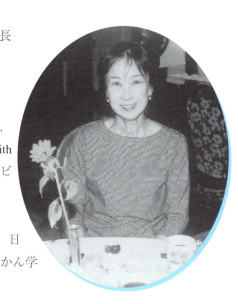

- JCOPY 〈㈳出版者著作権管理機構 委託出版物〉
  本書の無断複写は著作権法上での例外を除き禁じられています．複写される場合は，そのつど事前に，㈳出版者著作権管理機構（電話 03-3513-6969，FAX03-3513-6979，e-mail：info@jcopy.or.jp）の許諾を得てください．
- 本書を無断で複製（複写・スキャン・デジタルデータ化を含みます）する行為は，著作権法上での限られた例外（「私的使用のための複製」など）を除き禁じられています．大学・病院・企業などにおいて内部的に業務上使用する目的で上記行為を行うことも，私的使用には該当せず違法です．また，私的使用のためであっても，代行業者等の第三者に依頼して上記行為を行うことは違法です．

眼で見る小児のリハビリテーション改訂第3版　ISBN978-4-7878-2155-3

2015年1月5日　改訂第3版第1刷発行

2004年4月1日　初版第1刷発行
2005年10月25日　初版第3刷発行
2007年4月6日　改訂第2版第1刷発行
2014年5月16日　改訂第2版第4刷発行

著　者　栗原　まな
発行者　藤実　彰一
発行所　株式会社　診断と治療社
　　　　〒100-0014　東京都千代田区永田町2-14-2　山王グランドビル4階
　　　　TEL 03-3580-2750（編集部）　03-3580-2770（営業部）
　　　　FAX 03-3580-2776
　　　　E-mail：hen@shindan.co.jp（編集）
　　　　　　　　eigyobu@shindan.co.jp（営業）
　　　　URL：http://www.shindan.co.jp/

表紙イラスト　大嶋常夫
印刷・製本　広研印刷　株式会社

©Mana KURIHARA, 2015. Printed in Japan.　　【検印省略】
乱丁・落丁の場合はお取り替え致します．